全国医药高职高专规划教材

（供护理及相关医学专业用）

眼、耳鼻咽喉和口腔科护理学

第②版

主编 范珍明 迟立萍

中国医药科技出版社

内容提要

本书是全国医药高职高专规划教材之一，依照教育部教育发展规划纲要等相关文件要求，结合卫生部相关执业考试特点，根据《眼、耳鼻咽喉和口腔科护理学》教学大纲的基本要求和课程特点编写而成。

全书共分为3篇，11章，分别介绍了眼科护理学、耳鼻咽喉科护理学、口腔科护理学，强调以常见病、多发病、严重危害人体健康的疾病患者的护理作为教学的重点，力求理论联系实际，尽量反映新知识、新技术。

本书本着"理论适度够用，技术应用能力突显"的原则，注重培养医药卫生类高职学生的综合职业能力，适合医药卫生高职教育及专科、函授及自学高考等相同层次不同办学形式教学使用，也可作为医药行业培训和自学用书。

图书在版编目（CIP）数据

眼、耳鼻咽喉和口腔科护理学/范珍明，迟立萍主编 —2版 —北京：中国医药科技出版社，2012.10

全国医药高职高专规划教材．供护理及相关医学专业用

ISBN 978－7－5067－5547－4

Ⅰ.①眼… Ⅱ.①范… ②迟… Ⅲ.①眼科学－护理学－高等职业教育－教材 ②耳鼻咽喉科学－护理学－高等职业教育－教材 ③口腔科学－护理学－高等职业教育－教材 Ⅳ.①R473

中国版本图书馆 CIP 数据核字（2012）第 202445 号

美术编辑 陈君杞

版式设计 郭小平

出版 中国医药科技出版社

地址 北京市海淀区文慧园北路甲 22 号

邮编 100082

电话 发行：010-62227427 邮购：010-62236938

网址 www.cmstp.com

规格 787×1092mm $\frac{1}{16}$

印张 14½

字数 277 千字

初版 2009 年 7 月第 1 版

版次 2012 年 10 月第 2 版

印次 2023 年 7 月第 5 次印刷

印刷 北京市密东印刷有限公司

经销 全国各地新华书店

书号 ISBN 978-7-5067-5547-4

定价 **29.00 元**

本社图书如存在印装质量问题请与本社联系调换

第2版 编写说明

作为我国医药教育的一个重要组成部分，医药高职高专教育为我国医疗卫生战线输送了大批实用技能型人才。近年来，随着我国医药卫生体制改革的不断推进，医药高职高专所培养的实用技能型人才必将成为解决我国医药卫生事业问题，落实医药卫生体制改革措施的一支生力军。

《国家中长期教育改革和发展规划纲要（2010~2020年）》提出当前我国职业教育应把提高质量作为重点，到2020年，我国职业教育要形成适应经济发展方式转变和产业结构调整要求、体现终身教育理念、中等和高等职业教育协调发展的现代职业教育体系。作为重要的教学工具，教材建设应符合纲要提出的要求，符合行业对于医药职业教育发展的要求、符合医药职业教育教学实际的要求。

2008年，根据国发〔2005〕35号《国务院关于大力发展职业教育的决定》文件和教育部〔2006〕16号文件精神，在教育部和国家食品药品监督管理局的指导之下、在与有关人员的沟通协调下，中国医药科技出版社与全国十余所相关院校组建成立了全国医药高职高专规划教材建设委员会，办公室设在中国医药科技出版社，并于同年开展了首轮护理类25种教材的规划和出版工作。

这批教材的出版受到了全国各相关院校广大师生的欢迎和认可，为我国医药职业教育技能型人才培养做出了重大贡献。

2010年，相关职业资格考试做出了修订调整，对医药职业教育提出了新的、更高的要求。本着对教育负责、对该套教材负责的态度，全国医药高职高专规划教材建设委员会经多方调研，于2011年底着手开展了本轮教材的再版修订工作。

在本轮教材修订再版工作中，我们共建设24个品种，涵盖了医药高职高专专业基础课程和护理专业的专业课程。

在修订过程中我们坚持以人才市场需求为导向，以技能培养为核心，以医药高素质实用技能型人才培养必需知识体系为要素，规范、科学并符合行业发展需要为该套教材的指导思想；坚持"技能素质需求→课程体系→课程内容→知识模块构建"的知识点模块化立体构建体系；坚持以行业需求为导向，以国家相关执业资格考试为参考的编写原则；坚持尊重学生认知特点、理论知识适度、技术应用能力强、知识面宽、综合素质较高的编写特点。

该套教材适合医药卫生职业教育及专科、函授、自学高考等相同层次不同办学形式教学使用，也可作为医药行业培训和自学用书。

全国医药高职高专规划教材建设委员会
2012年6月

全国医药高职高专规划教材建设委员会

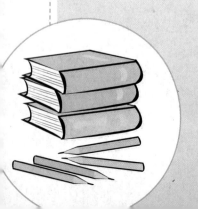

本书编委会

主　编　范珍明　迟立萍

副主编　杨树华　郑建奇

编　者（按姓氏笔画排序）

卢　毅（益阳医学高等专科学校）

迟立萍（山东中医药高等专科学校）

杨树华（楚雄医学高等专科学校）

范珍明（益阳医学高等专科学校）

易平良（益阳医学高等专科学校）

郑建奇（益阳医学高等专科学校）

唐艳萍（长沙卫生职业学院）

崔　伟（益阳医学高等专科学校）

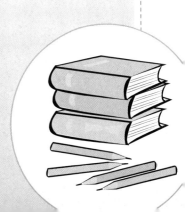

前言

PREFACE

根据全国医药高职高专护理类规划教材建设委员会相关工作会议精神，我们组织对《眼、耳鼻咽喉和口腔科护理学》第1版进行了修订。

本教材是依照教育部有关文件精神要求，结合我国高职教育的发展特点，根据《眼、耳鼻咽喉和口腔科护理学》教学大纲和课程特点编写而成，在编写中遵循理论知识"必须、够用、实用、好用"的原则，体现"三基"（基础理论、基本知识、基本技能）、"五性"（思想性、科学性、先进性、启发性、适用性）的原则，充分体现现代医学模式和整体护理观念，突出护理，注重整体，渗透人文，在定位和内容上力求符合大专层次学生的培养目标和要求。以培养具备适度理论知识深度、能够适应护理服务、管理第一线的应用型技能人才为根本任务。

《眼、耳鼻咽喉和口腔科护理学》是研究和阐述眼、耳鼻咽喉和口腔科临床护理规律的一门课程。其任务是使学生学习后具备眼科、耳鼻咽喉科和口腔科临床护理的基本理论知识、基本实践技能和基本思维方法，遵循护理程序，实施系统的优质整体护理。本教材共分为三篇十一章，其中第一篇为眼科护理学（20学时），第二篇为耳鼻咽喉科护理学（18学时），第三篇为口腔科护理学（16学时）。本教材在修编过程中广泛听取了第1版教材使用者的意见，在各章之前增加了学习目标，强调以常见病、多发病、严重危害人体健康的疾病患者的护理作为教学的重点，突出护理专业的特性和需要，注意整体素质的培养与提高，力求理论联系实际，尽量反映新知识、新技术，既做到概念清楚、言之有据，又达到少而精的要求。本教材既能作为护理专业学生在校培养的教材，也能为临床护士提供有利的参考。

本教材在编写过程中，得到了益阳医学高等专科学校及各编者所在单位的大力支持，益阳医学高等专科学校英语教研室的黄宁益老师在校对和统稿方面给予了大量帮助，在此一并表示衷心的感谢！

本教材编者均为教学、临床一线的教师，有丰富的教学和临床工作经验，但由于编写水平有限，加之修订时间仓促，本书必然存在缺点和不足，敬请广大读者不吝赐教和指正。

编　者

2012年6月

▶▶ 第一篇　眼科护理学 ◀◀

▶▶ 第二篇 耳鼻咽喉科护理学 ◀◀

▶▶ 第三篇　口腔科护理学 ◀◀

第一篇

眼科护理学

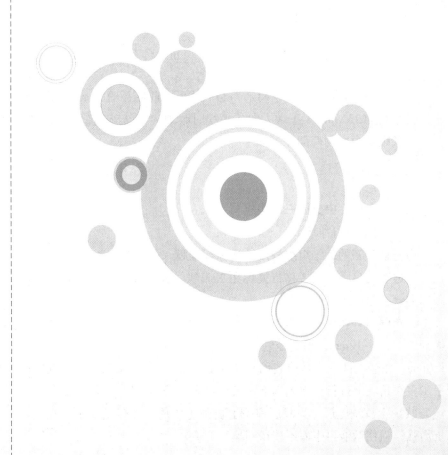

第一章 ｜ 眼的应用解剖生理

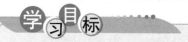

1. 掌握眼球壁、眼球内容物的解剖生理结构及其特点。
2. 熟悉眼附属器构成与功能。
3. 了解眼的血液供应和神经支配。
4. 了解视路组成，分析各段视路受损后的视野变化。

眼是视觉器官，由眼球、视路与视中枢和眼的附属器三部分组成。

眼球接受外界信息并形成视觉冲动，由视路传到视皮质产生视觉，眼的附属器主要起保护、运动等辅助作用。

第一节 眼 球

眼球（eyeball）位于眼眶前部，略似球形，前后径约24mm，垂直径平均为23mm，水平径平均为23.5mm。正常人向前平视时眼球突出于外侧眶缘12～14mm。眼球分为眼球壁和眼球内容物两部分（图1-1）。

一、眼球壁

眼球壁由外、中、内三层构成。

（一）外层（纤维膜）

由坚韧致密的纤维组织构成，又称纤维膜，前面1/6是透明的角膜，后面5/6为瓷白色不透明的巩膜，两者移行处称角巩膜缘。其主要生理功能是保护眼内组织和维持眼球形状，角膜还有屈光作用。

1. 角膜（cornea） 位于眼球前段中央，形如前凸后凹的透镜，略呈横椭圆形，横径约11.5～12mm，垂直径约10.5～11mm。角膜中央厚度0.5～0.57mm，周边部约1.0mm，角膜的曲率半径前表面约7.8mm，后表面约6.8mm。目前，改善屈光状态的手术多在角膜上进行。组织学上角膜由外向内分为5层（图1-2）。

（1）上皮细胞层 为复层扁平上皮细胞，周边与球结膜上皮相延续。对细菌的抵抗力强，损伤后能再生而不遗留瘢痕。

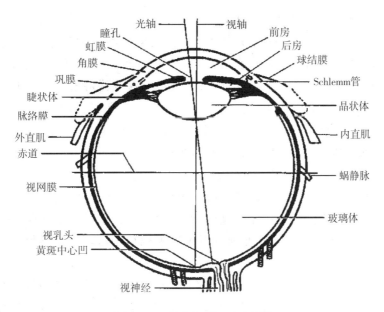

图1-1　眼球水平切面示意图

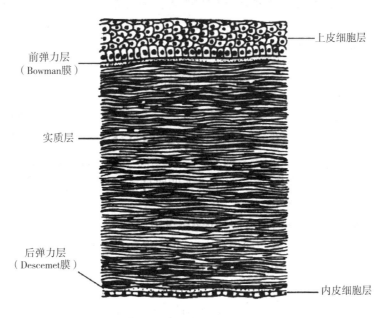

图1-2　角膜组织横切面示意图

（2）前弹力层（Bowman膜）　是一层无细胞成分的均质透明膜，无再生能力。

（3）实质层（基质层）　占角膜厚度的90%，由约200层胶原纤维束薄板组成，损伤后不能再生并留有瘢痕。

（4）后弹力层（Descemet膜）　为较坚韧的透明均质膜，有弹性，损伤后可再生。

（5）内皮细胞层　由单层六角形扁平细胞构成，与虹膜表面内皮细胞相连，有角膜-房水屏障功能。对角膜正常生理及光学性能的保持有重要作用。受损后只能依靠相邻内皮细胞扩展和移行来修复。

角膜组织的解剖生理特点有：①表面光滑、透明，具有一定弯曲度，是眼最主要的屈光介质，相当于48D的凸透镜；②无血管，代谢所需氧80%来自空气，其营养物质主要来自房水及角膜缘血管，损伤时修复缓慢；③有丰富的三叉神经末梢分布，感觉敏锐，故角膜疾病症状明显；④表面有一层泪膜，起到保持角膜平滑和其光学性能，防止角膜上皮干燥和角化的作用。

2. 角膜缘（limbus corneae） 是角膜和巩膜的移行区，呈半透明状，宽约1.5～2.0mm。此表面有结膜覆盖，深部有环形的Schlemm管、小梁网等前房角结构。角膜缘是十分重要的解剖部位，临床上又是许多内眼手术切口的标志部位，组织学上还是角膜干细胞所在之处。结膜及巩膜的血管在角膜缘形成血管网，供应角膜营养。其血管网包括两层：浅层由结膜血管分支构成，位于结膜内；深层由睫状前血管分支构成，位于巩膜浅层，此处充血称睫状充血。但角巩膜缘结构薄弱，眼球挫伤时，易发生破裂。

3. 巩膜（sclera） 呈瓷白色，质地坚韧，由致密相互交错的胶原纤维和弹力纤维构成，有保护眼球内容物和维持眼球外形的作用。巩膜厚度各处不同，眼外肌附着处最薄（约0.3mm），后极（视神经周围）最厚（约1mm）。视神经穿过处的巩膜分内、外两层，内1/3呈网眼状，称巩膜筛板，视神经纤维束在此处穿出眼球，此板很薄，故青光眼患者眼压长期升高时可形成特殊的凹陷（青光眼杯）。外2/3移行于视神经鞘膜。

（二）中层（血管膜、色素膜、葡萄膜）

因含丰富的血管及色素而得名，自前向后分为虹膜、睫状体和脉络膜三部分，主要起营养及遮光作用。

1. 虹膜（iris） 呈棕褐色圆盘状薄膜，位于角膜后面、晶状体前面，周边与睫状体相连。虹膜中央有2.5～4mm的圆孔，即瞳孔（pupil）。虹膜组织内有环状的瞳孔括约肌和放射状瞳孔开大肌，绕瞳孔周围的瞳孔括约肌（受副交感神经支配），司缩瞳作用；向虹膜周边部呈放射状排列的瞳孔开大肌（受交感神经支配），司散瞳作用。这两种平滑肌协调运动，瞳孔就能随外界光线的强弱而缩小或扩大，以调节进入眼内的光线，保证视网膜成像清晰。瞳孔大小还与年龄、屈光状态、精神状态等因素有关。虹膜感觉来源于第Ⅴ脑神经眼的分支，炎症时可引起疼痛。

2. 睫状体（ciliary body） 位于葡萄膜中部，前接虹膜，后连脉络膜。睫状体前1/3较肥厚称睫状冠，表面有70～80个纵行放射状突起称睫状突，睫状突与晶状体赤道部之间有许多相互交错的透明小带相连，称晶状体悬韧带。后2/3薄而扁平称睫状环或睫状体扁平部，扁平部与脉络膜连接处内侧面呈锯齿状称锯齿缘，为睫状体后界。睫状体内有丰富的纵行、放射状和环形三种睫状肌纤维，受副交感神经支配。睫状体主要有两个功能：①调节功能：睫状肌收缩与舒张，可以松弛或拉紧悬韧带，调节晶状体的厚度，使屈光力根据需要增强或减弱。②分泌功能：睫状突的上皮细胞可产生房水，营养眼内组织。

3. 脉络膜（choroid） 前起锯齿缘，后止于视乳头周围，介于视网膜与巩膜之间，主要起遮光及营养视网膜外层的作用。脉络膜血液主要来自睫状后短动脉，血管多，血容量大（约占眼球血液总量的65%），血流缓慢，血液中病原体也易经脉络膜扩散。脉络膜无感觉神经分布，故脉络膜炎不引起疼痛。

（三）内层（视网膜）

内层又名视网膜（retina），是一层透明的薄膜，前起于锯齿缘，后止于视乳头，外与脉络膜紧贴，内与玻璃体相邻。贴附于虹膜、睫状体内面的部分因无感光细胞，称盲部。贴附于脉络膜内面的部分称视部，视部的视网膜上有视锥细胞和视杆细胞分布，越靠近黄斑视锥细胞分布越密集，并感受强光和色觉。视杆细胞分布与此相反并只能感受弱光。视网膜分两层：外层为色素上皮层，内层为视网膜神经感觉层。神经感觉层主要由三级神经元构成，即光感受器 - 双极细胞（二级神经元）- 神经节细胞（三级神经元），视网膜光感受器接受信息刺激形成视觉神经冲动，向双极细胞和神经节细胞传递，再沿视路将信息传到视中枢形成视觉。病理情况下色素层与神经感觉层分离，临床上称视网膜脱离。

视网膜后极部有一直径约2mm呈浅漏斗状淡黄色小凹陷区，称为黄斑（macula lutea）。其中央有一小凹为黄斑中心凹，眼底检查时可见反光点称中心凹反射，此处视觉最敏锐。黄斑鼻侧约2.5 ~ 4mm处有一直径约1.5mm、境界清楚的淡红色圆形结构，称为视乳头（opticpapilla），又称视盘（optic disc），是神经节细胞神经纤维汇集向视中枢传递穿出眼球的部位。其表面中央为一漏斗状凹陷，称为生理凹陷。此处无感光细胞，不能产生视觉，在视野上称为生理盲点。

视网膜血管为终末血管，是人体惟一能利用检眼镜可直接观察到的活体血管，其结构与心、脑血管相似，因而可通过观察眼底血管状态来估计心、脑血管功能。

二、眼内容物

眼内容包括房水、晶状体和玻璃体，均为无血管和神经的透明物质，它们具有屈光、营养、维持眼压及支撑眼球壁的作用，和角膜共同形成眼的屈光系统。

1. 房水（aqueous humor）　充满后房与前房，全量为0.15 ~ 0.3ml。其主要成分是水（占98.75%）、少量的氯化物、蛋白质、维生素C、尿素及无机盐等。pH为7.3 ~ 7.5，呈弱碱性。

房水的循环途径：由睫状突上皮细胞生成进入后房，经瞳孔到前房，再由前房角到小梁网、Schlemm管，然后经集合管和房水静脉汇入巩膜表层的睫状前静脉，回到血液循环。另有少部分房水在虹膜表面隐窝被吸收。眼压高低与房水的分泌和排出有非常密切的关系（图1 - 3）。

2. 晶状体（lens）　位于虹膜与玻璃体之间，形如双凸透镜，透明无血管，富有弹性。由晶状体悬韧带与睫状体相连。晶状体直径9 ~ 10mm，厚4 ~ 5mm，前表面中央为前极，后表面中央为后极，前后表面相接合处称赤道部。晶状体由表面的晶状体囊和内部的晶状体纤维组成。一生中晶状体纤维不断生成并将旧的纤维挤向中心，逐渐硬化而形成晶状体核，晶状体核外较新的纤维称为晶状体皮质。晶状体的屈光指数为

1.4371，屈光力为17D～19D，与睫状肌共同完成调节作用。随着年龄的增大，晶状体核增大且变硬，囊弹性减弱，调节力减退，临床表现为老视。当晶状体囊受损或房水代谢发生变化时，晶状体将发生混浊形成白内障。

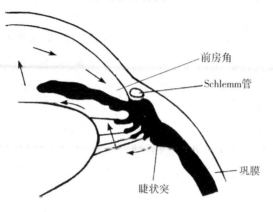

图1-3　前房角及房水循环途径示意图

3. 玻璃体（vitreous body）　为透明的胶质体，充满于晶状体后面的空腔内。其主要成分为水（占98.5%～99.7%），含有微量胶原纤维、蛋白质及酸性黏多糖等物质。其屈光指数为1.336，体积为4.5ml。玻璃体主要作用是对眼球壁起支持作用以及屈光功能。玻璃体无血管，代谢缓慢，不能再生，其营养来自脉络膜和房水。随年龄增加或周围组织及自身发生病变时，往往影响到它的正常代谢而容易发生液化和混浊。临床表现为可见漂浮物（飞蚊症）。

第二节　视　路

视路（visual pathway）是指从视网膜光感受器开始到大脑枕叶视中枢为止的视觉冲动的传导径路，包括视神经、视交叉、视束、外侧膝状体、视放射及视中枢。视神经按部位可分四段：眼内段、眶内段、管内段和颅内段，总长约46mm。两侧视神经来自视网膜鼻侧的纤维在蝶鞍处交叉到对侧，与未交叉的颞侧视网膜纤维合成左、右视束，视束绕过大脑脚外侧终止到外侧膝状体更换神经元，新的视纤维经过内囊、颞叶形成视放射，终止于枕叶皮质纹状区的视中枢（图1-4）。视神经外面被神经鞘膜包裹，此鞘膜是由三层脑膜延续而来，鞘膜间隙与颅内同名间隙连通，当颅内压升高时，可发生视神经乳头水肿。

由于视路各段的视觉纤维排列不同，因此在某部位发生病变或损害时对视觉纤维的损害各异，表现为特定的视野异常，检查视野缺损的特征性改变，对中枢神经系统病变的定位诊断具有重要意义。

第三节　眼附属器的应用解剖

眼附属器包括眼睑、结膜、泪器、眼外肌、眼眶五部分，主要起保护、运动、支

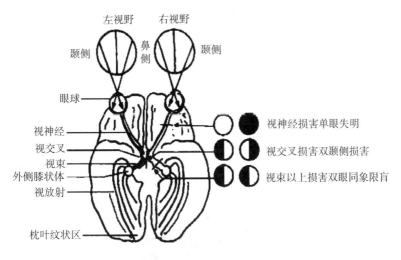

图1-4　视路及其损害示意图

持眼球等作用。

一、眼睑

眼睑（eyelids）位于眼眶前部，覆盖在眼球表面，分上睑和下睑。上、下睑缘间的裂隙称睑裂，正常人平视时睑裂高度8mm。睑裂内、外连结处分别称内眦和外眦，内眦处有小的肉样隆起称泪阜。上、下睑缘的内侧端各有一小孔，称泪小点，为泪液流向鼻腔的起点。睑缘上有睫毛生长并有皮脂腺、汗腺和睑板板腺开口（图1-5）。眼睑的组织结构由外至内可分为五层。

1. 皮肤层　是人体最薄的皮肤之一。

2. 皮下组织层　由疏松结缔组织构成，利于运动，但易水肿。

3. 肌层　有眼轮匝肌、上睑提肌和米勒肌（ Müller 肌），分别由面神经、动眼神经和交感神经支配。它们受损时眼睑运动出现障碍。

4. 睑板层　由致密的结缔组织构成，质坚如软骨样，为眼睑的支架。内有大量睑板腺分泌油脂样物起润滑和防止泪液外溢作用。

5. 结膜层　为眼睑的最内面紧贴于睑板上湿润、光滑且富含血管的黏膜层。

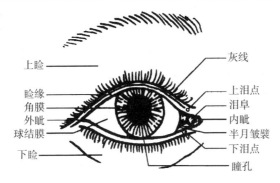

图1-5　眼睑外观

二、结膜

结膜 (conjunctiva) 是一层菲薄透明、光滑覆盖于眼睑内面及眼球前部巩膜面的黏膜组织。按解剖部位可分为睑结膜、穹窿结膜和球结膜,这三部分共同形成的囊状间隙,称结膜囊 (conjunctival sac) (图1-6)。睑结膜与睑板连接紧密,球结膜和穹窿结膜与下部的组织连接疏松,故临床上常在下部球结膜靠穹窿处做结膜下注射。结膜有分泌黏液的杯状细胞和分泌少量浆液的副泪腺,以湿润眼球。

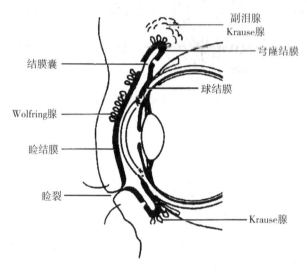

图1-6 结膜囊示意图

三、泪器

泪器 (lacrimal apparatus) 包括分泌泪液的泪腺和排泄泪液的泪道两部分 (图1-7)。

1. 泪腺 位于眼球颞上方眼眶的泪腺窝内,被上睑提肌肌腱分隔为较大的眶部和较小的睑部泪腺,排泄管开口于外上穹窿部结膜。

泪腺的分泌由面神经的副交感神经纤维支配。正常状态下16h分泌泪液0.5~0.6ml,为弱碱性透明液体,其中约98.2%为水、少量无机盐和蛋白质,尚含有溶菌酶、免疫球蛋白A (IgA)、乳铁蛋白、补体系统等,故泪液除具有润滑角膜和结膜、维护其生理功能外,还具有杀菌预防感染的作用。此外,当眼部遭到有害物质刺激时泪腺反射性地大量分泌泪液,利于冲洗和稀释有害物质。

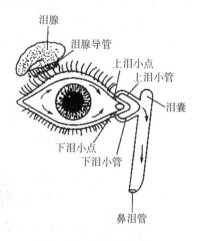

图1-7 泪器示意图

2. 泪道（lacrimal passages） 是泪液排出的通道，包括泪小点、泪小管、泪囊及鼻泪管。

（1）泪小点 是泪液引流的起点，为位于上、下睑缘内侧端乳头状突起上的小孔，直径为0.2～0.3mm。

（2）泪小管 是连接泪点与泪囊的小管，长约8mm。垂直于睑缘走行约1～2mm，然后呈水平位转向泪囊，上、下泪小管多先汇合成泪总管之后进入泪囊，也可直接进入泪囊。

（3）泪囊 位于内眦韧带后面、泪骨的泪囊窝内。泪囊上方为盲端，下方与鼻泪管相连接，长10～12mm，宽2～3mm。

（4）鼻泪管 位于骨性鼻泪管内，上接泪囊，向下开口于下鼻道前上方，全长约18mm。泪液排出到结膜囊后，经瞬目运动分布于眼球的前表面，大部分直接蒸发，其余泪液聚于眼表面内眦处的泪湖，再由泪点和泪小管的虹吸作用吸入并排出，如果泪道阻塞可引起溢泪。

四、眼外肌

眼外肌（extraocular muscles）为司眼球运动的肌肉，每眼有6条眼外肌，即4条直肌和2条斜肌（图1-8）。

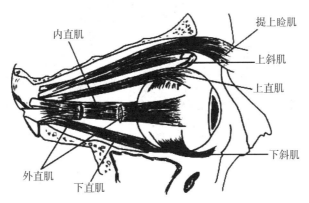

图1-8 眼外肌示意图

4条直肌是：下直肌、上直肌、内直肌和外直肌，它们均起自眶尖部视神经孔周围的总腱环，向前展开越过眼球赤道部，分别止于角膜缘后不同距离的巩膜上。内、外直肌的主要功能是使眼球向肌肉收缩的方向转动。上、下直肌与视轴呈23°角，收缩时其功能除使眼球上、下转动外，同时还有内转内旋、内转外旋的作用。2条斜肌是：上斜肌和下斜肌。上斜肌亦起自总腱环，沿眼上壁向前至眶内上缘，穿过滑车向后转折，经过上直肌下面到达眼球赤道部后方，附着于眼球的外上巩膜处。收缩时其主要能使眼球内旋，次要作用是下转、外转。下斜肌起自眼眶下壁前内侧上颌骨眶板近泪囊窝处，经下直肌与眶下壁之间，向后外上伸展附着于赤道部后外侧的巩膜上。收缩时其主要能使眼球外旋，次要作用是上转、外转。

除外直肌受外展神经支配、上斜肌受滑车神经支配外，其余眼外肌皆受动眼神经支配。各肌的血液供应均由眼动脉的肌支供给。

五、眼眶

眼眶（orbit）是由额骨、蝶骨、筛骨、泪骨、腭骨、上颌骨和颧骨 7 块颅骨构成的四边锥形骨窝，成人眼眶深 4~5cm（图 1-9）。眶内除有眼外肌、眼球、泪腺、神经、血管和筋膜外，各组织间还有脂肪充填，对眼球起缓冲保护作用。眼眶分上、下、内、外四壁，除外侧壁较坚硬外，其余三壁骨质较薄，尤其内侧壁最薄，且分别与额窦、上颌窦和筛窦、蝶窦相邻，因此鼻窦的疾病容易波及眼眶内组织。

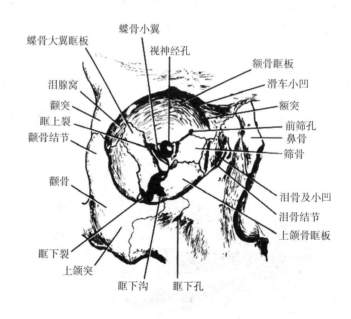

图 1-9　眼眶示意图

眼眶有两裂、一孔。"一孔"即视神经孔，位于眶尖部，内有视神经和眼动脉穿过，与颅中窝相通。"两裂"即：①眶上裂：位于视神经孔的外下方，与颅中窝相通，有动眼神经、滑车神经、三叉神经第一分支、外展神经、眼上静脉等穿过，此处受损则出现眶上裂综合征；②眶下裂：位于眶外侧壁与眶下壁之间，有三叉神经第二分支、眶下神经、眶下动脉及眼下静脉等通过。

眶上切迹为眶上缘内侧的凹陷，是眶上神经和眶上动脉通过处，临床上为眶上神经痛的压痛点。眶下壁外 1/3 与内 2/3 交界处是临床上行球后注射的进针点。

第四节 眼的血液循环与神经支配

一、血液循环

（一）动脉系统

眼动脉来自颈内动脉，经视神经孔到达眶内，再分出视网膜中央血管系统和睫状血管系统。

1. 视网膜中央动脉 由眼球后穿入视神经中央，再经视乳头穿出，分为鼻上支、鼻下支、颞上支、颞下支动脉，走行在视网膜神经纤维层内，逐级分支达周边部，营养视网膜内层组织。

2. 睫状动脉 分为睫状前动脉、睫状后短动脉、睫状后长动脉，分别营养角膜和巩膜表层、前部结膜，脉络膜、视网膜外层组织，虹膜、睫状体。

（二）静脉系统

眼球静脉回流主要为视网膜中央静脉、涡静脉和睫状前静脉，经眼上、下静脉汇入海绵窦，最后流入颈内静脉。面静脉、海绵窦、鼻腔静脉、翼静脉丛与眼上、下静脉都有丰富的血管吻合，并且缺乏静脉瓣，血液可以互相流通。故颌面部炎症禁忌挤压以防感染扩散到眶内、颅内，引起严重并发症。

二、神经支配

1. 视神经 传导视觉。

2. 运动神经 滑车神经支配上斜肌运动，外展神经支配外直肌运动，动眼神经支配其他眼外肌，面神经支配眼轮匝肌，使眼睑闭合。交感神经和副交感神经分别支配瞳孔开大肌与瞳孔括约肌和睫状肌，参与瞳孔舒缩和调节作用。

3. 感觉神经 来自三叉神经的第一分支（眼神经）、第二分支（上颌神经），司眼球及眼睑的感觉。

4. 睫状神经节 位于眼眶深部视神经外侧、总腱环前 10mm 处。节前纤维由三个根组成：①交感根，来自颈内动脉交感丛，支配瞳孔开大肌及眼球血管舒缩。内眼手术施行球后麻醉，就是阻断此神经节，对虹膜、睫状体有镇痛作用，并可降低眼压。②长根为感觉根，来自鼻睫状神经，司眼球的一般感觉。③短根为运动根，来自动眼神经中的副交感神经纤维。

（杨树华）

第二章 | 眼科护理概述

第一节　眼科护理工作的基本特征

一、眼科疾病的基本特征

1. 临床表现突出　由于眼的结构精细和功能特殊，发生病变时的临床表现（包括症状、体征）突出，如视功能障碍、眼痛、流泪、角膜混浊、结膜充血等。

2. 心理症状明显　由于眼是人体最重要的感觉器官之一，患眼病时的痛苦感受尤为显著，容易产生恐惧、紧张、焦虑的心理。例如，情绪激动可诱发闭角型青光眼；突然的视力障碍可使患者产生焦虑、恐惧心理。

3. 多伴有全身相关病症　一些眼病是全身性疾病的眼部表现或并发症，如糖尿病可引起白内障和视网膜病变（微动脉瘤和出血）；高血压动脉硬化及某些血液疾病可引起眼底出血。还有许多眼病可引起全身性反应，如急性闭角型青光眼引起恶心、呕吐等消化道反应；眼眶蜂窝织炎可引起头痛、高热等全身症状。

二、眼科护理措施的基本特征

1. 注重眼部卫生

（1）保持眼部清洁　如进行结膜囊冲洗清除眼球表面异物、分泌物等。

（2）采取适度活动　有些眼病如青光眼急性发作、角膜溃疡、穿通性眼外伤及内眼手术后等，护理中不能压迫眼球，嘱患者避免引起眼压增高的活动，如喷嚏、咳嗽、不能长时间低头弯腰、不用力排便等。

（3）注重保护双眼　一些眼病应用眼垫、眼罩、眼绷带包扎等予以保护；感染性眼病应采取相应的护理措施保护健眼。照明应根据具体情况而定，如对青光眼患者光线不宜过暗，而对角膜炎、前葡萄膜炎患者则应避免强光刺激。

（4）护理技术操作精细 眼对外界理化因素的刺激非常敏感，护理中如眼部检查、眼部冲洗及异物清除、眼部给药注射等技术操作要精细、轻巧、准确，尽量减轻对眼部的刺激。

2. **给药方法特殊** 除常规的全身口服、注射等给药途径外，主要给药方法是局部的涂眼药膏法、滴眼药水法、结膜下注射法和球后注射法，要教会非住院患者滴眼药水法及涂眼药膏法等。

3. **注重眼部的病情观察** 主要监测患者视功能、眼压及眼部变化，如视力，局部创口有无渗血、分泌物量及性状，眼部充血、瞳孔大小改变，有无眼痛加重等。

4. **强调眼病的健康教育** 对患者、家属、社区人群广泛宣教眼保健的意义和方法，以提高护理对象整体健康素质。如讲解常见眼科疾病的基本知识和自我保健知识；注意用眼的科学、卫生；采取必要的防护措施，避免不良理化因素的刺激，防止眼外伤的发生；指导合理饮食；定期进行视功能的检查，眼部有异常表现时应及时到医院诊治等。

第二节 眼科护理评估

一、护理病史评估

1. **主诉与现病史** 询问并观察患者主要的症状及体征，详细了解发病、检查、诊治经过，以确保评估的正确性和全面性。

2. **个人生活史** 了解患者的出生地、生活地、年龄、职业，有无去过疫源地、传染病接触史、工作环境；了解日常生活的规律性，包括学习或工作、情绪、活动、休息、睡眠、进食和排便等。如急性闭角型青光眼常因过度兴奋或悲哀导致眼压升高而诱发，过度接触紫外线者可发生电光性眼炎。

3. **家族史** 与遗传有关的眼病也较为常见，如视网膜色素变性、色盲、原发性开角型青光眼等有较高的家族发生率，应高度重视。

此外，还应了解患者的过敏史、月经史等既往史，对既往健康进行评估。

二、眼科常见临床表现评估

眼科患者的临床表现通常包括视功能障碍、感觉异常和外观异常三个方面。

（一）视功能障碍

1. **视力下降** 是常见症状之一，轻则视力减退，重则视力丧失。评估时应了解其发展速度、程度及伴随症状。①一过性视力丧失：指视力在24h（通常1h）内恢复正常，常见于直立性低血压、椎-基底动脉供血不足、视网膜中央动脉痉挛等。②视力突然下降不伴有眼痛：常见于视网膜脱离、视网膜动脉或静脉阻塞等。③视力突然下降伴有眼痛：常见于葡萄膜炎、急性闭角型青光眼、角膜炎等。④视力逐渐下降不伴有眼痛：常见于屈光不正、白内障、开角型青光眼等。⑤视力下降而眼底正常：常见于弱视、球后视神经炎等。

2. 视野缺损　青光眼、眼底病及视神经病变常有视野改变。

3. 复视　将一个物体视为两个称为复视。双眼复视常见于眼外肌麻痹；单眼复视常见于晶状体不完全脱位、多瞳症、虹膜根部离断等。

4. 视物变形　指视物时变小或变大或直线变弯、物像失真。常见于黄斑部病变、视网膜脱离、高度近视屈光不正、视网膜脉络膜肿瘤、角膜不规则散光等。

5. 眼前黑影　飘动性黑影（飞蚊症）多见于玻璃体病变、视网膜脱离。固定性黑影常见于晶状体混浊等。

6. 夜盲　多由眼部或全身性疾病引起。眼部疾病常见于视网膜、脉络膜病变和青光眼、视神经萎缩等视神经病变。全身性疾病见于某些慢性营养性疾病、肝脏疾病和消化道疾病所致的维生素 A 缺乏等。

（二）感觉异常

1. 眼痛、畏光　眼痛是眼病的重要信息，应注意其部位、性质、有无异物感和伴随情况。如颞侧颅部疼痛常见于血管性偏头痛、三叉神经痛、颅内压增高等；眼眶部疼痛可见于屈光不正、青光眼等；眼部异物感或刺痛伴视力下降见于急性角膜炎、葡萄膜炎等。畏光常见于角膜炎、虹膜炎等。

2. 异物感、眼干、痒、烧灼感　异物感、烧灼感多见于急性细菌性结膜炎。痒为突出主诉者，多见于春季卡他性结膜炎和过敏性结膜炎。

3. 眼疲劳感　屈光不正、隐斜等眼疾视物后视物模糊、眼球干涩、烧灼感和异物感，眼眶周围酸痛、胀痛，可向头部放射，重者可有恶心、眩晕及全身不适。经适当休息，症状常可缓解。

（三）外观异常

1. 充血（眼红）　是眼科患者最常见的症状之一，是眼病的重要临床体征。眼睑皮肤发红、充血可见于各种外伤、炎症、过敏性反应等。急性泪囊炎可见泪囊区皮肤充血、肿胀。结膜下出血见于眼外伤、球结膜下注射后、病毒性结膜炎或与贫血、全身动脉硬化、剧烈咳嗽和严重便秘等有关。

2. 眼部分泌物　多为感染性眼病的表现，分泌物性质可提示病原体的类型：①水样或浆液性分泌物常见于病毒感染；②黏稠线状或丝状的黏液——蛋白性分泌物常见于过敏反应；③成片的无定形的黏液及脓性分泌物多为细菌感染。

3. 眼睑肿胀和结膜水肿　眼睑皮肤较薄，皮下组织疏松，易于发生水肿。①眼睑的炎性水肿常伴有不同程度的眼睑充血；非炎性水肿多无充血，常见于心力衰竭、肾炎、黏液性水肿等全身性疾病。②眼睑血肿，呈暗红或青紫色皮下肿胀，多见于眼部挫伤、眼眶或颅底骨折、出血性紫癜等。③眼睑气肿，压之有捻发音，擤鼻时气肿更加明显，多见于眶内侧筛板骨折。④球结膜水肿呈透明水泡状，甚至暴露于睑裂外，可见于结膜炎症和眼眶炎症，亦可见于过敏和眼部术后反应等。

4. 流泪和泪溢 泪液分泌过多，不能完全由正常的泪道排出而从睑裂部流出，称为流泪，多见于眼睑内、外翻、倒睫、激动等。若泪液分泌正常，因泪道阻塞而溢出，称为泪溢，多见于泪道炎症、先天畸形而致泪道排泄异常。

5. 眼球突出 角膜顶点超出眶外缘冠状面的距离称为眼球突出度。单侧性眼球突出可见于海绵窦栓塞、眼眶蜂窝织炎、眶内肿瘤等。双侧性眼球突出可见于垂体前叶功能和甲状腺功能亢进症等。

三、眼科护理检查

眼科检查应按照先右后左、由表及里、由简入繁、先健后患的原则进行。

（一）视功能检查

1. 视力（visual acuity） 又名视锐度或中心视力，指眼辨别最小物像的能力，反映黄斑中心凹的视觉功能。视力检查分为远视力和近视力检查。

（1）远视力检查 采用对数视力表或国际标准视力表。对数视力表由我国缪天荣教授按照对数原理设计，又称5分记录法。

①检查方法 视力表应悬挂在光线充足、无炫光的地方，可采用自然光或人工照明（强度为300～500Lux），视力表的1.0行与被检眼同高。检查距离为5m，若置平面反光镜，则视力表距离镜面为2.5m。检查时双眼分别进行，先查裸眼视力，再查戴镜视力。非检查眼用遮眼板遮盖但不要压迫眼球。辨认应自上而下逐行检查，检出被检者的最佳辨认行，此行即为该眼的远视力。

若在1m处仍不能辨认0.1行视标，则检查指数，并记录该距离。如在眼前5cm处仍不能辨认，则检查手动，记录能辨认手动的最远距离。如被检查者不能辨认手动，则检查光感。即在暗室用点状光源，照射被检眼，测试被检者能否正确判断眼前的亮光，一般从5m处逐渐移近，记录能辨认光的最远距离。如有光感，还要查光定位，嘱被检眼注视正前方，检查者在被检眼前1m处移动光源，在九个方向（左上、中、下；正上、中、下；右上、中、下）测定被检眼对光源的分辨力。

②记录方法 正常视力标准为1.0（对数视力表为5分）。如0.4行有2个视标不能辨认，可记为0.4^{-2}，如0.4行仅能辨出2个视标，可记录为0.3^{+2}。戴镜者应记录裸眼视力及戴镜的屈光度和矫正视力，如0.5（－2.50D；1.2）。如在5m处不能辨认表上最大视标，则嘱被检者向前移近直至认出为止。此时视力可用以下公式计算：视力＝0.1×检查距离（m）/5（m）。如检查距离为1m，视力＝0.1×1/5＝0.02（或按每米0.02计算）。

指数记录方法：指数/30cm。手动记录方法：手动/15cm。光感记录方法：光感/4m。光定位不能辨认记为"－"，正确辨认记为"＋"。

（2）近视力检查 常用标准近视力表或Jaeger视力表，检查距离一般为30cm。记录能辨认的最小视标行。如在30cm处看不清最小视标，可增大或缩短距离，直到看清最小的视标，但需同时记录检查距离。戴镜者应检查和记录矫正近视力。

儿童可采用幼儿视力表或简单的图形及跟随反射来检查判断。

2. 视野（visual field）   又称周边视力，是指眼向前固视一目标时，同时能看到的空间范围，反应黄斑注视点以外的视力状况。世界卫生组织规定视野小于10°者，即使中央视力正常也属于盲。视野又分中心视野和周边视野，在注视点30°范围以内的称为中心视野，30°以外为周边视野。视野常用检查方法有以下五种。

（1）对照法   检查者与被检者相对而坐，等高眼位，相距约0.5m，检查左眼时，被检者左眼与检查者右眼相对注视，并各自遮盖另一眼；检查右眼则相反。检查者伸出手指，置于二人等距离处，由不同方向由外向内移动，嘱被检者发现手指出现时即告之，这样检查者就能以自己的正常视野比较被检者视野的大致情况。但要求检查者的视野应正常，仅作为初步的视野检查。此法为周边视野检查方法之一。

（2）平面视野计法   是简单的中心30°动态视野计。检查时可用不同大小的视标绘出各自的等视线。

（3）弧形视野计法   是比较简单的动态检查周边视野的方法，也为周边视野检查方法之一。

（4）Goldmann半球形定量视野计   既可查中心视野又可查周边视野；既能做动态检查，还可做静态检查，增加了视野检查的准确性、可重复性和敏感性。

（5）自动视野计   电脑控制的静态定量视野计，针对黄斑疾病、青光眼、神经系统疾病的特殊检查程序，能对多次随诊的视野进行统计学分析，观察视野缺损是改善还是恶化。

如用白色视标检查，正常视野为：上方视野约55°，鼻侧约60°，下方约70°，颞侧约90°。中心视野范围内，除正常大小的生理盲点外，无异常暗点或缺损。

常见的病理性视野改变有：①向心性缩小：多见于青光眼和视网膜色素变性。②不规则局限性周边视野缩小：可见于视神经萎缩、青光眼、视网膜脱离等。③偏盲性缺损：双眼颞侧或鼻侧偏盲，称异侧性偏盲，多为视交叉病变。如一眼颞侧偏盲，另一眼为鼻侧偏盲，称为同侧偏盲，多见于视交叉以后的病变。④暗点：为视野范围内的岛状缺损。可分为中心暗点、旁中心暗点和周边暗点。据其形态可分为椭圆形、圆形、弓形和环形点。典型的病理性视野改变，可提示视路的功能状况、损害的部位，有助于颅内和眼部疾病的诊断与定位。

3. 色觉（color vision）   是指人眼辨别不同颜色的能力，反应视网膜视锥细胞的功能之一。视网膜视锥细胞含有红、蓝和绿三种原色的感光色素。如视锥细胞感光色素缺乏，则辨色能力缺陷，即色觉障碍，轻者为色弱，重者为色盲。多为先天性遗传所致，也有后天视网膜、视神经疾病所致者。临床上以红绿色觉障碍最为常见。色觉检查方法甚多，临床上常用假同色图检查（色觉检查图）。

检查注意事项：①检查者视力应>0.5。②距离：以0.5m为宜。③照明：在明亮弥散光下（日光不可直接照到图上），不用人工光源，因其可影响色觉。④时间：阅读判断时间不大于5s。⑤先让被检者阅读示教图，以利于理解。⑥结果的判断应根据检查图所附说明来判断其色觉障碍的程度和种类。

4. 暗适应（dark adaptation）   当眼从强光下进入暗处时，一无所见，随后逐渐能看清暗处的物体，这种对光敏感度逐渐增加并达到最佳状态的过程，称为暗适应。在暗室内用对比法或用 Hartinger 计检查。暗适应检查可用以观察和诊断各种引起夜盲的疾病，如维生素 A 缺乏症、视网膜色素变性等。

5. 立体视觉（stereoscopic vision） 也称深度觉，是眼感知物体立体形状及不同物体相互远近关系的能力，可利用同视机或立体检查图谱进行检查。

（二）眼各部检查

应在良好的照明下，按一定的顺序进行，避免遗漏或记录时混淆。仔细全面检查并作出正确评估。

1. 眼睑 用视诊和触诊检查眼睑皮肤有无肿胀、肿物、压痛、皮疹、睑裂大小、睑缘缺损或位置异常，有无倒睫、脱睫，内眦有无糜烂、粘连和赘皮等。

2. 结膜 轻轻翻转上、下眼睑，嘱被检者向各方向注视，注意各部结膜有无充血、水肿、乳头、滤泡、瘢痕、结石、异物、新生物、睑球粘连等。注意区分以下几种不同充血（表2-1）。

表2-1 结膜充血与睫状充血的鉴别要点

鉴别要点	结膜充血	睫状充血
部位	以穹隆部结膜为主	以角巩膜缘部为主
深浅	表浅	深部
颜色	鲜红色	紫红色
血管形态	呈网状、枝状，轮廓清楚	呈放射状或轮廓不清
血管移动性	推动球结膜随之移动	无移动性
血管收缩剂反应	充血可消退、变白	充血稍减但不变白
分泌物	多	一般无
充血原因	结膜炎	角膜病、虹膜病、青光眼等

混合性充血：结膜充血和睫状充血两种类型的充血并存，临床意义同睫状充血。

3. 泪器 ①泪腺：正常时泪腺不能触及，能触及者为异常。②泪点：注意泪小点有无闭塞、外翻。③泪囊：观察泪囊区有无压痛、红肿或瘘管，压迫泪囊区注意有无分泌物自泪点溢出。

4. 眼前段检查 眼前段检查一般使用裂隙灯显微镜、检眼镜等检查，也可用聚光灯泡手电筒照明和放大镜观察。

（1）角膜 观察角膜的直径大小、弯曲度、透明度、表面光滑度及知觉。①角膜完整性检查：可用1%~2%荧光素钠液滴于结膜囊内，1~2min后用生理盐水冲洗结膜囊。若角膜染成黄绿色，提示角膜有缺损。对于微细的角膜病变，应使用放大镜或裂隙灯显微镜仔细检查。②角膜知觉检查：从消毒的湿棉棒中拉出一束细棉丝，用其尖端从被检者眼侧面轻轻触及角膜表面，如不引起瞬目或两眼所需触力有明显差别，则表明角膜感觉减退。常见于三叉神经受损者或疱疹病毒所致的角膜炎。

（2）巩膜 自然光线下注意观察其颜色及有无结节、充血、隆起和压痛等。

（3）前房 详细的前房检查应在裂隙灯显微镜下进行。也可用侧照法观察前房深度：在距眼部 1～2cm 处，用聚光手电筒从颞侧向鼻侧与虹膜面平行照射，仅照亮至鼻侧虹膜小环部为浅前房，鼻侧虹膜全部照亮为深前房。应注意有发生闭角型青光眼的危险。

（4）虹膜 注意虹膜的纹理、色泽，表面是否有新生血管，有无虹膜震颤，与晶状体有无粘连。虹膜局部脱色是虹膜萎缩的表现；纹理消失可见于炎症、虹膜水肿和萎缩等。

（5）瞳孔 观察两侧瞳孔是否等圆、等大，是否居中，瞳边缘是否整齐。

正常成人瞳孔在自然光线下直径为 2.5～4mm，幼儿及老年人稍小。瞳孔扩大见于青光眼、外伤、药物性散瞳和无光感眼；瞳孔缩小见于强光照射、虹膜睫状体炎等；梅花形瞳孔可见于虹膜后粘连；瞳孔向上移位见于白内障摘出术后和某些青光眼术后。

检查瞳孔的各种反射对于视路及全身性疾病的诊断有十分重要的意义。①瞳孔的光反射：用手电筒照射受检眼，该眼瞳孔迅速缩小的反应称直接对光反射，而另一未被照射眼的瞳孔也缩小称间接光反射。直接对光反射消失见于视路及瞳孔反射的神经通路障碍，亦见于药物性瞳孔散大或动眼神经病变。②近反射：又称集合反射，嘱被检者注视一远方目标，再嘱其立即注视眼前 10～15cm 处目标，此时两眼瞳孔缩小，双眼内聚。眼外伤、睫状肌麻痹等可出现近反射消失。

（6）晶状体 注意观察晶状体有无混浊和脱位。

5. 眼后节检查 指利用直接检眼镜、间接检眼镜等仪器在暗室内对眼后段的玻璃体、脉络膜、视网膜和视神经乳头进行的检查。

正常眼底呈橘红色，在视网膜中央偏鼻侧，见一边界清楚的淡红色略呈椭圆形的视乳头，其中央有一小漏斗状的凹陷，为生理凹陷。此处是视网膜中央动、静脉及视神经出入的地方。视网膜动脉较细呈鲜红色，静脉较粗呈暗红色。视乳头颞侧约 2PD（视乳头直径约 1.5mm）处有一暗红色的无血管区，称为黄斑，其中心有一明亮的反光点，称为中心凹反射。若视乳头边界模糊、隆起，应考虑视乳头水肿或视神经炎；如色泽苍白为视神经萎缩。如动脉变细或静脉交叉中断，则表明小动脉有痉挛或硬化。

6. 眼球及眼眶检查 观察双侧眼球大小、位置及是否对称，眼球运动时，双眼是否对称和同步，有无突出或内陷、震颤、斜视等。观察两侧眼眶是否对称，检查有无眼眶压痛及肿块。

（三）眼压检查

眼压是指眼球内容物作用于眼球壁的侧压力，正常范围为 1.3～2.8kPa（10～21mmHg）。测量眼压对青光眼的诊断和治疗具有重要意义。

1. 指测法 嘱被检者向下方注视，检查者双手中指和无名指固定于患者前额，两示指尖放在上睑皮肤面，两手交替轻压眼球，估计眼压的高低，双眼分别进行，互相对比。轻度、中度和高度增高分别记为 T_{+1}、T_{+2} 和 T_{+3}。眼压低则分别记为 T_{-1}、T_{-2} 和 T_{-3}。指测法凭借检查者手指感觉，主观而不精确。

2. 眼压计测定法 眼压计可分为压陷式眼压计和压平式眼压计。

（1）压陷式眼压计　常用的是 Schiotz 眼压计。被检者低枕平卧，表面麻醉后，举起左手示指作为注视点，使角膜在正中位。检查者左手轻轻分开上、下眼睑，并分别固定于上、下眶缘，不向眼球施加任何压力。右手缓缓地将眼压计足板垂直放置于角膜中央，先用 5.5g 砝码，读取指针刻度；如读数 < 3，则需更换更重的砝码再测。根据读数对照换算表查出眼压值，单位为 mmHg。注意每次使用前后用 75% 乙醇消毒足板，测量后用抗生素眼药滴眼预防感染。

（2）压平式眼压计　常用的有 Goldmann 压平眼压计和非接触式压平眼压计。①Goldmann 压平眼压计附装在裂隙灯显微镜上，用显微镜观察，坐位测量。方法：用足够力量将角膜压平，固定压平面积，看压平该面积所需力的大小，所需力小者眼压亦小。②非接触式压平眼压计：是目前临床上比较常用的测量方法之一。它利用可控的气体脉冲，将角膜压平一定面积，利用监测系统感受角膜表面反射的光线，把角膜压平到一定程度所需的时间记录下来，换算成眼压。其优点是避免了通过眼压计引起的交叉感染，并能应用于对表面麻醉剂过敏的患者；缺点是所测数值不够准确。

（四）眼屈光检查

以测定患者的屈光状态，并以此为配镜或治疗的依据。

1. 主觉验光法　插片法最为常用，无需散瞳，根据患者的裸眼视力，通过试镜求得最佳矫正视力，所佩戴球、柱镜片的读数与轴位，即为该眼屈光不正的大概的度数。此法简单易行，但易受眼自身调节作用的影响，结果不够精确，供验光时参考。

2. 他觉验光法　又称检影验光法，是一种较准确的客观测量屈光不正的方法。先滴散瞳剂使睫状肌充分麻痹，然后在暗室内用检影镜观察被检眼瞳孔区的影动，寻找中和点确定屈光不正的度数。若使用散瞳剂应特别注意其副作用。

3. 电脑验光法　电脑验光仪操作简单，能迅速测定患者的屈光度，但不精确，需与主观试镜法配合使用，对配镜度数进行调整。

（五）特殊检查法

1. 裂隙灯显微镜检查　裂隙灯显微镜为眼科最为常用且不可缺少的检查仪器，还可通过加用其他附件做玻璃体、视网膜、眼压和前房深度等检查，还可做激光治疗。

2. 眼压描记检查　即测定房水的排出率和生成率的方法，对青光眼的诊断和研究有一定的临床价值。

3. 前房角镜检查　前房角镜检查能判断前房角的宽窄、开闭及其他异常，对青光眼的分类、诊断、治疗及预防都具有重要意义。

4. 眼底荧光血管造影　将造影剂从肘前静脉注入体内，利用具有特定滤光片的眼底照相机拍摄眼底血管及其灌注的过程。荧光素血管造影（FFA）是以荧光素钠为造影剂，主要反映视网膜血管的情况。吲哚青绿血管造影（ICGA）是以吲哚青绿为造影剂，反映脉络膜血管的情况，有助于发现早期渗漏、脉络膜新生血管等。

5. 眼科影像学检查　近年来眼科影像学检查发展较快，已成为眼科临床诊断的常用方法。

（1）眼部超声检查　①A 型超声：显示与探测方向一致的一维图像，多用于生物测量，如眼轴测量和角膜厚度测量等。标准化的 A 型超声用于眼部疾病的定性诊断。②B 型超声：能显示局部组织的二维切面图像。动态扫描可提供病灶的位置、大小、形态与周围组织的关系，对所探测病变获得直观效果，为眼后节疾病、眼眶及眶周组织病变、眼外伤等提供诊断信息。③彩色超声多普勒成像（CDI）：利用血流彩色作为指示，定位、取样及定量分析。可检测视网膜中央动脉、眼动脉、睫状后动脉血流状况以及眼后节、眶内肿瘤等病变。④超声生物显微镜（UBM）：是利用超高频率超声对眼前部结构进行检查的方法。显示二维切面图像。其穿透力差，常用于眼前节正常解剖的动态活体测量和静态显示以及眼前节疾病的诊断。

（2）眼科计算机图像分析　①电子计算机断层扫描（CT）：利用电离射线和计算机的辅助形成多个横断面的影像，为眼眶肿瘤、眼外伤、眼眶骨折、留残异物等提供诊断信息。②干涉光断层扫描仪（OCT）：利用激光对视网膜进行断层扫描，主要用于黄斑部病变的检查。③磁共振成像（MRI）：利用一定频率的电磁波和计算机的辅助形成断面的图像，常用于眼眶、眼内肿瘤的诊断。

6. 电生理检查　是利用视觉电生理仪测定视网膜被光照射或图形刺激时，在视觉过程中发生的生物电活动，包括眼电图（EOG）、视网膜电图（ERG）、视觉诱发电位（VEP）。为视觉系统疾病的诊断、预后及疗效评定提供依据。

四、眼科常用护理诊断

护理诊断是对有关需要用护理措施来解决或减轻现有的、潜在的健康问题的陈述。以下为眼科常见的护理诊断。

1. 疼痛　眼痛与炎症、手术、眼压升高等有关。

2. 感知改变　与各种眼病引起视觉功能障碍有关。

3. 自理缺陷　沐浴、进食、入厕等，与视力下降、术后双眼遮盖和年老或年幼、体弱有关。

4. 潜在并发症　创口裂开、眼压升高、创口出血与术后活动不当及术后并发症有关。

5. 有感染的危险　与机体抵抗力下降、预防感染措施不当、不良卫生习惯等有关。

6. 恐惧　与视力下降、适应环境能力改变和不了解眼病情况有关。

7. 便秘　与长期卧床、活动减少、精神紧张和生活习惯改变有关。

8. 睡眠形态紊乱　与环境改变、心理障碍、视力下降或长期卧床有关。

9. 功能障碍性悲哀　与视力减退影响工作、学习有关。

10. 焦虑　与担心预后、过重经济负担等有关。

11. 知识缺乏　缺乏疾病的相关知识。

12. 组织完整性受损　与眼外伤、手术有关。

第三节　眼科护理管理

一、门诊护理管理

眼科门诊护理的主要任务是做好接诊前准备，安排患者就诊，协助医师进行检查和治疗，进行护理指导与健康教育等。

1. 诊室卫生　做到明亮、清洁、通风、整齐。同时，每日开诊前准备好洗手消毒液及擦手毛巾。

2. 诊室物品　准备好诊桌上常用的物品，如近视力表、聚光手电筒、放大镜、无菌荧光素钠溶液、抗生素眼药水、表面麻醉剂、散瞳及缩瞳眼药水、消毒玻璃棒、棉签、消毒棉球、酒精棉球等。同时，备好病历纸、文具、处方笺、住院证、各种检验、治疗单等办公用品。

3. 就诊秩序　按病情缓急、挂号先后进行分诊。急症患者如眼化学伤者，应随到随诊；对年老体残患者可提前就诊。

4. 协助检查　协助医生做好视力检查和眼压测量；根据医嘱为患者做好检查前用药，对双眼视力低下、行动障碍者应给予护理照顾，并协助上检查床或诊察椅，配合医师进行检查。

5. 健康教育　利用壁报、板报、电视等形式，宣传常见眼病的发病原因及防治知识。

6. 护理指导　根据患者具体情况，为患者提供生活、用药及预防等方面必要的护理指导，必要时登记预约复诊时间。

二、暗室护理管理

暗室是眼科必备的特殊检查环境，眼部许多检查要在暗室进行，室内有许多精密检查仪器，应加强暗室护理管理。

（1）环境　暗室内地面应不打滑、不反光，墙壁为深灰色或墨绿色，窗户应安置遮光窗帘，利于使用眼科仪器进行细微观察。

（2）暗室卫生　保持室内空气流通及相对干燥，以免损坏室内仪器。

（3）仪器放置合理　暗室常设仪器有检眼镜、裂隙灯显微镜、验光仪、镜片箱等，应合理安放，利于检查操作和患者安全。

（4）制订仪器使用规程　暗室内精密仪器的使用、保养严格按规程操作。

（5）暗室环境特殊，应给予护理指导和帮助，以避免发生意外。

（6）每天下班时，要把暗室内各种检查仪器从工作位恢复到原位，并切断电源，加盖防尘罩，将水、电、门窗等关好。

三、激光室护理管理

激光器属于贵重的精密仪器，使用不当会缩短其使用寿命；另一方面激光能量很高，对人体皮肤和眼睛容易造成意外伤害，应引起医护人员的注意。

1. 激光室的基本要求

（1）激光室应贴出警告标志，安装特殊的遮光窗帘或玻璃，以防激光透出，工作时应关好门窗。

（2）激光室墙壁不宜使用反光强的涂料，工作区应避免放置具有镜面反射的物品。激光操作尽量在暗室内进行，一方面可保持患者瞳孔散大，另一方面减少激光的反射便于治疗。

2. 激光器的安全使用

（1）激光器应安装锁具，防止非工作人员操作。应在确保激光器的输出系统正确连接、各种附属设备都正常工作后，才开始使用激光。

（2）激光器内部有精密的光学元件，使用时应防尘、防潮。不要在激光器上放置液体类物品。

（3）如使用光纤输出，应注意光纤不要被重压或折断。手术台上要注意无菌操作。激光器使用的间隔中，应将激光器的输出置于"备用（standby）"位置。

3. 工作人员的安全防护

（1）防护用具　工作人员应戴专门针对所使用激光波长的有周边防护的防护眼罩，或在间接检眼镜、裂隙灯、手术显微镜的光路中插入遮挡激光的滤过镜片。对超过安全阈值的激光，要穿上白色工作服，戴手套防止激光照射皮肤。

（2）加强安全教育　激光对工作人员造成意外伤害最多的是眼睛和皮肤，也可致白内障、永久性角膜混浊、视网膜损伤而导致视力严重受损甚至失明，故对工作人员应加强安全教育，保护自我。

4. 防火　激光室必须放置灭火装置。激光治疗过程中，不能将激光对着含乙醇的液体、干燥的棉花、敷料等易燃物品；手术区不要滴用含乙醇的麻醉药（但可以局部注射）；不要使用易燃的麻醉气体。

四、病房护理管理

眼科病房护理管理与一般病房护理管理基本相同（略）。

五、手术前、后的护理管理

（一）外眼手术前、后的护理

1. 外眼术前护理　外眼手术一般在门诊手术室进行，在预约手术时，护士应对患者进行初步护理评估，并进行指导。

（1）一般资料　姓名、性别、年龄、体重、住址等。

（2）临床资料　眼病诊断、手术名称、药物过敏试验、乙肝表面抗原、肝功能、心电图等必要的辅助资料以及既往史，如高血压、糖尿病等。

（3）观察项目　观察患者近期身体状况、心理状况等。

（4）心理护理　术前主要的护理诊断是焦虑和恐惧，主要是与手术相关的医学知识缺乏、对手术效果不了解或对医护人员信任度不够有关，也可因为过去手术的负面影响等。护士应主动与患者沟通，热情解答做好健康教育。

（5）术前准备　①主动自我介绍。②告知手术时间并记录在手术预约单上。③介绍手术名称、配合方法及过程，同时介绍手术室的环境。④眼部用药：告知患者术前3天滴抗生素眼液，并演示眼液的滴用方法和注意事项。⑤术晨清洗脸面部，不佩戴耳环、手镯等首饰，不化妆。⑥手术日护理：再次确定患者有无咳嗽、感冒以及鼻部、眼部炎症等，进行常规洗眼，并嘱患者术前排空大、小便。

2. 外眼术后护理

（1）观察患者有无局部出血或其他不适，嘱患者按医嘱用药和定期门诊随访。

（2）霰粒肿刮除术无缝线的患者，术后覆盖双层眼垫，并嘱其用手掌适度按压手术部位10min。

（3）泪囊摘除术后应单眼加压包扎止血，并观察10～30min。

（4）新生物切除术后，常规送病理检查。如为恶性肿瘤，切勿直接告知患者或嘱其自取报告，以免加重患者的思想负担或引起其他问题。

（5）胬肉切除术后，一般5天后拆除缝线，并嘱患者继续用药，定期复查。

（二）内眼手术前、后的护理

内眼手术指角膜、巩膜、玻璃体、晶状体及视网膜等多种手术。内眼手术造成眼内与眼外相通，术后感染的机会增加，因此护理上不但要严格无菌操作，同时要加强护理，避免术后引起切口裂开、前房积血、虹膜脱出、玻璃体脱出等意外发生的一切因素。

1. 内眼术前护理

（1）心理护理　介绍术前、术中、术后的注意事项和预后，取得患者的信任和对手术的配合，热情、耐心回答患者提出的问题。

（2）协助医生观察和掌握患者全身情况，特别是有心脏病、高血压及糖尿病等疾病的患者，应根据病情采取必要的治疗和护理措施。

（3）发现患者有发热、血压升高、感冒、腹泻、精神异常、月经来潮等异常情况要及时通知医生，以便进行必要的治疗或考虑延期手术。

（4）训练患者做仰卧或俯卧位，以及按要求向各方向转动眼球；指导患者如何抑制咳嗽和打喷嚏，如用舌尖顶压上腭或用手指压人中，以免术中及术后因突然震动引起切口裂开或前房出血。

（5）帮助患者做好个人清洁卫生，换好干净内衣裤，长发应梳成辫子。

（6）术前常规用抗生素眼液滴眼3天，术前1天晚上按医嘱给予安眠药。

（7）全麻患者禁水、禁食要求　成人术前8h禁食、4h禁水；小儿术前6h禁食、2h禁水；6个月以下小儿术前3h禁奶、2h禁水。

（8）术日晨测生命体征并记录，如有异常应告知医生处理；协助患者摘掉手表、义齿，贵重衣物交家属保管。

（9）结膜囊和泪道冲洗 选用温度适宜的洗眼液冲洗，并剪去手术部位睫毛，遮盖无菌眼垫。

（10）按医嘱执行术前用药，并嘱患者进手术室前排空大、小便。

2. 内眼术后护理

（1）协助患者取正确体位 全麻未清醒前取去枕平卧位，头偏一侧，以防窒息；眼科手术按具体要求，取特殊体位。

（2）嘱患者安静休养，术眼加盖保护眼罩，避免用力挤眼、喷嚏、咳嗽或大声说话及做剧烈运动，以免影响创口愈合。

（3）观察病情 注意询问和观察眼部及全身情况。术后感染通常发生于48h内，应及早发现，紧急处理；如术眼剧痛并伴有头痛、恶心、呕吐等情况，应及时报告医生。

（4）对症处理 若因麻醉药反应或术中牵拉眼外肌引起的呕吐，可肌内注射止吐药和镇静药；如有疼痛，可给予镇静、止痛剂。

（5）饮食 多吃水果和蔬菜，保持大便通畅；加强营养（如蛋白质和维生素），利于创口愈合。术后3天无大便者，给缓泻剂通便，避免患者腹压增高。

（6）嘱患者勿过度长时弯腰低头取物，以避免腹压、眼压增加。

第四节 眼科常用护理技术操作

一、结膜囊冲洗法

【目的】

（1）手术前清洁结膜囊。

（2）清除结膜囊内异物和酸碱化学物质及脓性分泌物。

【禁忌证】眼球穿通伤及深度角膜溃疡患者。

【物品】洗眼壶或吊瓶、冲洗液［0.9%氯化钠注射液（生理盐水）、3%硼酸、2%碳酸氢钠注射液等］、受水器、治疗巾、消毒棉签等物品。

【操作程序】

（1）患者取坐位或仰卧位，头略抬高并向冲洗侧稍倾斜。患者持受水器紧贴住颊面部。

（2）用棉签擦净患者眼部分泌物或眼膏。

（3）撑开睑裂，洗眼壶细嘴或吊瓶冲洗头离眼球2~3cm，先少量冲洗眼睑皮肤使其适应，然后冲洗结膜囊。嘱患者眼球向上、下、左、右转动，可翻转眼睑，充分冲洗结膜囊各部位。

（4）用消毒棉签擦去眼睑及颊部水滴，取下受水器，滴入消炎眼药水或涂消炎眼膏。

（5）注意事项　①冲洗液温度一般为 18～20℃；②冲洗动作要轻，冲洗力不宜过大（化学伤例外），冲洗液不可直接射向角膜；③应反复冲洗，边冲洗边嘱患者转动眼球，以求彻底干净；④如有传染性眼病，冲洗液不能流至健眼，接触患者的医疗用品应严格消毒。

二、泪道冲洗法

【目的】用于泪道疾病的诊断、治疗和内眼手术前的泪道清洁。

【物品】注射器、泪点扩张器、泪道冲洗针头、受水器、0.5%～1% 丁卡因溶液、抗生素眼液、生理盐水、消毒棉签、棉球等物品。

【操作程序】

（1）患者取坐位或仰卧位，头稍后仰，并向患侧稍倾斜，患者自持受水器紧贴于面颊部。

（2）将蘸有丁卡因溶液的小棉签，夹在患眼内眦部上、下泪点之间 3～5min。

（3）用左手拇指轻轻拉开下睑内眦部，充分暴露下泪小点，嘱患者向上方注视，右手持注射器，冲洗针头垂直插入泪小点深约 1～2mm，再转为水平沿泪小管走行方向进针 5～6mm，缓缓注入冲洗液。

（4）若冲洗液顺利进入鼻腔和咽部、婴幼儿有吞咽动作表示泪道通畅，否则可能有泪道狭窄或阻塞，若有黏液或脓液自上泪小点流出，则为慢性泪囊炎。

（5）注意事项　①泪点狭窄者，先用扩张器扩大泪点，再行冲洗。持注射器之手，在患者面部应有支点。②如进针遇阻力，切不可强行推进，避免损伤泪道。③不要短时间内反复冲洗泪道，以免引起泪道黏膜损伤导致或加重泪小管阻塞。④注入冲洗液时，出现皮下肿胀，为针头误入皮下，应立即停止冲洗，并给予抗感染药物，预防感染发生。

三、滴眼药水法

【目的】

（1）防治眼部疾病。

（2）表面麻醉、散瞳、缩瞳。

【物品】眼药水、滴管或滴瓶、消毒棉球等物品。

【操作程序】

（1）患者取坐位或仰卧位，头稍向后仰并向患侧倾斜，眼向上注视。

（2）用左手示指或棉签向下拉开下睑。

（3）右手持滴管或眼药瓶距眼球 1～2cm 处将药液滴入下穹窿部 1～2 滴。

（4）轻提上睑使药液充分弥散。

（5）嘱患者轻闭眼 1～2min。

（6）注意事项　①滴药前应核对眼别、药物名称、浓度、检查有无絮状沉淀等变质现象；②动作轻巧，勿压迫眼球；③药液不能直接滴于角膜上，药瓶或滴管勿触及眼睑毛，避免污染或划伤；④滴用阿托品、毒扁豆碱等剧毒性药品，应于滴药后即刻按压泪囊区 2～3min，以防药液经泪道进入鼻腔吸收引起毒副作用；⑤易沉淀的眼药水，滴前应充分摇匀；⑥几种滴眼剂同时使用时，每种药物间隔不少于 5min。

四、涂眼药膏法

【目的】防治眼部疾病，一般在睡前和手术后使用。

【物品】眼药膏、消毒圆头玻璃棒、消毒棉球等物品。

【操作程序】

（1）患者取坐位或仰卧位，头稍向后仰。

（2）用左手拇指与示指分开上、下眼睑，嘱患者眼球上转。

（3）右手持眼药膏软管，将药膏挤入下睑结膜囊内；或用玻璃棒蘸上绿豆大的药膏，与睑裂平行，自颞侧涂入下睑结膜囊内，嘱患者轻闭眼，同时转动玻璃棒水平方向轻抽出。

（4）轻轻按摩眼睑，使眼药膏分布均匀。

（5）用棉球擦去溢出的药膏，嘱患者闭眼 1～2min。

（6）注意事项　①涂管装眼药膏时，管口勿触任何部位；②使用玻璃棒时，玻璃棒圆头必须光滑、完整，以免损伤眼组织；③转动玻璃棒时防止将睫毛随同玻璃棒卷入结膜囊内，避免刺激角膜引起不适和损伤；④因眼药膏影响视力，故宜在晚间睡前或手术后使用。

五、结膜下注射法

【目的】为增强并延长药物作用时间，提高药物在眼部的浓度，常用于治疗眼球前段疾病。

【禁忌证】结膜有明显感染、出血倾向者，或眼球有穿通伤口未进行缝合者。

【物品】注射用药物、1～2ml 注射器、4～6 号注射针头、0.5%～1% 丁卡因溶液、抗生素眼药水、消毒棉签、无菌纱布、胶布条等物品。

【操作程序】

（1）患者取坐位或仰卧位，头稍后仰。

（2）患眼滴 0.5% 丁卡因液表面麻醉 2 次，间隔 3～5min。

（3）用左手拇指、示指分开上、下眼睑。注射部位选上方注射时，嘱患者眼球向鼻下方转动，在距角膜缘 5～6mm 以外的颞上方穹窿部球结膜进针；选下方注射时，嘱患者眼球上转，在角膜缘下方近穹窿部球结膜进针。

（4）右手持装有药液的注射器，与眼球表面呈 10°～15°，避开结膜血管，挑起球结膜进针，将药物缓缓注入，使球结膜呈鱼泡样隆起。注射量一般为每次 0.1～0.5ml（图 2－1）。

（5）注射完毕，滴抗生素眼药水，闭目休息片刻，观察无反应后涂抗生眼膏用纱布包扎患眼 1 天。

（6）注意事项 ①注射前应询问药物过敏史，并仔细核对。②注射器针头刺入方向平行于睑缘，并嘱患者勿转动眼球，以免划伤角膜。对于不合作或眼球震颤患者可用开睑器开睑或固定镊固定眼球后再注射。③为避免形成瘢痕，多次注射，应更换位置。刺激性强并易造成局部坏死的药物，禁忌结膜下注射。

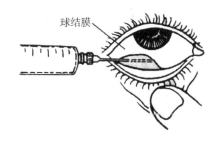

图 2 - 1 球结膜下注射法

六、球后注射法

【目的】内眼手术前麻醉和眼底病治疗给药。

【禁忌证】有明显出血倾向者，怀疑有眶内感染者，眼球明显穿通伤并未进行缝合者，怀疑眶内有恶性肿瘤者。

【物品】注射用药物、5ml 注射器、口腔科 5 号长针头、2% 碘酊、75% 乙醇、0.5% ~1% 丁卡因溶液、消毒棉签、纱布、绷带及消毒盘等物品。

【操作程序】

（1）患者取坐位或仰卧位，头稍后仰。

（2）常规消毒下睑皮肤，操作者双手消毒，压紧消毒区边缘的皮肤，右手持装有药液的注射器。

（3）嘱患者向鼻上方注视，并保持眼球不动。

（4）在眶下缘中、外 1/3 交界处进针，针头沿眶缘垂直于皮肤刺入 1 ~1.5cm 后，再将针头转向眶尖方向继续进针达 3 ~3.5cm 时，回吸注射器无回血，便可将药液缓慢注入。注射完毕，拔出针头，嘱患者闭睑并盖消毒纱布眼垫压迫眼球片刻，使药液迅速扩散，以防止出血。

（5）注意事项 ①进针深度不宜超过 1.5cm；进针方向不能过于偏向鼻侧；进针时有明显抵抗感时，不得强行进针，以免刺伤眼球。②回抽注射器有回血，应立即拔针，用纱布间歇压迫止血。若不出现眼球突出，可重新注射。③出现眼睑肿胀、眼球逐渐突出、睁开困难、运动受限，为球后出血，术眼应加压绷带包扎。

七、剪睫毛法

【目的】眼科手术前准备。

【物品】眼药膏、消毒眼科剪、消毒棉签等物品。

【操作程序】

（1）患者取坐位或仰卧位，头稍后仰。

（2）在剪刀刃一侧涂上眼药膏（或医用凡士林）。右手持剪刀，左手持棉签轻轻固定眼睑。

（3）剪下睑睫毛时嘱患者眼睑放松，眼睛向上固视，左手拉开下睑，右手持剪刀将睫毛剪除。

（4）剪上睑睫毛时嘱患者眼睑放松，眼球向下固视，左手拉开上睑，右手持剪刀将睫毛剪除。

（5）检查有无睫毛进入眼内，如有睫毛进入眼内，用棉签涂上眼药膏给予清除。

（6）注意事项　①头部应妥善固定；②操作动作要准、轻、稳，以防剪刀误伤正常组织；③剪睫毛时，应尽量绷紧皮肤，防止损伤眼睑。

（杨树华）

第三章 | 常见眼科患者的护理

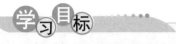

1. 熟悉眼睑与泪器常见疾病的临床表现及护理。
2. 掌握沙眼、翼状胬肉、细菌性、病毒性结膜炎、细菌性角膜炎的护理。
3. 掌握白内障的病因、分类、临床分期、临床特点及护理。
4. 掌握青光眼的定义、分类、病情评估及护理措施。
5. 熟悉葡萄膜炎、视网膜及玻璃体疾病的病情评估及护理措施。
6. 了解屈光不正、老视、斜视及弱视的治疗时机及护理措施。
7. 了解准分子激光手术前后的护理措施。
8. 掌握各类眼外伤的护理。

眼科疾病包括眼各部的炎症、白内障、青光眼、玻璃体视网膜疾病、屈光不正、斜视与弱视、眼外伤等。本章对各种常见眼病的定义、病因及发病机制、临床表现及治疗做了简单介绍，并提出常见的护理诊断及应采取的护理措施。对主要致盲性眼病如角膜炎、白内障、青光眼进行了重点阐述，并按护理程序进行护理评估，拟订预期目标。根据护理诊断，制订相应的护理措施。通过对眼科常见病的学习，要求掌握眼科护理的基本理论、基本知识，并运用整体护理程序做好眼科患者的护理工作。

第一节 眼睑及泪器患者的护理

一、睑腺炎

睑腺炎（hordeolum）是常见的眼睑腺体的细菌性感染。睫毛毛囊或其附属的皮脂腺或变态汗腺感染，称为外睑腺炎，又称麦粒肿；睑板腺感染，称为内睑腺炎。

【病因与发病机制】由化脓性细菌侵入眼睑腺体感染引起，大多为金黄色葡萄球菌感染。

【临床表现】患处有红、肿、热、痛等急性炎症的表现，常有同侧耳前淋巴结肿大。有时可并发眼睑蜂窝织炎，出现发热、寒战、头痛等全身中毒症状。

1. 外睑腺炎 炎症反应主要位于睫毛根部的睑缘处，红肿范围较弥散，可出现明显压痛的硬结；如果邻近外眦角，可引起反应性球结膜水肿，脓点常破溃于皮肤面。

2. 内睑腺炎 炎症浸润受睑板腺限制，范围较局限，眼睑红肿较外睑腺炎轻，疼痛和压痛较外睑腺炎剧烈。脓点常破溃于睑结膜面。

【治疗原则】早期可行局部抗炎治疗；反复发作及伴有全身反应者可口服抗生素，脓肿形成后及时切开排脓。

【护理诊断】

1. 疼痛 与眼睑局部炎症有关。

2. 知识缺乏 缺乏对睑腺炎处理的正确常识。

【护理措施】

（1）指导患者热敷，早期可有效促进血液循环，有助于炎症消散，缓解疼痛；如已化脓则有缩短疗程促其早日穿破的作用。每日 3～4 次，每次 15～20min。

（2）指导正确滴用抗生素眼药水或涂用眼膏的方法。

（3）脓肿形成后如未破溃，或引流不畅者应及时切开排脓，外睑腺炎在皮肤面切开，切口与睑缘平行；内睑腺炎在睑结膜面切开，切口与睑缘垂直。

（4）对反复发作的睑腺炎患者，应做全身系统性检查，以排除糖尿病、屈光不正、睑缘炎等疾病。

（5）指导家庭医疗护理，养成良好的卫生习惯，不用脏手或不洁手帕揉眼。在脓肿未成熟前切忌挤压或用针挑刺，以免感染扩散，引起眶蜂窝织炎、海绵窦血栓性静脉炎、败血症等严重并发症。

二、睑板腺囊肿

睑板腺囊肿（chalazion）又称霰粒肿，是睑板腺特发性无菌性慢性肉芽肿性炎症。其病程缓慢，易复发，为常见的眼睑炎症。

【病因与发病机制】多发生于青少年与中壮年，可能为睑板腺分泌功能旺盛，睑板腺排出口阻塞，睑板腺分泌物潴留在睑板内，对周围组织产生慢性刺激而引起。

【临床表现】病情进展相对缓慢，表现为眼睑皮下圆形、无痛性肿块，大小不一。较小的囊肿常无明显自觉症状，较大的肿块可使皮肤隆起，但与皮肤无粘连。睑结膜面略呈紫红色的微隆起。囊肿偶可自睑结膜面溃破，排出胶样内容物而在睑结膜面形成肉芽肿。如继发感染，临床表现与内睑腺炎相似，但症状较轻。

【治疗原则】小而无症状的睑板腺囊肿无需治疗，可待其自行吸收；较大者可予热敷或向囊腔内注射糖皮质激素促其吸收；如囊肿仍不能消退，可行睑板腺囊肿刮除。

【护理诊断】

1. 潜在并发症 有继发感染发生的危险。

2. 知识缺乏 缺乏睑板腺囊肿防治常识。

【护理措施】

（1）小而无症状的睑板腺囊肿，可以不必治疗，并有可能自行消退。

（2）指导局部热敷，见睑腺炎护理。

（3）大而有症状的睑板腺囊肿，可做囊肿切除，在睑结膜面做切口，切口与睑缘垂直，刮尽囊肿内容物，并将囊壁一并切除。术后创口不用缝合，压迫止血 3~5min，包扎 1~2 天即可。

（4）发生继发感染者，应先行抗炎治疗，待炎症消退后再行手术治疗。

（5）养成良好的卫生习惯，不用脏手或不洁手帕揉眼。

三、睑内翻与倒睫

睑内翻（entropion）是指睑缘内卷，部分或全部睫毛倒向眼球的一种眼睑位置异常。倒睫（trichiasis）是指睫毛倒向眼球，刺激结膜和角膜而引起的一系列角膜、结膜继发改变的睫毛位置异常。睑内翻常与倒睫并存。

【病因与发病机制】通常可以分为三类。①痉挛性睑内翻：多发生于下睑，常见于老年人，又称老年性睑内翻，是由于下睑缩肌无力，下睑皮肤松弛，失去牵制眼睑轮匝肌的收缩作用，眼轮匝肌纤维向前上方滑动压迫睑板上缘，以致下睑向内翻卷。②瘢痕性睑内翻：常见于沙眼患者，因睑结膜与睑板瘢痕性收缩所致。③先天性睑内翻：多见于婴幼儿，大多由于内眦赘皮，睑缘部轮匝肌过度发育所致。以上睑内翻的各种原因均可导致倒睫。

【临床表现】患者常有畏光、流泪、异物感、刺痛等症状。检查可见睑缘部睑板向眼球方向卷曲。倒睫摩擦角膜，角膜上皮脱落混浊。如继发感染，可发展成角膜溃疡、角膜新生血管形成，导致不同程度视力障碍。

【治疗原则】电解倒睫或手术治疗；及时治疗睑内翻原发病，需手术治疗者根据不同病因采取不同手术方式，如瘢痕性睑内翻采取睑板部分切除术；轻型先天性睑内翻随年龄增长可逐渐改善，可暂不手术，如已 5~6 岁仍有睑内翻、倒睫，可考虑手术治疗。

【护理诊断】

1. 疼痛　眼部刺痛，与睫毛刺激角膜有关。

2. 潜在并发症　角膜炎症、角膜瘢痕形成。

【护理措施】

（1）一般护理　帮助患者寻找病因，以便针对病因进行治疗，积极防治沙眼和睑缘炎，排除发病因素。

（2）少数几根倒睫可用电解倒睫术将毛囊彻底破坏，防止再生。

（3）向患者解释手术的目的，掌握睑内翻手术方式的选择，遵医嘱做好手术矫正准备，按外眼手术常规护理。

四、睑外翻

睑外翻（ectropion）是指睑缘向外翻卷离开眼球。睑结膜常暴露在外，且合并睑裂闭合不全。

【病因与发病机制】睑外翻通常可以分为三类。①瘢痕性睑外翻：由于眼睑皮肤烧伤、炎症、创伤或手术后遗留瘢痕，瘢痕收缩所致睑外翻。②麻痹性睑外翻：由于面神经麻痹、眼轮匝肌失去张力，下睑因重力而下垂，导致睑外翻。③老年性睑外翻：由于下睑皮肤松弛及外眦韧带、眼睑轮匝肌纤维变性或松弛，使睑缘不能紧贴眼球所致。

【临床表现】可有泪溢、畏光、疼痛等症状；检查见球结膜不同程度暴露致干燥、肥厚，角膜得不到应有的保护，也可发生干燥和上皮脱落，导致暴露性角膜炎或角膜溃疡，引起视力下降。

【治疗原则】消除病因，无效时手术治疗。为了防止眼球干燥可在结膜囊涂抗生素眼膏，睡前遮盖患眼，保护角膜。

【护理诊断】

1. 潜在并发症 结膜干燥症、暴露性角膜炎。

2. 知识缺乏 缺乏睑外翻护理治疗常识。

3. 自我形象紊乱 与眼睑位置异常、面容受损有关。

【护理措施】

（1）遵医嘱予抗生素眼药水滴眼，防止角膜炎。

（2）手术矫正睑外翻，恢复睑缘正常位置，消除睑结膜暴露。应向手术患者介绍手术目的、手术方式，消除患者对手术的恐惧。

（3）睑外翻患者由于颜面仪容受损，可产生自卑、孤独感，应对患者心理状态进行评估，多与患者进行交谈，进行心理疏导，正确对待疾病。

（4）指导家庭医疗护理，正确揩拭泪液的方法是：用手帕由下眼睑往上揩，以免向下揩拭引起睑外翻。

五、上睑下垂

上睑下垂（blepharoptosis）是指上睑部分或全部不能提起所造成的下垂状态，即眼在向前上方注视时上睑缘遮盖角膜上部超过角膜的1/5。正常睑裂平均宽度约为7.5mm，上睑缘遮盖角膜上方不超过2mm。

【病因与发病机制】上睑下垂通常分为两类。①先天性上睑下垂：是一种常染色体显性或隐性遗传病，是由于提上睑肌本身或支配提上睑肌和上直肌的动眼神经上支发育不良所致。②获得性上睑下垂：原因较多，多有神经系统和其他系统疾病的症状，如动眼神经麻痹、提上睑肌损伤、交感神经疾病、重症肌无力及机械性开睑运动障碍，如上睑炎症肿胀或肿瘤等。

【临床表现】

1. 先天性上睑下垂 多为双侧，但两侧不一定对称，有时为单侧。常伴有眼球上转运动障碍、视力障碍和弱视。常有抬头仰视、皱额、耸肩等现象。此外，还可伴有其他眼睑发育异常如睑裂狭小、鼻梁低平及眼球震颤等。

2. 获得性上睑下垂 多为单侧，伴有其他神经系统疾病，如动眼神经麻痹可伴有其他眼外肌麻痹；提上睑肌损伤有外伤史；交感神经损害有 Horner 综合征；重症肌无力所致的上睑下垂，其特点为晨轻夜重，注射新斯的明后症状明显减轻。

【治疗原则】先天性上睑下垂应尽早手术；获得性上睑下垂应先行病因治疗或药物治疗，无效时再考虑手术，常用的手术方式有额肌悬吊和提上睑肌缩短术。

【护理诊断】

1. 自我形象紊乱　与面容受损有关。

2. 社交障碍、社交孤立及有孤独的危险　与面容受损而影响情绪有关。

3. 功能障碍性悲哀　与提上睑肌功能障碍致心埋紊乱有关。

【护理措施】

（1）先天性上睑下垂应尽早手术治疗，以免形成弱视；获得性上睑下垂应针对病因治疗，药物治疗无效后可考虑手术。

（2）按外眼手术护理，不需剪睫毛；如果进行额肌悬吊，需剃眉毛。

（3）上睑下垂可影响患者的心理及社交关系，出现悲观、社会障碍、社交孤立，应耐心进行心理护理。

六、泪囊炎

泪囊炎（dacryocystitis）是泪囊黏膜的卡他性或化脓性炎症。可分为慢性泪囊炎、急性泪囊炎和新生儿泪囊炎。临床上以慢性泪囊炎较为常见，多见于中老年妇女。急性泪囊炎常发生在慢性泪囊炎的基础上。

【病因与发病机制】由于鼻泪管狭窄或阻塞，致使泪液潴留于泪囊内，引起细菌大量生长繁殖并刺激泪囊内壁黏膜导致感染。致病菌多为肺炎球菌、链球菌和葡萄球菌等。新生儿泪囊炎是由于鼻泪管下端胚胎性残膜没有退化，阻塞鼻泪管下端所致。

【临床表现】

1. 急性泪囊炎　局部肿胀、疼痛、发热伴全身不适等。检查时可见泪囊区红肿并有压痛，结膜囊有大量黏脓性分泌物。严重者炎症可波及眼睑、鼻根、面颊部，并发眶蜂窝织炎。

2. 慢性泪囊炎　以溢泪为主要症状，检查可见结膜充血，内眦部位的皮肤浸渍、糜烂、粗糙、肥厚及湿疹。泪囊区囊样隆起，用手指压迫或泪道冲洗，有大量黏脓性分泌物自泪小点反流。由于分泌物大量潴留，可形成泪囊黏液囊肿。

3. 新生儿泪囊炎　出生6周后出现溢泪和分泌物增多，挤压泪囊区有明胶样黏液或黄白色脓性分泌物自泪小点溢出，可伴有结膜充血。

【治疗原则】急、慢性泪囊炎应局部或全身应用足量的抗生素，待炎症控制后选择泪囊鼻腔吻合、鼻内镜下鼻腔泪囊造口或泪囊摘除等手术治疗；新生儿泪囊炎应先行泪囊部按摩，无效者可行泪道冲洗或鼻泪管探通。

【护理诊断】

1. 舒适改变（溢泪）　与鼻泪管阻塞有关。

2. 疼痛（眼痛）　与急性炎症肿胀有关。

3. 潜在并发症　有感染的危险，发生角膜溃疡和眼内感染的可能。

4. 知识缺乏　对泪囊炎潜在并发症缺乏认识。

【护理措施】

1. 急性期护理重点   ①指导正确热敷和超短波理疗，以缓解疼痛；②按医嘱选用有效抗生素，局部和全身应用；③急性期切忌行泪道冲洗或泪道探通，以免感染扩散；④脓肿形成后切忌挤压，尽量保持泪囊壁完整，以便炎症控制后行泪囊鼻腔手术。

2. 慢性期护理重点   ①指导正确滴眼药：每次滴药前用手指按压泪囊区，排空泪囊内分泌物，再滴抗生素眼药水，有利于药物吸收，每日4~6次。②用生理盐水加抗生素溶液行泪道冲洗，每周1~2次。

3. 泪囊炎围手术期护理要点   ①术前3天滴抗生素眼药水，进行泪道冲洗。②术前1天用1%麻黄碱液滴鼻，收缩鼻腔黏膜，以利术后引流。③向患者及家属解释手术的目的、手术方式、术中与术后应注意的事项，消除患者及家属焦虑与紧张情绪。④术后置半卧位，利于伤口积血引流，减少出血；注意鼻腔填塞物的正确位置，以达到压迫伤口止血的目的。⑤鼻腔填塞物一般术后3日取出，予1%麻黄碱液滴鼻，利于引流。⑥手术当日勿进过热、刺激性食物。⑦术后第3天开始进行泪道冲洗，保持泪道畅通。

4. 指导家庭医疗护理   指导患儿母亲泪囊局部按摩方法，每天向下挤压患儿泪囊区，促使泪囊内液能冲破残膜；若保守治疗无效，半岁后可考虑行泪道探通。

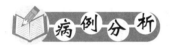

李某某，女，50岁，左眼流泪5年，近日加重。检查：左眼结膜明显充血，泪囊区皮肤红肿、触痛明显，压迫泪囊部有黄绿色脓性分泌物自下泪小点流出。

（1）该患者的护理诊断是什么？

（2）试为该患者制订合理的治疗方案。

（3）如果采取手术治疗，术后护理有哪些要点？

第二节   结膜及角膜患者的护理

一、急性细菌性结膜炎

急性细菌性结膜炎（acute bacterial conjunctivitis）是由细菌所致的急性结膜炎的总称，具有传染性及流行性，一般不引起角膜并发症，预后良好。临床上最常见的是急性卡他性结膜炎和淋球菌性结膜炎。

【病因与发病机制】

1. 急性卡他性结膜炎   以革兰阳性球菌感染为主的急性结膜炎症，俗称"红眼病"。常见致病菌为肺炎球菌、Koch-Weeks杆菌和葡萄球菌等。

2. 淋球菌性结膜炎   主要为淋球菌感染所致，感染途径是通过生殖器-手-眼或由生殖器－眼接触而感染。成人多为自身感染，新生儿主要是出生时经患有淋球菌性尿道炎的母体产道而感染，多双眼同时受累。

【临床表现】起病急，潜伏期短，常累及双眼，自觉症状有异物感、灼热感、发痒、畏光、流泪等。除非侵及角膜，一般不发生剧烈疼痛和影响视力。

1. 急性卡他性结膜炎　结膜充血、水肿，严重者可有结膜下出血；结膜囊有较多浆液性或黏脓性分泌物，早晨起床时，上、下睑睫毛常被黏住，睁眼困难。

2. 淋球菌性结膜炎　潜伏期为数小时至 3 天，新生儿症状较成人重。表现为畏光、流泪、眼痛、眼睑高度红肿、结膜显著充血、球结膜高度水肿呈堤状围绕角膜，大量黄绿色脓性分泌物不断从睑裂处流出，俗称"脓漏眼"。严重者可引起角膜炎、角膜穿孔、眼内炎等。

【治疗原则】祛除病因，抗感染治疗。

【护理诊断】

1. 疼痛（眼痛）　与结膜炎症累及角膜有关。

2. 潜在并发症　角膜炎症、溃疡和穿孔，与淋球菌感染有关。

3. 知识缺乏　缺乏预防及治疗结膜炎的常识。

【护理措施】

（1）结膜囊冲洗　常用的冲洗液有生理盐水、3% 硼酸液。淋球菌性结膜炎可用 1 : 5000 的青霉素溶液冲洗，注意冲洗时使患者取患侧卧位，以免冲洗液流入健眼。冲洗时动作轻柔，以免损伤角膜。

（2）选择敏感的抗生素眼药水滴眼，可做药敏试验或取分泌物做细菌培养。常用的眼药水有 0.25% 氯霉素、0.5% 新霉素、0.1% 利福平，每 1～2h 滴眼 1 次；夜间涂眼膏。淋球菌感染则局部和全身用药并重，全身用大剂量青霉素、头孢曲松钠（菌必治）或阿奇霉素等。

（3）禁忌包盖患眼，因包盖患眼，使分泌物排出不通畅，不利于结膜囊清洁，反而有利于细菌生长繁殖，加剧炎症。

（4）对患者进行隔离治疗，实行一人一瓶眼药水。单眼患病患者，实行一眼一瓶眼药水滴眼。患者用过的物品应彻底消毒，加强传染源管理。

（5）指导家庭医疗护理，家庭中发生急性卡他性结膜炎时，要对患者用过的毛巾、手帕、脸盆及水源等物品实行隔离，减少患病者传染途径。健眼可用抗生素眼药水预防性滴眼。

（6）患有淋球菌性尿道炎的孕妇需在产前治愈。未愈者，婴儿出生后，立即用1% 硝酸银液或 0.5% 四环素或红霉素眼膏涂眼，以预防新生儿淋球菌性结膜炎。

二、病毒性结膜炎

病毒性结膜炎（viral conjunctivitis）是一种常见的急性传染性眼病，由多种病毒引起，传染力强，在世界各地引起过多次大流行，好发于夏、秋季节。由于感染病毒类型不同，可分为两类：流行性出血性结膜炎和流行性角结膜炎。

【病因与发病机制】流行性出血性结膜炎由 8、19、29 和 37 型腺病毒引起；流行性角结膜炎由 70 型肠道病毒引起。

【临床表现】潜伏期长短不一，流行性出血性结膜炎于数小时内暴发，很快造成流行，流行性角结膜炎潜伏期 5～7 天。患者出现畏光、流泪、眼痛。可有耳前淋巴结肿大伴压痛，部分患者可有头痛、发热、咽痛等上呼吸道感染症状。检查见眼睑水肿、结膜显著充血，分泌物呈水样。流行性出血性结膜炎常见球结膜有点、片状出血。

【治疗原则】局部使用抗病毒药物，对症治疗。

【护理诊断】

1. 疼痛（眼痛） 与结膜炎症累及角膜有关。

2. 知识缺乏 缺乏防治结膜炎的常识。

【护理措施】

（1）结膜囊冲洗，用生理盐水冲洗结膜囊，局部冷敷，可以减轻症状，注意消毒隔离。

（2）常用的抗病毒眼药水有 0.5% 病毒唑、1% 疱疹净、3% 无环鸟苷等，每 1～2h 滴眼 1 次；合并有细菌感染者，可配合使用抗生素眼药水。

（3）其他参照急性细菌性结膜炎护理。

三、沙眼

沙眼（trachoma）是由沙眼衣原体引起的一种慢性传染性结膜角膜炎，因其睑结膜面粗糙不平，形似沙粒，故名沙眼，是常见的致盲性眼病。

【病因与发病机制】沙眼是由 A、B、C、Ba 抗原型沙眼衣原体感染结膜角膜所致，通过直接接触分泌物或污染物传播。

【临床表现】沙眼常侵及双眼，多发生于儿童及青少年，潜伏期 1～2 周，经过 1～2 个月之后进入慢性期。慢性沙眼可反复感染，病程迁延数年至数十年。

1. 症状 急性期有异物感、刺痒感、畏光、流泪、少量黏性分泌物。慢性期症状不明显，如有角膜并发症，可出现不同程度视力障碍及角膜炎症。

2. 体征 急性期上穹窿部和上睑结膜血管模糊充血乳头增生（结膜上皮增生）、滤泡形成（结膜上皮下淋巴细胞浸润聚集），角膜缘滤泡发生瘢痕化改变称为 Herbert 小凹。慢性期可见沙眼特有体征：角膜血管翳（角巩膜缘血管扩张并伸入角膜）和睑结膜瘢痕，沙眼角膜血管翳见图 3-1。

我国于 1979 年在全国第二届眼科学术会议上订定的沙眼分期方法如下。

Ⅰ期（进行性活动期）：上睑结膜乳头与滤泡并存，上穹窿结膜模糊不清，有角膜血管翳。

Ⅱ期（退行期）：上睑结膜自瘢痕开始出现至大部分变为瘢痕，仅留少许活动性病变。

Ⅲ期（完全瘢痕期）：上睑结膜活动性病变完全消失，代之以瘢痕，无传染性。

3. 后遗症与并发症 倒睫、睑内翻、上睑下垂、睑球粘连、慢性泪囊炎、结膜角膜干燥症和角膜混浊。

【诊断依据】沙眼的诊断至少需要符合下列中的两项：①上睑结膜滤泡；②角膜缘滤泡及后遗症（Herbert 小凹）；③典型的睑结膜瘢痕；④角膜缘上方血管翳。实验室检查有助于诊断：结膜刮片可找到包涵体，应用荧光抗体染色法或酶联免疫法，可测定沙眼衣原体抗原。

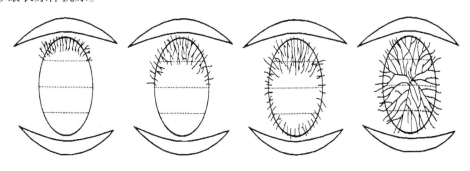

图 3-1　沙眼角膜血管翳示意图

【治疗原则】局部用药为主，重症全身治疗和并发症治疗。

【护理诊断】

1. 疼痛（异物感刺痛）　与结膜炎症有关。

2. 潜在并发症　与严重沙眼有关。

3. 知识缺乏　缺乏沙眼预防及治疗常识。

【护理措施】

（1）应用对沙眼衣原体有抑制作用的抗生素眼药水，常用的有 0.1% 利福平、0.5% 金霉素、0.25% 氯霉素或四环素眼药水，晚上涂抗生素眼膏。

（2）急性沙眼或严重的沙眼，可口服强力霉素、红霉素或螺旋霉素。

（3）沙眼并发症的治疗，如电解倒睫术、睑内翻矫正术、泪囊鼻腔造口术及角膜移植术。

（4）向患者宣传沙眼并发症的危害性，嘱患者及时治疗，坚持用药。

（5）培养良好的卫生习惯，不与他人共用毛巾、脸盆。不用手揉眼，防止交叉感染。参照急性细菌性结膜炎做好隔离护理。

四、免疫相关性结膜炎

免疫相关性结膜炎（immunologic conjunctivitis）是结膜对外界过敏原的一种超敏性免疫反应，又称变态反应性结膜炎。临床上常见的有春季结膜炎、泡性角结膜炎。春季结膜炎是一种季节性、反复发作的免疫性结膜炎，又名春季卡他，多在春、夏季节发病，青少年好发。泡性角结膜炎是以结膜泡性结节形成为特征的结膜炎，为一种迟发性免疫反应，易复发，多发生于儿童与青少年。

【病因与发病机制】

1. 春季角结膜炎 病因不确定，可能是Ⅰ、Ⅳ型超敏反应共同作用的结果，致病的过敏原可为各类植物的花粉、各种微生物的蛋白质成分、动物皮屑和羽毛等。

2. 泡性角结膜炎 一般认为是对结核杆菌、葡萄球菌、球孢子菌属及沙眼衣原体等微生物蛋白的变态反应。

【临床表现】

1. 春季角结膜炎 眼部奇痒、畏光、流泪、异物感等，可有大量黏液性分泌物。按病变部位可分为三型。①睑结膜型：上睑结膜呈硬而扁平的肥大乳头，呈铺路石样，球结膜呈典型暗红色。②角膜缘型：角膜缘充血、结节，外观呈黄褐色或污红色增厚的胶状物。③混合型：上述两种表现同时存在。

2. 泡性角结膜炎 流泪，异物感，可侵犯角膜，有明显的角膜刺激征。根据病变部位可分为三型。①泡性结膜炎：在睑裂部球结膜上出现灰红色微小结节状隆起，其周围结膜有局限性充血，其结节顶部易破溃形成浅表性溃疡，愈合后不遗留瘢痕。②泡性角膜炎：角膜上有灰白色点状浸润，角膜基质受累，愈合后可遗留有角膜薄翳。③泡性角结膜炎：在角膜缘及附近球结膜可见单个或多个灰白色小结节，周围结膜充血。如有溃疡形成，愈合后可遗留浅淡瘢痕。

【治疗原则】

1. 春季角结膜炎 本病有自限性，以对症治疗为主，可局部应用抗组胺药物和肥大细胞稳定剂。症状严重者可结合应用糖皮质激素或2%环孢素滴眼液。

2. 泡性角结膜炎 局部滴用糖皮质激素眼药水，如0.1%地塞米松、0.5%可的松眼药水等，一般24h可缓解。

【护理诊断】

1. 舒适的改变 疼痛、眼痒、异物感，与结膜炎性反应及过敏原刺激有关。

2. 潜在并发症 青光眼、角膜感染等。

【护理措施】

1. 药物护理 局部应用抗组胺药物，如萘唑林；肥大细胞稳定剂，如2%色甘酸钠滴眼液。症状严重者或泡性角结膜炎，可短时间局部应用糖皮质激素如0.1%地塞米松、0.5%可的松眼药水或2%环孢素滴眼液等。

2. 避免接触致敏原 保持空气流通，外出戴有色眼镜，减少与光线、花粉的接触与刺激。

3. 饮食指导 提供清淡、易消化食物，多补充维生素，加强营养，改善体质。不宜食用鱼、虾、蟹类等。

4. 预防用药 根据发病的季节和规律性，在发病前1个月提早应用色甘酸钠滴眼液，有助于减轻发作症状。

五、翼状胬肉

翼状胬肉（pterygium）是睑裂区增殖的球结膜侵袭到角膜上，呈三角形，形似翼状。可单眼或双眼同时发病，多见于鼻侧。

【病因与发病机制】病因尚不十分明确，与户外工作有关，多见于渔民、农民。一般认为与结膜慢性炎症、风沙、粉尘、紫外线照射等长期刺激使结膜组织变性及增生有关。

【临床表现】多无自觉症状，或有轻度不适。三角形翼状胬肉的尖端为头部，角膜缘处为其颈部，球结膜上处为体部，侵及瞳孔区时可影响视力。胬肉在静止期薄而不充血；在进行期，胬肉表现为充血、肥厚，头部前端角膜灰色浸润。

【治疗原则】小而静止期胬肉无需治疗；如胬肉进行性发展，侵及瞳孔区，影响视力，则需手术治疗。

【护理诊断】

1. 感知改变（视力障碍） 与翼状胬肉遮盖瞳孔有关。

2. 知识缺乏 缺乏翼状胬肉防治知识。

【护理措施】

（1）预防避免接触有关刺激因素，户外活动时戴防风尘及防紫外线眼镜；避免风尘、阳光刺激，积极防治慢性结膜炎。

（2）小而非进行性翼状胬肉者，除非为外观需要，一般不需手术。

（3）侵及瞳孔区而影响视力的胬肉，则需手术治疗，但应减少术后复发率。手术在显微镜下进行，常用手术方式有单纯胬肉切除、胬肉切除联合球结膜瓣转位、胬肉切除联合羊膜移植等。术中或术后应用丝裂霉素可减少其复发率。

六、细菌性角膜炎

细菌性角膜炎（bacterial keratitis）是由细菌引起角膜炎症的总称，是常见的角膜炎。

【病因与发病机制】常由于角膜外伤后感染或剔除角膜异物后被感染所致，常见的致病菌有表皮葡萄球菌、金黄色葡萄球菌、肺炎双球菌、链球菌、铜绿假单胞菌（绿脓杆菌）等。眼局部因素和机体免疫力降低也可诱发感染。局部因素如慢性泪囊炎、倒睫、戴角膜接触镜等，机体免疫力低下的因素如长期使用糖皮质激素和免疫抑制剂、患慢性消耗性疾病等。

【临床表现】起病急，常在角膜外伤后24～48h发病，表现为眼痛、视力障碍、畏光、流泪、眼睑痉挛等，伴较多脓性分泌物。常见的体征有眼睑水肿、球结膜水肿、睫状或混合性充血。早期角膜上出现界限清楚的上皮溃疡，溃疡下有边界模糊、灰黄色浸润灶，周围组织水肿。

1. 革兰阳性球菌感染 圆形或椭圆形局灶形性脓肿，边界清楚。肺炎球菌引起的角膜溃疡为较深的椭圆形溃疡，后弹力膜可有放射性皱折，常伴有前房积脓。

2. 革兰阴性球菌感染 表现为快速发展的角膜液化、坏死。如铜绿假单胞菌所致角膜溃疡，多发生于角膜异物剔除术后或戴角膜接触镜感染引起。伤后数小时或1～2天开始发病，症状严重，发展迅猛，如不及时控制，很快导致角膜坏死、穿孔或眼内炎。

【治疗原则】祛除病因，积极控制感染，促进溃疡愈合，减少瘢痕形成。

【护理评估】

1. 健康史 了解患者有无角膜外伤史、倒睫、慢性泪囊炎或长期戴角膜接触镜病史，有无全身慢性消耗性疾病，有无长期使用糖皮质激素或免疫抑制剂病史。

2. 身心状况 询问患者有无眼痛、畏光、流泪等刺激症状，密切注意角膜病灶形态特点及进展情况；了解患者及家属对角膜炎的认识程度，有无紧张、焦虑、悲哀等心理表现。

3. 辅助检查 角膜病灶刮片及分泌物细菌培养有助发现相关病原体。

【护理诊断】

1. 疼痛（眼痛） 与角膜炎症刺激有关。

2. 潜在并发症 角膜溃疡穿孔、化脓性眼内炎及全眼球炎，与严重角膜溃疡有关。

3. 感知改变 视力障碍，与角膜溃疡有关。

4. 功能障碍性悲哀 与角膜溃疡、视力障碍致心理紊乱有关。

【护理目标】

（1）眼痛、畏光、流泪及异物感减轻。

（2）减少或不发生并发症。

（3）视力恢复或提高。

（4）了解角膜炎的防治常识。

【护理措施】

（1）指导患者局部进行热敷，促进血液循环，减轻炎症，缓解疼痛。

（2）在细菌培养或药敏试验尚无结果时选用广谱、高浓度抗生素眼药水频繁滴眼，常用的抗生素眼药水有0.3%氧氟沙星、0.3%妥布霉素、林可霉素等。急性期选择高浓度抗生素眼药水滴眼，每15~30min滴眼1次。严重病例可在开始每5min滴眼1次，病情控制后，逐渐减少滴眼次数。白天使用滴眼液，晚上可涂抗生素眼膏。必要时可应用相应抗生素进行球结膜下注射。

（3）炎症明显控制后，可全身或局部应用激素治疗，以减轻疼痛和促进溃疡愈合。

（4）并发虹膜睫状体炎时，应及时应用散瞳剂，防止虹膜后粘连及解除瞳孔括约肌和睫状肌痉挛，减轻疼痛。

（5）对于深部角膜溃疡，为预防角膜溃疡穿孔，可局部加压包扎，局部或全身应用降低眼压的药物；对于角膜溃疡即将穿孔者，可做角膜移植术。

（6）保证充分休息与睡眠，提供舒适安静的环境，病房要适当遮光，避免强光刺激，外出应戴有色眼镜或眼垫遮盖。

（7）细菌性角膜炎应严格隔离消毒，避免交叉感染，药品及器械应固定专用。

（8）进行耐心的心理护理，向患者解释疼痛的原因，解除其紧张情绪。告诫患者勿用手揉眼，保持大便通畅，勿用力咳嗽及打喷嚏。

七、真菌性角膜炎

真菌性角膜炎（fungal keratitis）是一种由真菌引起的感染性角膜炎，致盲率极高。其多见于温热潮湿气候，多发于农民。

【病因与发病机制】多发于植物引起的角膜外伤，尤其是农作物，有的则发生于长期应用广谱抗生素、糖皮质激素和免疫功能低下者。常见的致病菌有镰刀菌属、念珠菌属、曲霉菌属、青霉菌属和酵母菌等。

【临床表现】病程进展相对缓慢，自觉症状轻，有轻度疼痛、畏光、流泪及视力下降。体征较重，睫状充血或混合性充血，角膜病灶呈灰白色或黄白色，表面微隆起，外观干燥而粗糙，溃疡周围因胶原溶解而出现浅沟，有时可见"伪足"和"卫星灶"浸润病灶。角膜后可见纤维性沉着物，前房积脓为黄白色黏稠脓液。由于真菌穿透力较强，容易发生眼内炎。

【治疗原则】以抗真菌药物治疗为主，如有角膜溃疡穿孔危险或已并发穿孔者，可考虑行角膜移植。

【护理诊断】

1. 疼痛（眼痛）　　与角膜炎症刺激有关。

2. 潜在并发症　　角膜溃疡穿孔、化脓性眼内炎及全眼球炎，与严重角膜溃疡有关。

3. 感知改变　　视力障碍，与角膜溃疡有关。

【护理措施】

（1）有植物引起角膜外伤史者，长期应用广谱抗生素及糖皮质激素眼药水或眼膏者，应密切观察病情，注意真菌性角膜炎的发生。

（2）常用的抗真菌药物有 0.5% 咪康唑、0.25% 两性霉素 B、0.5% ~ 1% 氟康唑等。白天用眼药水滴眼，晚上涂眼膏。药物应用时间要长，以防复发。

（3）病情严重者，可口服酮康唑，结膜下注射或静脉注射，应控制用药时间，注意肝、肾功能，防止全身并发症发生。

（4）对于药物难以控制或有角膜溃疡穿孔危险者，可行角膜移植术。

（5）本病禁用糖皮质激素，并发虹膜睫状体炎者，可用1%阿托品眼药水或眼膏充份散瞳。

（6）有植物引起角膜外伤史者，伤后应用抗真菌药物，预防真菌性角膜炎。

（7）真菌性角膜炎病程较长，易引起患者悲观情绪，应做好解释及心理疏导工作，加强心理护理。

八、单疱病毒性角膜炎

单疱病毒性角膜炎是由单纯疱疹病毒（herpes simplex virus，HSV）感染引起的角膜炎，是一种严重的世界性致盲性眼病，其发病率和致盲率均占角膜病首位。

【病因与发病机制】由单纯疱疹病毒Ⅰ型原发感染后的复发。原发感染后病毒可在三叉神经节内长期潜伏下来，当机体抵抗力下降，如感冒等发热疾病之后，全身或局部应用糖皮质激素、免疫抑制剂时，潜伏的病毒激活，可沿三叉神经至角膜组织，引起单疱病毒性角膜炎。

【临床表现】

1. 原发感染 多见于幼儿，有发热和耳前淋巴结肿大，唇部皮肤疱疹，呈自限性。眼部表现为急性滤泡性结膜炎，眼睑皮肤疱疹，可有树枝状角膜炎。

2. 复发感染 常因疲劳、饮酒、发热、角膜外伤或在机体抵抗力下降时发作，包括树枝状和地图状角膜炎、坏死性角膜基质炎等。

（1）树枝状和地图状角膜炎 是最常见类型，初起时患眼的角膜上呈小点状浸润，继而形成小水疱，水疱破裂后相互连接形成树枝状浅表溃疡。若树枝状溃疡逐渐向四周扩展，可形成不规则的地图状溃疡。

（2）坏死性角膜基质炎 角膜基质内出现单个或多个黄白色浸润灶、溃疡甚至穿孔，常可诱发基质层新生血管。疱疹病毒在眼前段组织内复制，可引起前葡萄膜炎、虹膜睫状体炎。

【治疗原则】抑制病毒复制，减轻角膜损害。

【护理诊断】

1. 感知改变 视力障碍，与角膜溃疡有关。

2. 潜在并发症 细菌感染浸润灶扩展，与糖皮质激素治疗的不良反应有关。

3. 焦虑 与疾病反复发作、担心预后有关。

【护理措施】

（1）常用的抗单纯疱疹病毒药物如阿昔洛韦（无环鸟苷）、三氟胸腺嘧啶、环胞苷滴眼液滴眼。急性期每 1~2h 滴眼 1 次，晚上涂眼膏。病情严重者需口服抗病毒药物。

（2）树枝状和地图状角膜炎禁用糖皮质激素，应尽早使用抗病毒药物。

（3）并发虹膜睫状体炎者，应用散瞳剂。

（4）并发细菌或真菌感染者，应加用抗生素或抗真菌药物。

（5）指导家庭医疗护理，帮助患者消除诱发因素，合理用药，降低复发率。

病例分析

王某某，男，15 岁，中学生。晨起时双眼红、痛，睁眼困难，分泌物增多，畏光，流泪而来医院门诊就诊。追问病史得知该患者经常去水库游泳，部分同学也有相似症状。检查：双眼远视力 5.0，结膜急性充血，球结膜有点片状出血，结膜囊有黏脓性分泌物，黏住上、下眼睑。

（1）该患者的护理诊断是什么？

（2）试为该患者制订合理的治疗方案。

（3）护理措施有哪些？

第三节 白内障患者的护理

白内障（cataract）是指晶状体混浊。其病因较为复杂，与许多因素如老化、遗传、代谢异常、外伤、辐射、中毒、局部营养障碍等有关。白内障为主要的致盲性眼病之一，根据发病时间可分为先天性、后天性白内障；根据发病原因分为年龄相关性、外伤性、并发性、代谢性、中毒性、辐射性白内障等；根据晶状体混浊的部位可分为皮质性、核性、囊膜下白内障。

外伤性白内障（traumatic cataract）是指由于眼球挫伤、穿通伤、辐射伤、电击伤等引起的晶状体混浊，多伴有眼部其他组织损伤，病情复杂，多预后不良。并发性白内障（complicated cataract）是由于眼部炎症或退行性病变，使晶状体营养或代谢障碍而变混浊，多为单眼发病。本节重点阐述年龄相关性白内障、外伤性白内障及先天性白内障。

一、年龄相关性白内障

年龄相关性白内障（age - related cataract），是最常见的后天原发性白内障，多见于 50 岁以上老年人，故又称老年性白内障，是第一位致盲的眼病。其发病率与年龄呈正相关，双眼同时发病，也可先后发病。

【病因与发病机制】病因较为复杂。一般认为可能是环境、代谢、营养和遗传等多种因素对晶状体长期作用的结果。

【临床表现】双眼呈渐进性、无痛性视力减退和眼前固定黑影，最后只剩下光感，可有单眼复视或多视、屈光改变等症状。按晶状体混浊部位可分为皮质性、核性、后囊膜下白内障。

1. 皮质性白内障（cortical cataract） 最为常见，按其发展过程可分为四期。

（1）初发期 晶状体周边部皮质出现混浊，呈楔形，基底在赤道部，尖端指向中央，形成辐射状混浊。由于瞳孔区晶状体未累及，一般不影响视力，进展缓慢。

（2）膨胀期 又称未熟期。晶状体混浊逐渐向中央发展，进入瞳孔区，视力明显下降，眼底难以窥清。由于晶状体皮质不断吸收水分，引起晶状体膨胀，体积增大，前房变浅，可诱发急性闭角型青光眼发作。由于晶状体不均匀性混浊，用斜照法检查可见新月形虹膜投影。

（3）成熟期 晶状体完全混浊，呈乳白色。虹膜投影消失，眼底不能窥入。晶状体膨胀逐渐消退，前房深度恢复正常。视力仅剩光感或手动。

（4）过熟期 晶状体皮质分解或液化，晶状体核下沉，上方前房变深，下方前房变浅，虹膜失去支撑，出现震颤。由于核下沉，视力可有所提高。液化的皮质渗入前房，可引起晶状体过敏性葡萄膜炎和晶状体溶解性青光眼。

2. 核性白内障（nuclear cataract） 较皮质性白内障少见，发病年龄较早，进展缓慢。早期不影响视力，随晶状体密度增加，屈光指数不断增强，故常表现为近视增加或老视减轻。

3. 后囊膜下白内障（subcapsular cataract） 后囊膜下浅层皮质出现棕黄色混浊，外观似锅巴状，由于混浊位于视轴，早期即可出现明显视力障碍。

【治疗原则】目前尚无疗效肯定的药物，主要为手术治疗，常用的手术方法有白内障现代囊外摘除、白内障超声乳化吸出＋人工晶体植入。在早期可试用药物延缓其进展。

【护理评估】

（1）询问有无渐进性视力下降，视力下降程度，如视物模糊、指数、手动、光感等。

（2）询问有无屈光状态改变的表现，如眼前固定黑点、单眼复视或多视等。

（3）观察患者生活自理情况，如能否自行进食、如厕、沐浴等。

（4）询问患者及家属对白内障知识的了解程度。

【护理诊断】

1. 感知改变 视力障碍，与晶状体混浊、手术后双眼包扎、光线不能到达视网膜有关。

2. 自理缺陷 与视力障碍导致日常活动能力下降有关。

3. 潜在并发症 继发性闭角型青光眼。

4. 有感染的危险 与手术创伤使感染机会增加有关。

【护理目标】

（1）视力有一定程度提高。

（2）恢复或提高自理能力，适应日常生活需要。

（3）无并发症发生。

（4）情绪稳定，恢复正常社交。

【护理措施】

1. 白内障早期护理 可试用药物治疗，延缓其进展，常用的药物有卡他灵（白内停）、谷胱甘肽滴眼液，口服药物有维生素 C、芦丁等。

2. 介绍手术时机和手术方法

（1）手术时机 传统认为白内障成熟期，视力低于 0.1 才考虑手术，随着现代显微技术的发展，如果视力下降影响工作和生活质量即可考虑手术。

（2）手术方法 目前常用的手术方法有：①白内障现代囊外摘除＋人工晶体植入术（ECCE＋IOL）：手术中将晶状体摘除，保留后囊膜，植入后房型人工晶体，为最广泛使用的方法。②白内障超声乳化吸出＋人工晶体植入术（Phaco＋IOL）：通过小切口将乳化的晶体核吸出，保留后囊膜。其优点是手术时间短，切口小，无需缝合，反应轻，术后视力恢复快，可同时植入人工晶体，患者可以不住院，减少了费用。它是目前公认的最安全有效的白内障手术治疗方法。③激光乳化白内障吸出术：该技术目前还处在探索阶段，它是应用激光将混浊晶状体切割，然后切除。

（3）术后配镜指导 白内障摘除术后为无晶体眼，呈高度远视状态，约为 ＋8D～

+12D。可采用框架眼镜、角膜接触镜、后房型人工晶体进行矫正，后房型人工晶体为最有效的方法。

3. 白内障围手术期护理　参照内眼手术术前、术后护理。术前协助患者做好各项检查，术后遵照医嘱进行药物和生活护理。

4. 其他　①术后定期随访，防止并发症发生；②向患者及家属讲解白内障致病因素、病变特点及严重后果，说明防治的重要性及可行性措施。

二、先天性白内障

先天性白内障（congenital cataract）是指出生前即存在或出生后逐渐形成的先天遗传或发育障碍的白内障。其多见于儿童，是儿童失明、弱视的主要原因。

【病因与发病机制】有内源性和外源性两种，内源性与染色体基因有关，通常为常染色体显性遗传；外源性为母亲在怀孕头3个月宫内病毒感染或药物、放射线、营养障碍等影响胎儿晶状体发育。

【临床表现】多为双眼，呈静止性，少数出生后可继续发展。根据混浊的部位和形态可分为前极、后极、花冠状、点状、绕核性及全白内障。视力的改变多因混浊的部位与形态不同而各异，由于患者多数为婴幼儿，不能自诉，常依赖其父母观察发现。检查见瞳孔区呈白色反光。

【治疗原则】治疗目标是恢复视力，减少弱视和盲目的发生。

1. 对视力影响不大者　一般不需手术，可定期观察。

2. 对视力影响较大者　应尽早手术，手术愈早，获得良好视力的机会愈大。手术方式有晶状体切除、晶状体吸出、现代囊外摘除等。一般宜在3~6个月左右手术，最迟不超过2岁，以免发生形觉剥夺性弱视。

3. 无晶状体眼的屈光矫正　一般选择二期后房型人工晶体植入。2~3岁后可植入人工晶体。

【护理诊断】

1. 潜在并发症　弱视、斜视及眼球震颤，与视功能发育受到抑制有关。

2. 家庭应对无效　与家庭主要成员对该病缺乏防治知识有关。

3. 自理缺陷　与晶状体混浊导致视力下降有关。

【护理措施】

1. 对于已发生弱视患儿的护理　指导家长进行正确弱视训练，如遮盖疗法、精细动作训练、光学药物压抑法等。

2. 手术患者的护理　参照年龄相关性白内障手术前、后的护理。

3. 健康教育　内源性先天性白内障具有遗传性，应注意优生优育。母亲在怀孕早期应注意营养，避免接触某些药物、放射线等。

三、外伤性白内障

外伤性白内障（traumatic cataract）是指眼球钝挫伤、穿通伤和爆炸伤等引起的晶状体混浊。多见于儿童和青年人，常单眼发生。由于致伤物不同，引起的晶状体混浊部位也不同。

【病因与发病机制】钝挫伤可因力的传导使浅层皮质发生混浊，严重的挫伤或眼穿通伤可使囊膜破裂，房水进入晶状体而形成白内障。长期接触红外线、微波、X线照射眼部，损伤晶状体囊上皮，晶状体纤维不能正常发育，引起晶状体混浊。

【临床表现】一般有明确的外伤史，视力障碍与损伤程度有关，视力急剧下降或逐渐减退。由于致伤物不同，引起的晶状体混浊部位也不同，较小的闭合性伤口引起晶状体局限性混浊，较大的穿通伤口，囊膜破裂，可在数小时或几天之内，晶状体完全混浊，可继发葡萄膜炎或青光眼。

【护理诊断】

1. 感知改变　视力障碍，与晶状体混浊有关。

2. 焦虑　与视力急剧下降有关。

3. 潜在并发症　继发性青光眼、外伤性葡萄膜炎，与眼外伤致晶状体混浊、肿胀，皮质进入前房有关。

【护理措施】

（1）做好心理护理　眼球穿通伤所致白内障患者因发病急，视力急剧下降，患者精神紧张、焦虑不安，应向患者解释病情、治疗方法及预后，稳定其情绪，使其主动配合治疗和护理。

（2）对于眼球穿通伤患者，局部应用消毒眼垫遮盖予以保护，指导患者避免用力、剧烈咳嗽等引起眼压增高的因素。

（3）遵医嘱进行药物护理。

（4）对于手术患者，应按白内障手术前、后护理程序做好护理。

（5）健康宣教　介绍眼外伤的防治常识，采取防护措施，避免眼部碰撞、接触紫外线及电击等眼外伤发生。

病例分析

刘某某，男，75岁，近5年来双眼视力逐渐下降，视物模糊不清，眼前有黑影，行动不便，加重2个月。眼部检查：双眼视力为手动/10cm，光定位良好，虹膜投影消失，双眼晶状体呈乳白色混浊，眼底不能窥入。

（1）根据症状与体征，该患者眼疾处于哪一期？

（2）如果采用手术治疗，目前常用的手术方式是什么？

（3）试为该患者制订一份护理计划。

第四节　青光眼患者的护理

青光眼（glaucoma）是一组以特征性视神经萎缩、视野缺损为共同特征的疾病，病理性高眼压是其主要的危险因素。据世界卫生组织的最新资料表明，青光眼已继白内障之后，成为第二位不可逆致盲性眼病。如果能得到及早诊断和治疗，大多数青光眼患者终生可以保存有用视力。

眼压（intraocular pressure）又称眼内压，是眼球内容物作用于眼球壁的压力。正常人眼压平均值为 2.1kPa（16mmHg），标准差为 0.4kPa（3mmHg）。从统计学概念出发，正常眼压范围为 1.3~2.8kPa（10~21mmHg）。一般认为，眼压升高是引起青光眼视神经损害的主要危险因素，但视神经对高眼压的耐受性存在个体差异。在临床过程中发现，有些人眼压超过了正常上限，长期随访观察，却并没有发生视神经损害和视野缺损，称之为高眼压症；部分人眼压在正常范围，却发生了典型的视神经损害和视野缺损，称之为正常眼压性青光眼。新近的研究显示，除了高眼压以外，糖尿病、心血管疾病、近视眼也是青光眼常见的危险因素。因此，高眼压不一定是青光眼，正常眼压也不能排除青光眼。

正常眼压对维持正常视功能起着重要的作用。保持正常眼压的因素取决于房水生成率、房水排除率及眼内容物体积三者的动态平衡状态，引起眼压升高主要系房水循环通路受阻所致。因此，对青光眼的治疗护理也是遵循这一规律，利用各种方法，使房水的产生与排出之间重新恢复平衡，以达到降低眼压、保存视力的目的。

临床上，根据前房角形态（开角或闭角）、病因机制（明确或不明确）以及发病年龄三个主要因素，一般将青光眼分为原发性、继发性和先天性三大类。根据眼压升高时前房角是否关闭，原发性青光眼又分为闭角型青光眼和开角型青光眼。根据发病时间，原发性闭角型青光眼又分为急性闭角型青光眼和慢性闭角型青光眼。

一、急性闭角型青光眼

急性闭角型青光眼（acute angle – closure glaucoma）是以眼压急剧升高，伴有相应症状和眼前段组织改变为特征的青光眼，多见于 50 岁以上的妇女，男女之比约为 1∶2，多为两眼先后或同时发病。

【病因与发病机制】病因尚未充分阐明，有家族性及遗传倾向，眼轴短、前房浅、房角窄是引起本病的解剖因素。而阅读疲劳、情绪激动、暗室停留时间过长、气候突变、暴饮暴食等为其诱因。

【临床表现】典型的急性闭角型青光眼有以下六个不同的临床阶段，不同的阶段各有其特征。

1. 临床前期 急性闭角型青光眼为双侧性，当一眼急性发作确诊后，另一眼只要具有前房浅、虹膜膨隆、房角窄等特征，即使没有任何临床症状也可以诊断为临床前期。另外，部分患者在急性发作前没有任何症状，但具有上述眼球解剖特征或青光眼家族史，暗室试验眼压明显升高，也可以诊断为临床前期。

2. 先兆期 表现为一过性或反复多次小发作。发作多出现在傍晚时分，突感雾视、虹视，可能有患侧额部疼痛，或伴同侧鼻根部酸胀。上述症状时间短暂，休息后减轻或消失。检查发现眼压中度升高，轻度睫状充血，角膜轻度雾状水肿。

3. 急性发作期 表现为剧烈的眼胀痛、同侧头痛、虹视、雾视、视力急剧下降，可降到指数、手动或光感，可伴有发热、恶心、呕吐等全身症状。体征：①睫状充血或混合性充血；②角膜雾状水肿；③前房极浅，关闭或消失；④瞳孔散大，呈竖椭圆形，光反射消失；⑤眼压急剧升高，常 >6.7kPa（50mmHg），少数病例可达到13.3kPa（100mmHg）以上；⑥高眼压缓解后，眼前段常留下永久性组织损害，如角膜后色素沉着、虹膜节段性萎缩、晶状体前囊下白色点状混浊，称之为急性闭角型青光眼三联征。临床上见到上述改变，说明曾有过急性闭角型青光眼急性发作。

4. 间歇期 指小发作后自行缓解，房角开放或大部开放，症状减轻或消失，用少量缩瞳剂眼压即能稳定在正常水平。

5. 慢性期 急性大发作或反复小发作后，房角广泛粘连，小梁网功能遭受严重损伤，眼压中度升高，眼底常可见青光眼性视盘凹陷，并有相应视野缺损。

6. 绝对期 高眼压持续过久，视神经遭受严重破坏，视力降至无光感。偶可因眼压过高或角膜变性而剧烈疼痛。

【治疗原则】迅速降低眼压，减少组织损害，保存有用视力。应用药物降低眼压，待眼压控制后再采取手术治疗。

【护理评估】

1. 健康史 急性闭角型青光眼患者常有家族史，急性发作以前往往有各种诱因。

2. 身心状况 仔细询问患者有无剧烈眼胀痛、同侧头痛、恶心、呕吐等症状，密切注意患者眼压、瞳孔、视力变化情况。部分患者因初发症状与胃肠道疾病相似而到内科就诊，延误了治疗时机，应引起高度重视。

3. 社会、心理状况 患者常因视力急剧下降，且大多数需手术治疗而出现焦虑、紧张、恐惧等心理。通过与患者交流，了解其心理状况。

4. 辅助检查 24h眼压测量，视野、眼底、前房角镜检查，激发试验对青光眼早期诊断有重要意义。

【护理诊断】

1. 疼痛（眼痛、头痛） 与眼压升高有关。

2. 感知改变（视觉障碍） 与视力下降、视野缺损有关。

3. 焦虑、恐惧 与视力急剧下降、害怕失明有关，与害怕手术、担心手术效果有关。

4. 有受伤的危险 与绝对期患者视野严重缺损、视力丧失有关。

5. 知识缺乏 缺乏急性闭角型青光眼的防治及护理常识。

【护理目标】

（1）眼压降低，眼痛、头痛减轻或消失。

（2）眼压降低，视力好转，感知改变或恢复。

（3）患者情绪稳定，焦虑、恐惧程度减轻或消失。

（4）预防药物副作用的发生或发生后得到及时处理。

（5）患者日常所需要的帮助得到满足，维护了行动安全。

【护理措施】

1. 药物护理 给予降眼压药物和缩瞳剂，降低眼压。

（1）拟副交感神经药物（缩瞳剂） 最常用为1%～2%毛果芸香碱滴眼液，每日3～4次滴眼，急性发作时可每5min滴眼1次，瞳孔缩小、眼压降低后减少滴眼次数。其药理作用为通过兴奋虹膜括约肌，缩小瞳孔和增加虹膜表面张力，解除周边虹膜对小梁网的阻力，重开房角，从而降低眼压。如出现恶心、呕吐、头痛、出汗、腹痛、肌肉抽搐等症状，应及时停药。

（2）β肾上腺素能受体阻滞剂 常用的药物为0.25%～0.5%噻吗洛尔，每日滴眼2次，通过减少房水生成而降低眼压。心脏传导阻滞、窦性心动过缓和支气管哮喘者禁用。

（3）碳酸酐酶抑制剂 常用的药物有乙酰唑胺，为口服片剂，可减少房水生成而降低眼压。副作用主要为口周及手足麻木，停药后症状即消失。此药不可长期服用，可引起尿路结石、肾绞痛、血尿等副作用。

（4）前列腺素制剂 临床上应用的药物有0.005%拉坦前列素滴眼液，每日滴眼1次，通过增加房水从葡萄膜巩膜通道排出而降低眼压。毛果芸香碱与前列腺素制剂有拮抗作用，两者不应联合用药。

（5）高渗剂 常用药物有20%甘露醇，250ml快速静脉滴注。这类药物可在短期内提高血浆渗透压，使眼组织特别是玻璃体中水分进入血液，从而减少眼内容积。用药后因颅内压降低，可出现头痛、恶心等症状，宜平卧休息。

2. 辅助治疗 局部应用糖皮质激素可减轻充血反应及虹膜炎症反应。患者全身症状较重时，可给予镇静、止吐、安眠药物。

3. 手术护理 向患者讲解手术目的和手术方式。手术目的：沟通前、后房，平衡前、后房压力，解除瞳孔阻滞；建立房水外引流通道。原发性急性闭角型青光眼大多需要手术治疗以控制眼压，常用的手术方式有：①周边虹膜切除术解除瞳孔阻滞；②小梁切除术建立房水外引流通道；③睫状体冷冻术减少房水生成；④房水引流装置植入术适用于难治性青光眼。手术前、后护理按内眼手术常规护理。

4. 心理护理 青光眼患者因视力下降、害怕失明、担心手术效果而有较重的心理负担，因此要热情、体贴患者，提供安静、舒适的住院环境，鼓励患者说出使其焦虑不安的原因，并有针对性地给予解释和安慰，使患者正确对待疾病，主动配合治疗。

5. 健康宣教 ①指导患者学会自我监测，一旦出现眼胀、雾视、虹视等，应及时就诊；②定期复查，遵医嘱用药；③给予生活指导，如注意休息，不要一次饮水过多，不在暗室停留时间过长，避免情绪激动等，以防眼压升高。

二、开角型青光眼

开角型青光眼（open angle glaucoma，POAG）是指前房角开放，房水外流受阻于小梁网，导致眼压升高，伴有视功能障碍及视神经萎缩，又称慢性单纯性青光眼。

【病因与发病机制】病因不十分清楚，可能与遗传有关。一般认为系小梁网变性，网孔缩小，房水外流阻力增大，导致眼压升高。

【临床表现】起病缓慢，症状隐匿，早期常无症状或症状很轻，往往到晚期视功能遭受严重损害才发现，视野改变见图 3 - 2。早期眼压不稳定，测量 24h 眼压较易发现眼压高峰和较大波动值。随病情进展，眼压逐渐升高。

典型的眼底改变为：①视盘凹陷进行性扩大和加深；②视盘上、下方局限性盘沿变窄，C/D 比值增大，出现切迹；③双眼视盘凹陷不对称，C/D 差值 >0.2；④视盘上或盘周浅表线状出血；⑤视网膜神经纤维层缺损。

正常人 C/D（杯盘比，即视乳头凹陷与视乳头直径之比）≤0.3，双侧对称。若 C/D >0.6 或双眼 C/D 差值 >0.2，应做进一步检查。

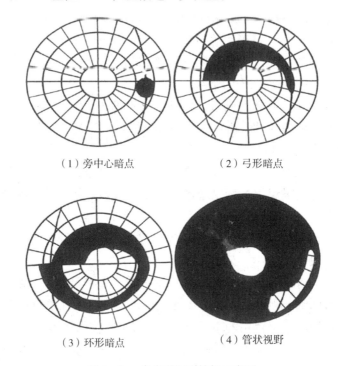

（1）旁中心暗点　　　　　　　（2）弓形暗点

（3）环形暗点　　　　　　　（4）管状视野

图 3 - 2　青光眼视野缺损示意图

视功能改变，特别是视野缺损是青光眼诊断和病情评估的重要指标。典型的早期视野缺损，表现为孤立的旁中心暗点和鼻侧阶梯，病情进一步发展出现向心性视野缩小，晚期则仅残存管状视野或颞侧视岛。近年发现，除视野改变外，青光眼还损害黄斑功能，表现为色觉障碍，对比敏感度降低以及某些电生理异常。

【治疗原则】以药物治疗为主，可以联合用药；药物治疗无效或不能长期用药，则手术治疗。

【护理诊断】

1. 焦虑　与担心疾病预后有关。

2. 功能障碍性悲哀　与视力下降、视野缺损有关。

3. 自理缺陷　与视神经萎缩导致视力、视野损害有关。

4. 家庭应对无效　与家庭主要成员对该病缺乏防治知识有关。

5. 社交障碍　与视功能障碍导致性格改变有关。

【护理措施】

1. 药物控制眼压　常用的药物有 1% ~2% 毛果芸香碱滴眼液，0.25% ~0.5% 噻吗洛尔，0.005% 拉坦前列素滴眼液，前两种药物可联合应用。药物治疗期间应密切观察视力、视野的变化。

2. 手术护理　开角型青光眼常用手术方式为小梁切除术。近年来有人主张，一旦确诊，有明显的视力、视野损害时可早期手术。

3. 健康教育　加强心理护理，使患者树立信心，坚持治疗，保证睡眠时间，避免 1 次大量饮水。1 次饮水量勿超过 300ml。

三、先天性青光眼

先天性青光眼（congenital glaucoma）是指在胎儿发育过程中，房角发育异常，小梁网阻滞房水排出而导致眼压升高的一类青光眼。根据发病年龄可分为婴幼儿型和青少年型青光眼两类。

【病因与发病机制】病因尚未完全明了。此病属常染色体隐性遗传病，多为双眼同时发生，新生儿或婴幼儿时期内被发现。由于先天性房角发育异常，小梁网阻滞房水排出，导致眼压升高。

【临床表现】畏光、流泪、眼睑痉挛是本病的三大症状，新生儿或婴幼儿出现这些症状时应进一步检查。体征：角膜增大，上皮水肿，外观呈毛玻璃样混浊。检查：眼压升高、房角异常、青光眼性视神经乳头凹陷及眼轴长度增加。

【治疗原则】以手术治疗为主。

【护理诊断】

1. 感知改变　与视神经损害、视力障碍有关。

2. 自理缺陷　与视功能障碍有关。

3. 家庭应对无效　与家庭主要成员对该病缺乏防治知识有关。

4. 潜在并发症　眼球破裂，与角巩膜组织明显变薄有关。

【护理措施】

（1）手术是先天性青光眼的主要治疗措施，常用的手术方式是房角切开术或小梁切开术。晚期病例可行小梁切除术。

（2）向家庭主要成员讲解本病的有关知识，婴幼儿出现畏光、流泪、不愿睁眼者，应尽早到医院检查。

（3）协助患儿的生活护理，满足患儿各项生活需要。

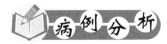

关某某，女，55 岁，退休教师。晚 9 点在看电视时突然左眼剧烈疼痛，同侧头痛，

呕吐 1 次，为胃内容物，服去痛片后勉强入睡。次日早上起床后发现左眼视物模糊不清，患者十分紧张、焦虑，由家人陪同前来就诊。检查：左眼视力眼前手动，角膜雾状水肿，前房极浅，瞳孔 8mm，光反射消失，眼压 6.7kPa（50mmHg），初步诊断：左眼急性闭角型青光眼急性发作期，右眼急性闭角型青光眼临床前期。

（1）哪些因素可诱发急性闭角型青光眼急性发作？

（2）急性闭角型青光眼急性发作期主要有哪些临床表现？

（3）试为该患者制订手术前、后护理计划。

第五节　葡萄膜、视网膜和玻璃体患者的护理

一、葡萄膜炎

葡萄膜炎（uveitis）是指由多种原因引起的葡萄膜炎症的总称，为眼科常见疾病，可引起一些严重的并发症和后遗症，多发生于青壮年，易反复发作，常累及双眼。葡萄膜炎按解剖部位可分为前葡萄膜炎、中间葡萄膜炎、后葡萄膜炎和全葡萄膜炎。其中前葡萄膜炎包括虹膜炎、睫状体炎和虹膜睫状体炎，后者是最常见的葡萄膜炎，本节重点阐述虹膜睫状体炎。

【病因与发病机制】病因较为复杂，可分为感染性和非感染性两大类。感染性是由细菌、真菌等病原体感染所致。非感染性又分为内源性和外源性两大类。外源性是指由于外伤、手术等物理损伤和酸、碱等化学损伤所致；内源性是指由于免疫反应以及变性组织、坏死肿瘤组织的反应所致。其中，免疫反应是葡萄膜炎的最重要病因。

【临床表现】急性虹膜睫状体炎的症状为眼痛、畏光、流泪及视力下降。体征：睫状充血或混合性充血。角膜后沉着物（KP）：炎症时由于血 - 房水屏障破坏，炎症细胞和纤维素进入前房。房水闪辉：用裂隙灯检查，前房内光束增强，呈灰白色透明带。混浊的房水内可见浮游的炎症细胞，称 Tyndall 现象；虹膜水肿，纹理不清；瞳孔缩小，光反射迟钝或消失；常见的并发症有并发性白内障、继发性青光眼、低眼压及眼球萎缩。

【治疗原则】应用散瞳剂，防止和拉开虹膜后粘连；迅速抗炎，应用激素，防止眼组织出现损伤和并发症。

【护理评估】

1. 健康史　重点询问患者有无反复发作病史和全身系统性疾病如风湿性疾病、结核病、梅毒等。

2. 身体状况　询问患者有无眼红、眼痛、畏光、流泪等症状，密切注意瞳孔的大小、形状，并了解视力减退情况。

3. 社会、心理状况　通过与患者的交流，了解患者对葡萄膜炎的认识程度、有无紧张、焦虑等心理。

4. 辅助检查　了解患者的血常规、血沉、HLA - B27 抗原分型等实验室检查，病

原学检查有无发现病原体。

【护理诊断】

1. 疼痛 眼痛，与睫状神经受到刺激有关。

2. 感知改变 视力下降，与房水混浊、角膜后沉着物、晶状体前囊色素沉着以及并发症有关。

3. 焦虑 与视功能障碍有关。

4. 潜在并发症 感染、晶状体混浊及眼压升高与糖皮质激素副作用有关。

5. 知识缺乏 缺乏防治葡萄膜炎常识及激素应用常识。

【护理措施】

（1）散瞳 局部滴阿托品眼药水或涂阿托品眼膏；散瞳合剂（1%阿托品、1%丁卡因、0.1%肾上腺素等量混合）0.1～0.2ml进行结膜下注射。注意药物的副作用，中老年人前房浅者慎用阿托品，以免瞳孔散大后堵塞房角，引起眼压升高，急性闭角型青光眼发作，可应用后马托品眼药水滴眼。

（2）应用糖皮质激素 局部常用0.5%醋酸可的松、0.1%地塞米松、碘必舒滴眼剂滴眼；地塞米松可口服或静脉注射；注意药物的副作用，长期用药可产生向心性肥胖、胃出血、骨质疏松等并发症。

（3）热敷 局部热敷可扩张血管，促进血液循环，消除毒素和炎症产物，从而减轻炎症反应，并有止痛作用。

（4）积极治疗全身免疫性疾病。

（5）加强心理护理，解除患者焦虑心情，坚定信心，配合治疗。

二、交感性眼炎

交感性眼炎（sympathetic ophthalmia）是指穿通性外伤眼或眼内手术眼（称诱发眼），在经过一段时间非化脓性葡萄膜炎后，另一眼（称交感眼）也发生同样性质的葡萄膜炎。

【病因与发病机制】 主要由外伤或手术造成眼内抗原暴露并激发自身免疫反应所致。

【临床表现】 多发生于外伤后2周～2个月内。一般发病隐匿，为肉芽肿性葡萄膜炎。诱发眼：眼前段的葡萄膜炎症复发或原有症状加剧，眼底表现为视乳头充血，后极部视网膜水肿和浆液性视网膜脱离。交感眼：症状有轻度疼痛、畏光、流泪、视物模糊、视力减退。体征：有睫状充血或混合性充血，眼底视乳头充血，视网膜有黄白色点状渗出。并发症：主要有并发性白内障、继发性青光眼、浆液性视网膜脱离，最后眼球萎缩。

【治疗原则】 眼前段受累者，局部应用糖皮质激素和散瞳剂；眼后段受累者，应用糖皮质激素和免疫抑制剂。

【护理诊断】

1. 疼痛 眼痛，与睫状神经受到刺激有关。

2. 潜在并发症　晶状体混浊、继发性青光眼等。

3. 知识缺乏　缺乏防治交感性眼炎常识。

【护理措施】

1. 药物护理　参照急性虹膜睫状体炎护理。

2. 加强心理护理　交感性眼炎者常因担心双目失明而紧张焦虑，因此，应多与患者交流，多给患者安慰。使患者了解交感性眼炎早期治疗一般预后较好，解除顾虑，配合治疗。

3. 健康宣教　嘱患者提高对眼的保护意识，避免各种原因的眼外伤，一旦发生需到有条件的医院治疗。有眼外伤、眼感染史的患者需注意眼外伤情况，发现炎症持续不愈需及时到医院就诊。

三、视网膜动脉阻塞

视网膜动脉阻塞（retinal artery occlusion）是视网膜中央动脉或其分支阻塞。视网膜中央血管属于终末血管，因此，一旦发生视网膜中央动脉阻塞，则视网膜的营养供应中断，势必迅速引起视网膜功能障碍。

【病因与发病机制】由于血管痉挛、动脉硬化、动脉内膜炎及动脉栓塞所致。多发生于高血压、糖尿病、心脏病、颈动脉粥样硬化的老年人。

【临床表现】视网膜中央动脉阻塞者，一眼无痛性完全失明，分支阻塞者则为视野某一区域出现遮挡。外眼检查常正常，视网膜中央动脉阻塞者，患侧瞳孔直接对光反射消失，间接对光反射存在。

眼底检查：视网膜呈灰白色，黄斑区呈樱桃红斑，视网膜动脉纤细，视乳头边界稍模糊，颜色较淡。

【治疗原则】一旦明确诊断，应迅速降低眼压、扩张血管、溶解栓子，积极挽救视力，同时应治疗原发病。

【护理诊断】

1. 焦虑、恐惧　与突发性视力下降有关。

2. 自理缺陷　与视功能障碍有关。

3. 家庭应对无效　与家庭主要成员对该病缺乏防治知识有关。

【护理措施】

1. 降低眼压　立即对患者进行眼球按摩，并教会患者自己进行眼球按摩，即闭眼后用手指压迫眼球5~10s，然后立即松开手指5~10s，重复数次。

2. 前房穿刺放出房水　目的是降低眼压，使视网膜动脉扩张，促使栓子被冲到周边小分支血管，减少视功能受损范围。

3. 吸氧　吸入95%的O_2及5%的CO_2气体10min，每小时吸氧1次。

4. 药物　亚硝酸异戊酯或硝酸甘油片舌下含服；球后注射妥拉唑啉、乙酰胆碱、罂粟碱，扩张血管。

5. 心理护理　消除焦虑心理，防止精神过度紧张，使患者配合治疗。

四、视网膜静脉阻塞

视网膜静脉阻塞（retinal vein occlusion）是视网膜中央静脉或其分支阻塞。视网膜静脉阻塞较动脉阻塞多见，多为单眼发病。

【病因与发病机制】病因较复杂，可能由于血流淤滞、血管内壁损害及血管外的压迫所致。特征是血流淤滞、出血和水肿。

【临床表现】视力的损害程度与黄斑是否受损有关，如黄斑受损，则视力下降较重，眼前常有黑影飘动。

眼底检查：视网膜血管扩张、纡曲，该区视网膜水肿，并有火焰状或放射状出血。阻塞严重者，可有视网膜渗出。玻璃体出血较多时，眼底窥不见。

【治疗原则】扩张血管、溶解栓子；积极治疗原发病如高血压、糖尿病、动脉硬化等；对大面积毛细血管无灌注区或已产生新生血管者，可采用激光光凝。

【护理诊断】

1. 感知改变　与视力下降、视网膜出血有关。

2. 自理缺陷　与视功能障碍有关。

3. 潜在并发症　新生血管性青光眼、增殖性玻璃体视网膜病变，与玻璃体出血有关。

4. 知识缺乏　缺乏视网膜静脉阻塞防治知识。

【护理措施】

（1）抗凝剂有抑制凝血酶原的合成，降低血凝性，对血栓有溶解作用，如肝素、双香豆素。也可采用尿激酶或纤维蛋白溶酶以溶解血栓，低分子右旋糖酐或枸橼酸钠可以降低血液黏稠度。

（2）寻找病因，积极治疗原发病。

（3）对分支血管阻塞或有新生血管形成者，可采用激光治疗。玻璃体积血者可行玻璃体切割术。

（4）综合性治疗可应用维生素C、芦丁、碘剂及其他血管扩张剂。

（5）积极做好心理护理，增强患者恢复疾病的自信心。

五、高血压性视网膜病变

高血压性视网膜病变（hypertensive retinopathy，HRP）是指由于高血压导致视网膜血管内壁损害的总称，可以发生于任何原发性或继发性高血压。

【病因与发病机制】长期的高血压作用于动脉管壁而引起管壁的平滑肌肥厚、玻璃样变性，继而血管硬化，并出现视网膜和脉络膜血管代偿失调。视网膜出现水肿、渗出、出血。

【临床表现】依据视网膜损害的程度、部位，可有不同程度视力下降，临床上一般把高血压性视网膜病变分为四级：①Ⅰ级：视网膜小动脉反光带加宽，管径不规则，动、静脉交叉处压迹不明显，透过动脉管壁见不到其深面的血柱。②Ⅱ级：动脉反光带加宽，铜丝状或银丝状外观，动、静脉交叉处压迹明显，深面的静脉血管有改变，视网膜可见硬性渗出或线状小出血。③Ⅲ级：动脉管径明显变细，视网膜水肿，可见棉绒斑及片状出血。④Ⅳ级：Ⅲ级眼底改变加视乳头水肿。

【治疗原则】积极治疗原发病，控制血压在正常范围。眼部采取对症治疗，应用血管扩张剂。

【护理诊断】

1. 感知改变　与视网膜及视神经损害有关。

2. 自理缺陷　与视功能障碍有关。

3. 焦虑　与视力下降而影响心理状态有关。

【护理措施】

（1）积极治疗高血压，使血压稳定在正常范围之内。

（2）应用维生素 C、芦丁、碘剂及血管扩张剂，以促进视网膜水肿、渗出、出血的吸收。

（3）加强心理护理，使患者坚定信心，坚持治疗。

六、糖尿病性视网膜病变

糖尿病性视网膜病变（diabetic retinopathy，DRP）是指糖尿病的病程中引起的视网膜循环障碍，造成一些毛细血管无灌注区的局限性视网膜缺氧症，是糖尿病引起失明的主要并发症。

【病因与发病机制】病因尚不十分明确。糖尿病主要损害视网膜微血管，由于毛细血管闭塞，造成广泛的视网膜缺血，引起视网膜水肿和新生血管形成。

【临床表现】病变早期，一般无眼部自觉症状。病情进一步发展，引起不同程度视力障碍、视物变形、眼前黑影飘动及视野缺损等症状，最终导致失明。

视网膜病变表现为微动脉瘤、视网膜出血、新生血管、增殖性玻璃体视网膜病变和牵拉性视网膜脱离，临床分期见表 3 - 1。

表 3 - 1　糖尿病性视网膜病变临床分期

临床分型与分期	视网膜病变
单纯型	
Ⅰ	以后极部为中心，出现微血管瘤和小出血点
Ⅱ	出现黄白色硬性渗出及出血斑
Ⅲ	出现白色棉绒斑和出血斑
增殖型	
Ⅳ	眼底出现新生血管或有玻璃体出血
Ⅴ	眼底出现新生血管和纤维增殖
Ⅵ	眼底出现新生血管和纤维增殖，并发牵引性视网膜脱离

【治疗原则】积极治疗原发病，将血糖控制在正常范围；眼部治疗应用维生素 C、

芦丁、碘剂及血管扩张剂，改善微循环；严重病例可行玻璃体切割手术或视网膜光凝。

【护理诊断】

1. 感知改变　与视网膜及视神经损害有关。

2. 自理缺陷　与视力下降有关。

3. 潜在并发症　新生血管性青光眼、视网膜脱离，与视网膜出血有关。

4. 知识缺乏　缺乏糖尿病性视网膜病变防治知识。

【护理措施】

（1）用饮食和药物控制血糖，防止视力进一步下降。

（2）视网膜光凝治疗微动脉瘤、新生血管，玻璃体积血行玻璃体切割术。

（3）健康宣教　向患者及家属讲解糖尿病及糖尿病性视网膜病变预防和控制知识；指导患者按医嘱用药和复查，发现异常，应及时就诊。

七、视网膜脱离

视网膜脱离（retinal detachment，RD）是指视网膜神经上皮层与色素上皮层之间发生分离，可分为孔源性（原发性）、牵拉性及渗出性（继发性）三类。

【病因与发病机制】多见于高度近视、受过眼外伤或视网膜脉络膜炎患者。因视网膜变性、萎缩，玻璃体液化、后脱离及牵拉等形成视网膜裂孔，液化的玻璃体经裂孔进入视网膜神经上皮层与色素上皮层之间，从而引起视网膜脱离。

【临床表现】眼前闪光感或黑影飘动；不同程度视力障碍，如累及黄斑区，则视力严重减退；视野缺损，相对应于视网膜脱离部位；眼压常偏低，由于眼内液体过多地通过色素上皮进入脉络膜上腔所致。眼底检查：常可以找到视网膜裂孔，裂孔多位于颞侧。

【治疗原则】手术封闭裂孔。可采用激光光凝、透巩膜光凝、电凝或冷凝，使裂孔周围产生炎症反应以闭合裂孔；再根据视网膜脱离情况，选择巩膜外垫压术、巩膜环扎术，复杂病例选择玻璃体手术、气体或硅油玻璃体腔内填充等手术，使视网膜复位。

【护理诊断】

1. 感知改变　与视力下降、视野缺损与视网膜脱离区有关。

2. 焦虑　与担心预后有关。

3. 自理缺陷　与视力下降、卧床及双眼包扎有关。

4. 知识缺乏　缺乏视网膜脱离防治知识。

【护理措施】

1. 手术前护理　术眼充分散瞳，详细查明脱离区及裂孔大小、范围；患者安静卧床休息，使裂孔处于最低位，避免视网膜脱离区扩大；加强心理护理，使患者消除焦虑心情，配合手术。

2. 手术后护理　包扎双眼，安静卧床休息1周；药物治疗的护理，术后患眼继续散瞳至少1个月；出院后半年内避免剧烈运动或从事重体力劳动，按医嘱用药，定期复查。

八、飞蚊症及玻璃体混浊

飞蚊症（floaters）是指眼前有飘动的小黑影，尤其看白色明亮背景时症状更明显，经仔细检查，并未发现明显玻璃体病变。玻璃体为透明屈光介质，是一种特殊黏液状胶样组织，呈凝胶状态。其基本病理改变是一种变性过程，即玻璃体液化和玻璃体混浊。玻璃体混浊（vitreous opacity）是一个体征而不是一种独立的疾病。

【病因与发病机制】眼内组织的炎症渗出物、玻璃体变性、液化及玻璃体积血、异物，可使玻璃体混浊。

【临床表现】症状主要为眼前黑影飘动，依据玻璃体混浊的性质、大小、部位及轻重程度，可有不同程度视力下降。眼底检查：可见瞳孔橘红色背景出现形状各异、大小不一的黑影，严重者眼底朦胧不清，甚至只见或不见红光反射。

【治疗原则】认真查找病因，积极治疗原发眼病；单纯玻璃体积血药物治疗未吸收者，或合并有视网膜脱离，应尽早行玻璃体切割术。

【护理诊断】

1. 感知改变 视力下降，与严重玻璃体混浊有关。

2. 焦虑 与治疗效果不显著有关。

3. 潜在并发症 视网膜脱离。

【护理措施】

（1）积极治疗原发眼病。

（2）应用碘剂，促进玻璃体混浊吸收。常用的药物有安妥碘，需要做过敏试验。

（3）玻璃体混浊严重或玻璃体大量积血可行玻璃体切割术。

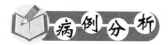

王女士，40岁，因右眼红、痛、畏光、流泪、视力减退1周而就诊，既往有类风湿关节炎病史。检查：视力：右眼0.5，左眼1.2，右眼睫状充血，角膜透明，KP（+），Tyndall（+），虹膜纹理不清，瞳孔1.5mm×1.5mm，光反射迟钝，诊断为右眼急性虹膜睫状体炎。

（1）试为其制订治疗方案。

（2）给患者散瞳的目的和注意事项有哪些？

第六节 屈光不正及老视患者的护理

眼在调节静止时，外界来的平行光线经过眼的屈光系统屈折后，能聚焦在视网膜上清晰成像，称为正视眼（emmetropia）。如果不能聚焦在视网膜上，称为非正视眼或屈光不正（ametropia）。屈光不正包括近视、远视、散光（图3-3）。

外界光线经过眼的屈光系统折射在视网膜上形成清晰的物像称为眼的屈光作用。眼屈光作用的大小称为屈光力，单位是屈光度（diopter），简写为 D。

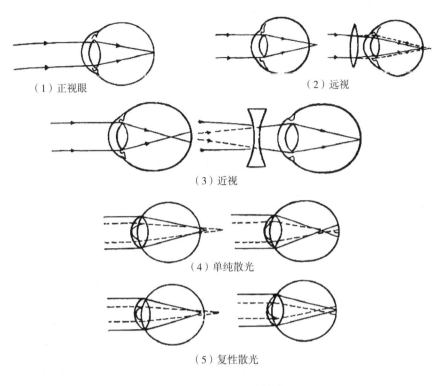

（1）正视眼　　　　　　（2）远视

（3）近视

（4）单纯散光

（5）复性散光

图 3 - 3　眼的屈光状态

一、近视

眼在调节静止时，外界来的平行光线经过眼的屈光系统屈折后，聚焦在视网膜前方，称为近视（myopia）。近视按度数可以分为三类：轻度 < -3.0D；中度 -3.0D ~ -6.0D；高度 > -6.0D。

【病因与发病机制】确切的发病机制仍在探索之中，可能是遗传、发育、环境等多种因素综合作用的结果。

近视分类。按屈光成分可以分为：①屈光性近视：主要由于角膜或晶状体曲率过大，而眼轴在正常范围。②轴性近视：眼轴长度超出正常范围，而角膜或晶状体曲率在正常范围。根据是否参与调节作用可以分为：①调节性近视：指长时间近距离阅读，导致睫状肌痉挛，调节过度而引起的近视，又称假性近视。②真性近视：占近视眼大多数，使用散瞳剂后，近视屈光度未降低。

【临床表现】

1. 视力　主要表现为远视力下降，近视力正常。病理性近视因玻璃体液化、混浊、视网膜退行性变，则远、近视力均减退。

2. 视疲劳和外斜视　由于看近物时不用或少用调节，导致调节与集合平衡失调，引起视疲劳，出现外隐斜或外斜视。

3. 眼球   眼球前、后径变长，多见于高度近视，属轴性近视。

4. 眼底   眼底可出现退行性视网膜病变如近视弧形斑、豹纹状眼底、黄斑部出血、视网膜周边部格子状变性，并发玻璃体液化、混浊和后脱离等，从而增加视网膜脱离的危险。

5. 并发症   玻璃体液化、晶状体混浊、视网膜脱离等，以高度近视多见。

【治疗原则】屈光矫正或屈光手术。

【护理诊断】

1. 感知改变（视力下降）   与屈光不正有关。

2. 焦虑   与视力恢复不理想，或需长期戴镜，或需手术治疗有关。

3. 知识缺乏   缺乏近视防治及疾病发展导致并发症的知识。

【护理措施】

1. 指导屈光矫正措施   屈光矫正的方法有：①框架眼镜：是最常用和最好的方法，镜片选择以获得最佳视力、最低度数的凹透镜为宜，过度矫正将诱发调节紧张，导致视疲劳。②角膜接触镜（隐形眼镜）：可以增加视野，减少两眼像差，并有较佳美容效果。使用角膜接触镜时应注意：养成良好的卫生习惯；避免超时佩戴或过夜佩戴；定期复查，如有不适，应马上停戴；定期更换镜片；避免戴镜片游泳。

2. 介绍常用的屈光手术方式   目前比较流行的屈光手术有：①准分子激光角膜原位磨镶术（LASIK）；②准分子激光角膜上皮瓣原位磨镶术（LASEK）。

3. 屈光手术护理   术前准备：①佩戴角膜接触镜者，术前检查需在停戴 2～3 天后进行，长期佩戴者需停戴 1～2 周；②冲洗结膜囊和泪道，感染病灶要先进行治疗后手术；③术前注意休息，情绪稳定；④全面的眼部检查，包括远近视力、屈光度、眼底、眼压、瞳孔直径、角膜地形图、角膜厚度和眼轴测量等。术后注意事项：①保持眼部清洁，避免脏水、灰尘、异物入眼；②术后 1 周应让术眼得到良好休息，勿用手揉眼；③外出时戴太阳镜，避免碰伤；④遵医嘱用药和定期复查。

4. 指导预防近视   ①养成良好的用眼卫生习惯，保持正确的阅读姿势；②建立眼的保健制度：定期做视力及眼部检查，发现问题及时处理；③均衡营养，加强体育锻炼，增强体质；④减少遗传因素的影响，提倡优生优育。

二、远视

远视（hyperopia）是指在眼的调节静止状态下，平行光线经过眼的屈光系统屈折后，聚焦在视网膜后方。远视按度数可以分为三类：轻度 < +3.0D；中度 +3.0 D ～ +5.0D；高度 > +5.0D。

【病因与发病机制】

1. 屈光性远视   眼球前、后径正常，由于眼的屈光力较弱所致。常见原因为：角膜或晶状体曲率过小；晶状体全脱位或无晶体眼。

2. 轴性远视   眼轴长度较正常人短，而角膜或晶状体曲率在正常范围。正常人出生时约为 2D～3D 远视，在生长发育过程中逐渐减少，到青春期转为正视眼，这个过程称为正视化。

【临床表现】

1. 视疲劳　是远视患者的重要症状，表现为视物模糊、头痛、眼球胀痛、畏光、流泪等。闭目休息后症状减轻或消失。这是由于长期近距离工作，眼调节过度而产生，多见于远视程度较高和 35 岁以上的患者。

2. 视力　因屈光度、调节能力不同，视力亦有差别：①远、近视力均好，多见于青少年轻度远视患者，由于其调节力强，视力可无影响。②远视力好，近视力差，见于远视程度较高，或因年龄增加而调节能力减弱者。看远处目标时可由调节代偿。看近处目标时，因所需调节力增加，即使极度调节，视物仍不清楚。③远、近视力均差，多见于高度远视患者，极度使用调节仍不能克服。

3. 内斜视　远视程度较重的幼儿，常因过度使用调节，伴过度集合，易诱发内斜视，看近处目标时内斜加重，称为调节性内斜视。

4. 眼底　视乳头较正常小而色红，边界较模糊，但视力可矫正，视野正常，称为假性视乳头炎。

【治疗原则】用凸透镜进行矫正；屈光手术。

【护理诊断】知识缺乏：缺乏正确佩戴眼镜知识。

【护理措施】

1. 了解远视配镜原则　原则上远视眼的屈光检查应在睫状肌麻痹状态下进行验光，用凸透镜进行矫正。

2. 斜视患者的护理　应嘱其及早矫正斜视，进行正位视训练。

3. 屈光手术前、后的护理　参照近视护理，准分子激光能够治疗远视。

三、散光

散光（astigmatism）是由于眼球各屈光面在各径线（子午线）的屈光力不等，从而使外界光线不能在视网膜上形成清晰物像的一种屈光不正现象。

【病因与分类】最常见的原因是由于角膜和晶状体各径线的曲率半径大小不一致，通常以水平及垂直两个主径线曲率半径相差最大。

根据屈光径线的规则性，可以分为规则散光和不规则散光两类。

1. 规则散光　是指屈光力最大和最小两条子午线方向互相垂直，用圆柱镜可以进行矫正，是最常见的散光类型。规则散光又可以分为顺规散光、逆规散光和斜向散光。

2. 不规则散光　是指角膜各子午线屈光力不一致，如圆锥角膜或角膜上有细小斑痕等，用圆柱镜无法进行矫正。

散光对视力的影响取决于散光的度数和轴位，散光度数高或斜轴散光对视力影响较大，逆规散光比顺规散光对视力影响较大。

【临床表现】

1. 视力　因散光度数和轴位不同，视力下降的程度也不同。轻度散光对视力影响不大，高度散光，视远、视近都不清楚，易产生重影。

2. 视疲劳　头痛，眼胀，流泪，恶心，呕吐，看近物不能持久，单眼复视，视力不稳定，看书错行等。

3. 眯眼　为了达到针孔或裂隙作用，常常表现为眯眼。与近视眯眼所不同的是，散光视远、视近都眯眼，而近视仅在视远时眯眼。

4. 弱视　幼年时期，高度散光容易形成弱视。

5. 眼底　检查眼底时有时可见视盘呈垂直椭圆形，边界模糊。

【治疗原则】规则散光可用圆柱镜进行矫正，不规则散光可试用硬性透氧性角膜接触镜进行矫正。准分子激光可以矫正散光。

【护理诊断】知识缺乏：缺乏正确佩戴眼镜知识。

【护理措施】了解散光矫正原则，指导患者配镜。轻度散光，对视力影响不大，可不予矫正；明显影响视力者，应配镜矫正或进行屈光手术矫正。

四、老视

老视（presbyopia）又称老花，是一种生理现象，一般出现在40～45岁。老视是指随着年龄增长，调节力逐渐减退，出现阅读等近距离工作困难。

【病因与发病机制】随着年龄增长，晶状体逐渐硬化，弹性减弱，睫状肌的功能逐渐降低，因而调节能力变小，近点逐渐远移，近视力逐渐下降。这是一种由于年龄所致的生理调节力减弱现象。

【临床表现】

1. 视近物困难　初期近点逐渐远移，常将注视目标放得远些才能看清楚，在光线暗的情况下，近视力更差。随年龄增长，虽然尽量将注视目标放远，也无法看清。

2. 视疲劳　难以坚持近距离工作和阅读，易发生视疲劳。

【治疗原则】老视需戴凸透镜，以弥补调节力不足。

【护理诊断】有受伤的危险：与年老视力减退有关。

【护理措施】了解老视眼的矫正原则，指导纠正性措施。老视眼需戴凸透镜进行矫正。镜片的屈光度依年龄和原有的屈光状态而定，还需要参考患者的职业性质和阅读习惯。一般规律是：①原为正视眼者，45岁戴+1.00D，50岁戴+2.00D，60岁戴+3.00D；②非正视眼者，所需戴老视眼镜的屈光度为上述年龄所需要的屈光度与原有屈光度的代数和。

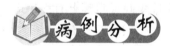

小王，因双眼视力逐渐下降2年而就诊，有不良阅读习惯。查体：视力，右眼0.25+（-2.0DS）→1.5，左眼0.1+（-3.0DS）→1.2，诊断为双眼近视。

（1）试为其制订治疗方案。

（2）如果该患者需行准分子激光手术，如何进行护理和健康宣教？

第七节 斜视和弱视患者的护理

斜视（strabismus）是由于双眼不能同时注视目标，一眼注视目标时另一眼偏离目标，表现为眼位不正。多为眼外肌或支配眼外肌的神经功能异常所致。根据病因可分为共同性斜视和麻痹性斜视。

一、共同性斜视

共同性斜视（concomitant strabismus）是指双眼轴分离，并且在向各个方向注视时，偏斜度均相同的一类斜视。其分类：①按视轴的偏斜方向可分为水平性或垂直性，前者较多见，如内、外斜视，后者较少见，如上、下斜视；②按注视眼的性质可分为单侧性或交替性；③按斜视发生的状态可分为间歇性或恒定性。

【病因与发病机制】病因较复杂，可能与解剖异常、神经支配异常、屈光不正及屈光参差、遗传等因素有关。

【临床表现】

（1）眼轴不平行，一眼偏斜，向各方向注视时斜视角都相等。

（2）遮盖健眼，双眼运动基本正常。

（3）第一斜视角（健眼固视时斜视眼的偏斜角度）与第二斜视角（斜视眼固视时健眼的偏斜角度）相等。

（4）无复视，亦无代偿头位。

（5）散瞳下进行屈光检查，常发现斜视患者有屈光不正和弱视。

（6）斜视角测量与双眼视功能进行检查，部分患者有异常视网膜对应。

【治疗原则】矫正屈光不正，治疗弱视，进行正位视训练；手术矫正眼位。

【护理诊断】

1. 长期自我贬低 与眼位偏斜、面容受损有关。

2. 知识缺乏 缺乏斜视康复、治疗知识。

【护理措施】

1. 指导患儿及家属配合训练，力争早日建立正常双眼视功能 ①矫正屈光不正，进行弱视治疗。②进行正位视训练：纠正异常视网膜对应，建立双眼同时视及融合功能。

2. 协助医生手术治疗

（1）经非手术治疗半年以上仍然偏斜者，应及时手术矫正眼位。术后配镜，争取恢复双眼视功能。

（2）成人共同性斜视只能手术改善外观，要耐心细致地做好解释工作。

（3）术前需做三棱镜耐受试验和角膜缘牵引缝线试验，以估计术后是否会发生复视。术后可能发生融合无力性复视者，一般不宜手术。

（4）术后双眼包扎，使手术眼在术后得到充分休息，防止肌肉缝线因眼球转动而被撕脱。嘱患者勿自行去掉健眼敷料，或自行看矫正情况。

（5）密切观察术后感染情况，如分泌物增多，则应祛除敷料，戴针孔镜，让患者自行控制眼球运动，以防撕开缝线。

（6）部分患者由于眼位偏斜，面容受到影响，自我形象紊乱，应及时进行心理疏导，使患者解除自卑、焦虑心理，增强其治疗信心。

二、麻痹性斜视

麻痹性斜视（paralytic strabismus）是病变累及眼外肌运动神经核、神经或肌肉等结构而致的眼位偏斜。

【病因与发病机制】其可能的发病因素有：①先天性因素：先天性眼外肌发育异常。②神经因素：支配眼外肌的神经因炎症、外伤、肿瘤压迫等原因引起麻痹。③肌性因素：重症肌无力眼型或眼外肌直接受到损伤。④代谢性、血管性、退行性变：如糖尿病、动脉硬化、多发性硬化等引起的麻痹。

【临床表现】

1. 复视　病程短者出现复视，可伴有头晕、恶心、呕吐等症状，遮盖一眼。症状可消失；先天性眼肌麻痹，已经适应无复视症状。

2. 眼球运动受限　眼球在麻痹肌行使作用的方向运动明显受限，眼球斜向麻痹肌作用方向的对侧。第二斜视角大于第一斜视角。

3. 代偿头位（眼性斜颈）　为避免减轻复视的干扰，尽量不使用麻痹肌，头向麻痹肌作用方向偏斜，使之直视时在尽可能大的视野范围内不发生复视。遮盖一眼则代偿头位消失。

【治疗原则】先天性麻痹性斜视考虑手术治疗；获得性麻痹性斜视主要是针对病因进行治疗，对病因消除后药物治疗半年以上无效者可考虑手术治疗。

【护理诊断】感知改变：复视、眩晕，由于眼外肌麻痹引起。

【护理措施】

（1）协助患者寻找病因进行治疗。

（2）遮盖治疗　说服患者遮盖一眼（最好是健眼），以消除因复视引起的全身不适和预防拮抗性挛缩。严密观察，在挛缩发生以前进行手术。

（3）遵医嘱进行支持疗法，给予肌内注射维生素 B_1、维生素 B_{12}；针灸及理疗，以促进麻痹肌的恢复。

（4）经保守治疗半年以上，麻痹肌功能无恢复，可考虑手术治疗，手术护理参见共同性斜视。

三、弱视

弱视（amblyopia）是指在视觉发育期间，由于各种原因造成视觉细胞有效刺激不足，从而造成矫正视力低于正常同龄儿童，一般眼科检查未见黄斑中心凹异常。弱视是儿童较常见的眼病，通常为单侧发病，也可见双侧。

【病因与发病机制】按发病机制的不同，弱视一般分为以下几类。

1. 斜视性弱视 儿童患共同性斜视者可能发生弱视，因为双眼不能同时对同一侧物体协同聚焦。为了消除和克服斜视引起的复视和视觉紊乱，大脑皮质抑制由斜视眼传入的视觉冲动，斜视眼黄斑功能长期受到抑制而形成弱视。

2. 屈光性弱视 双眼屈光参差可以导致弱视，屈光不正程度较低的眼提供相对较为清晰的视网膜像，大脑选择该眼的像，而抑制另一屈光不正程度较高眼的模糊像，造成该眼弱视。

3. 形觉剥夺性弱视和遮盖性弱视 由于屈光介质混浊、完全性上睑下垂、不恰当的遮盖等，限制了视觉感知的充分输入，干扰了视觉正常发育。

【临床表现】视力减退，临床上弱视患儿往往无主诉，常在视觉检查时发现异常。应在散瞳后测定视力，常用方法有下面几种。

1. 出生不久的婴儿 可通过角膜对光反射、红光反射、瞳孔检测、眼底检查等方法，检测婴儿眼睛的总体情况。

2. 婴儿至 2 周岁 可以检查视觉功能，还无法用视力表检查。可以用交替遮盖法、优先观看法、视觉电生理等评价视觉功能。

3. 2～5 岁 图形视力表可以用于检测 2、3 岁孩子的视力。3 岁时，大多数儿童能使用 E 字型视力表。该年龄期儿童只要双眼视力达到 0.5 就属于正常。

4. 5 岁以后 可以使用字母型或 E 字视力表。

临床上，根据屈光矫正后的视力把弱视分为：①轻度：矫正后视力为 0.6～0.8。②中度：矫正后视力为 0.2～0.5。③重度：矫正后视力≤0.1。

【治疗原则】弱视治疗的关键及疗效取决于开始治疗的时间，治疗的效果取决于年龄、弱视程度和对治疗的依从性。年龄越小，治疗效果越好。一般认为，5 岁以前治疗都能取得良好效果。

【护理诊断】

1. 感知改变 视力低下，由于弱视引起。

2. 知识缺乏 缺乏弱视防治知识。

3. 家庭应对无效 由于家庭主要成员缺乏该病防治知识。

【护理措施】

1. 健康教育 向患儿及家属讲解弱视的危害性、可逆性、治疗方法及可能发生的情况、注意点等，取得他们的信任和合作。随着弱视眼视力提高，受抑制的黄斑中心凹开始注视，但由于双眼视轴不平行，打开双眼后可能出现复视，这是治疗有效现象，可向患儿及家属解释清楚。只要健眼视力不下降，应继续应用遮盖疗法，矫正斜视和加强双眼视觉训练，复视自能消失。

2. 指导治疗措施

（1）常规遮盖治疗 是治疗弱视最主要和最有效的方法。具体做法是：遮盖健眼，强迫患眼注视，提高弱视的固视能力和提高视力。遮盖期间鼓励患儿用弱视眼做描画、写字、编织、穿珠子等精细目力的工作。遮盖期间，每 1 周检查 1 次视力，以防被遮盖眼发生遮盖性弱视。

（2）后像疗法　平时遮盖弱视眼，治疗时遮盖健眼，用强光炫耀弱视眼（黄斑中心凹 3°~5°用黑影遮盖保护），再在闪烁的灯光下，注视某一视标，此时被保护的黄斑区则看不见视标。每天 2~3 次，每次 15~20min。待转变为中心注视后，改用常规遮盖或其他治疗方法。

（3）其他治疗方法　有压抑疗法［是利用镜片或睫状肌麻痹剂抑制健眼看远或（和）看近的视力］、视觉刺激疗法、红色滤光胶片疗法等。

3. 防止弱视复发　巩固疗效、防止复发是弱视治疗的最大问题。所有治愈者均应随访观察，一直到视觉成熟期。

4. 加强心理疏导　对于弱视患儿应加强心理疏导，尤其是因遮盖疗法改变了外形的患者。

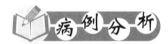

刘某某，女，4 岁，其母发现她近来喜欢斜着看东西，担心其视力有问题，前来医院就诊。检查：右眼裸视力 0.5，左眼裸视力 0.2。角膜映光法检查眼位：右眼光点位于瞳孔中央，左眼光点位于偏向瞳孔颞侧，位于瞳孔缘。散瞳验光：右眼 +2.0DS +1.0DC×90°→1.0，左眼 +4.5DS +1.0DC×90°→0.5，初步诊断：共同性内斜视，左眼弱视。

（1）弱视最佳治疗时机是什么？

（2）怎样为该患儿制订训练计划？

（3）如该患儿施行手术治疗，如何护理？

第八节　眼外伤患者的护理

眼外伤（ocular trauma）是指机械性、物理性和化学性等因素直接作用于眼部，引起眼的结构和功能的损害。眼外伤往往造成视力障碍甚至眼球丧失，是单眼失明的最主要原因。根据眼外伤的致病因素，可分为机械性眼外伤和非机械性眼外伤两大类。机械性眼外伤通常包括眼挫伤、眼穿通伤、眼异物等；非机械性眼外伤包括热烧伤、化学伤、辐射伤和毒气伤等。

一、眼挫伤

眼挫伤（ocular blunt trauma）是眼部受机械性钝力引起的外伤，可造成眼附属器或眼球的损伤，引起眼内多种结构的病变。眼挫伤占眼外伤发病总数的 1/3 以上，严重危害视功能。

【病因与发病机制】常见的病因为飞溅的石块、木棍、铁块、各种劳动工具、球类、玩具和手指钝力等，钝力除直接损伤接触部位外，还经眼内组织传导，产生间接损伤，故眼挫伤的损伤广泛，严重者可导致眼球破裂伤。

【临床表现】依据挫伤部位不同，可有不同的症状和体征。

1. 眼睑挫伤 可引起眼睑水肿、皮下瘀血、眼睑皮肤裂伤、泪小管断裂，以及眶壁骨折与鼻窦相通而致眼睑皮下气肿。

2. 结膜挫伤 可引起结膜水肿、球结膜下瘀血及结膜裂伤。

3. 角膜挫伤 可引起角膜上皮擦伤、角膜基质层水肿及角膜破裂伤。

4. 角巩膜挫伤 可引起巩膜破裂，裂口多发生于巩膜最薄弱的角巩膜缘处，或眼球赤道部。

5. 虹膜睫状体挫伤 可引起外伤性虹膜睫状体炎、外伤性散瞳、瞳孔括约肌断裂、虹膜根部断离及前房积血，挫伤使睫状肌的环形纤维与纵形纤维发生分离，虹膜根部向后移位、前房角加宽、变深、小梁网纤维化及玻璃样变性，房水流通不畅，导致房角后退性青光眼。

6. 晶状体挫伤 可引起晶状体半脱位、全脱位及外伤性白内障。

7. 玻璃体挫伤 可引起玻璃体积血。

8. 脉络膜、视网膜及视神经挫伤 可引起脉络膜破裂、视网膜出血、震荡和脱离以及视神经损伤。

【治疗原则】根据挫伤相应的部位、性质，进行药物和手术治疗。

【护理评估】

1. 健康史 询问患者及家属有无明确外伤史，并仔细询问患者致伤的过程。

2. 身体状况 重点询问患者有无眼痛、头痛等症状，密切注意患者的眼压、瞳孔及视力情况。

3. 社会、心理状况 通过与患者交流，了解患者有否焦虑、悲伤和紧张等心理表现。

【护理诊断】

1. 感知改变 视力下降，与眼内积血和眼内组织损伤有关。

2. 疼痛 眼痛，与眼内积血、眼压升高、眼内组织损伤有关。

3. 自理缺陷 与视力下降、术眼包扎有关。

4. 焦虑 与担心预后有关。

【护理目标】眼挫伤患者的护理目标为：①视力不再继续下降或下降延缓；②疼痛减轻或消失；③生活能完全自理或自理能力提高；④悲伤、焦虑心理减轻或消除。

【护理措施】

1. 非手术治疗 ①眼睑水肿及皮下瘀血者，通常数日至2周可逐渐吸收，早期冷敷，可促进吸收；②单纯的结膜水肿、球结膜下瘀血及结膜裂伤者，应用抗生素眼药水预防感染；③角膜上皮擦伤者，涂抗生素眼膏包扎，通常24h即可愈合；④外伤性虹膜睫状体炎者，应用散瞳剂、糖皮质激素滴眼及涂眼；⑤前房积血者，取半卧位，观察眼压、视力及瞳孔区血平面的变化，适当应用镇静剂和止血剂，不散瞳也不缩瞳，眼压升高时应用降眼压药物；⑥视网膜震荡及挫伤，可应用糖皮质激素、神经营养药、血管扩张剂、维生素类；⑦脉络膜破裂者，无特殊治疗。

2. 手术治疗　①眼睑皮肤裂伤，应予缝合；②泪小管断裂，应在显微镜下行吻合术；③严重的结膜裂伤、角巩膜裂伤，应在显微镜下仔细对位缝合；④严重的虹膜根部断离伴复视者，可考虑虹膜根部缝合术；⑤前房积血较多、伴眼压升高者，可行前房穿刺，放出积血；⑥晶状体嵌顿或脱入前房，需急诊手术摘除，晶状体混浊，按外伤性白内障处理；⑦玻璃体积血，伤后 3 个月未吸收者，可行玻璃体切割手术。

3. 心理护理　眼外伤多为意外伤害，影响视力、眼部功能和眼部外形，患者一时很难接受伤情，多有悲观、焦虑情绪，应加强心理护理，使患者情绪稳定，配合治疗。

4. 其他　大多数眼外伤是可以预防的，应加强安全生产的教育，严格执行操作规章制度，完善防护性措施，有效减少眼外伤的发生。

二、眼球穿通伤

眼球穿通伤（perforating injury of eyeball）是指眼球被锐器刺破或异物碎片击穿所致。眼球穿通伤按其损伤部位，分为角膜穿通伤、巩膜穿通伤和角巩膜穿通伤三类。异物碎片击穿眼球可致球内异物。

【病因与发病机制】以敲击飞溅出的碎片击入眼内，或刀、针、剪刺伤眼球引起眼球壁穿通最多见。眼球的组织结构极为精细、复杂，有的组织透明无血管，有的组织含有丰富的血管，故眼球穿通伤的损害复杂而严重。

【临床表现】依据致伤物的大小、形态、性质、刺伤的速度、部位、污染的程度及有无眼内异物存留，可有不同程度的视力下降及眼组织损伤的改变。①较小的角膜穿通伤，伤口常可自行闭合，检查时仅见角膜点状混浊或白色条纹；较大伤口的角膜穿通伤，多伴有虹膜、晶状体的损伤。②较小的巩膜穿通伤，伤口通常不易发现，穿通伤处可能仅有结膜下瘀血或色素；较大伤口的巩膜穿通伤，多伴有脉络膜、视网膜、玻璃体损伤。③眼球穿通伤后，眼球内外相通，化脓性细菌或其他致病菌乘机侵入眼内，引起外伤性虹膜睫状体炎、化脓性眼内炎，甚至发生全眼球炎。④睫状区的巩膜穿通伤，伴有葡萄膜组织嵌顿于伤口或球内异物存留的眼球穿通伤，可以引起交感性眼炎的发生。⑤异物碎片击穿眼球壁，常导致眼内异物存留。

【治疗原则】初期缝合伤口，预防感染和并发症，必要时行二期手术。

【护理诊断】

1. 感知改变　视力下降，与眼内积血和眼内组织损伤有关。

2. 疼痛　眼部疼痛，与眼压升高及眼内组织损伤有关。

3. 潜在并发症　外伤性虹膜睫状体炎、化脓性眼内炎及交感性眼炎与眼内组织损伤有关。

4. 焦虑、绝望　与伤后患者一时难以接受有关。

5. 预感性悲哀　与伤后预感视力下降有关。

【护理措施】

（1）眼球穿通伤为眼科急症，需急诊手术，恢复眼球的完整性。小于3mm的伤口可不予缝合，大于3mm的伤口应在显微镜下仔细缝合。对复杂病例，多采用二期手术，即初期缝合伤口，恢复前房，控制感染，在1~2周内，再行内眼或玻璃体手术。

（2）预防感染　全身及眼局部应用抗生素和糖皮质激素，并应用散瞳药，常规注射破伤风抗毒素，包扎伤口。

（3）对伤后视功能及眼球外形恢复无望，行眼球摘除术者，应详细向患者介绍手术的理由及术式、术后安装义眼等事项，并做好心理护理。

（4）向患者及家属讲解眼球穿通伤导致交感性眼炎的原因、临床表现及预后，告诉患者一旦未受伤眼发生不明原因的眼部充血、视力下降及疼痛，要及时报告医生。

三、眼内异物伤

眼内异物伤（intraocular foreign body）是严重危害视力的一类眼外伤，是指异物碎片击穿眼球壁，异物存留于眼内。异物的损伤因素包括机械性破坏、化学性及毒性反应、继发感染等。

【病因与发病机制】异物碎片击穿眼球壁后，异物可直接损伤眼组织，铁质及铜质还可引起眼化学和毒性反应。

【临床表现】根据眼球损伤的程度、异物的性质及存留部位，眼内异物伤有不同的症状和体征。①常伴有眼球穿通伤的表现，即结膜、角膜、巩膜的伤口，眼压减低、前房改变、瞳孔变形、虹膜穿孔，晶状体脱位、视力减退等。②眼内异物可存留于前房、晶状体、玻璃体和眼后段等，严重者可引起视网膜损伤。较大异物可引起眼部刺激性反应，尤其是铜和铁。③常见的并发症为铁质沉着症、铜质沉着症、青光眼、白内障、视网膜脱离等。

【治疗原则】尽早取出异物，预防感染，减少并发症的发生。

【护理诊断】

1. 感知改变　视力下降，与眼球穿通伤及异物存留有关。

2. 潜在并发症　外伤性虹膜睫状体炎、化脓性眼内炎、交感性眼炎及铁、铜质沉着症，与眼球穿通伤及异物的性质有关。

3. 焦虑　与伤后患者一时难以接受有关。

4. 创伤后反应　与严重眼外伤、丧失眼球有关。

【护理措施】

（1）眼内铁质、铜质异物及眼内组织严重损伤者，需尽早取出异物。磁性异物可以用电磁铁取出。

（2）向患者介绍交感性眼炎的发病、临床表现及治疗，早期发现，及早治疗。

（3）全身及眼局部应用抗生素和糖皮质激素，预防感染，常规注射破伤风抗毒素。

（4）加强心理护理，消除悲观、焦虑及紧张情绪，配合手术治疗。

四、眼化学伤

眼化学伤（ocular chemical burns）是指由化学物品的溶液、粉尘、气体接触眼部，引起的眼组织的损伤，也称眼化学性烧伤。多发生在化工厂、实验室或施工场所，其中常见的有酸、碱烧伤。

【病因与发病机制】酸性眼化学伤多由于无机酸如硫酸、盐酸、硝酸所致。低浓度的酸性溶液仅引起局部刺激，高浓度的酸性溶液则使组织蛋白凝固、坏死，凝固蛋白不溶于水，形成一凝固层，能阻止酸性物质向深层渗透，故酸性烧伤相对较轻。

碱性眼化学伤多由于氢氧化钠、石灰、氨水所致。碱能溶解脂肪和蛋白质，与组织接触后能很快渗透到组织深层和眼内，使细胞分解坏死，故碱性烧伤的后果较酸性烧伤严重，预后较差。

【临床表现】根据酸碱烧伤后的组织反应，可分为轻、中、重三种不同程度的烧伤。

1. 轻度　多由弱酸或稀释的弱碱引起。眼睑与结膜轻度充血、水肿，角膜上皮有点状脱落或水肿。数日后水肿消退，上皮修复，不留瘢痕，无明显并发症，视力多不受影响。

2. 中度　由强酸或较稀的碱引起。睑皮肤可起水疱或糜烂；结膜水肿，出现小片状出血、坏死；角膜有明显混浊、水肿，上皮层完全脱落，或形成白色凝固层。治愈后可遗留角膜斑翳，影响视力。

3. 重度　大多为强碱引起。结膜出现广泛的缺血性坏死，呈灰白色混浊；角膜完全混浊呈瓷白色。角膜基质层溶解，造成角膜溃疡或穿孔。碱渗入前房，引起葡萄膜炎、继发性青光眼和白内障等。晚期可出现眼睑畸形、眼睑外翻、眼睑内翻、睑球粘连及结膜干燥症等。

【治疗原则】现场取水彻底冲洗眼部，根据病情选择药物或手术治疗。

【护理诊断】

1. 疼痛　流泪、眼睑痉挛、眼部疼痛，与化学物质进入结膜囊有关。

2. 自理缺陷　与视力下降有关。

3. 潜在并发症　角膜溃疡、虹膜睫状体炎、继发性青光眼、并发性白内障及眼睑畸形，与化学物质进入结膜囊有关。

4. 组织完整性受损　角膜组织损伤，与化学物质接触角膜有关。

5. 知识缺乏　缺乏眼化学伤防治常识。

【护理措施】

1. 急救　眼化学伤发生后，立即就地取水，用大量清水反复冲洗眼部，冲洗时要翻转上、下眼睑，并令患者眼球做上、下、左、右转动，暴露穹窿部，彻底冲洗，冲洗至少要30min。结膜囊冲洗时，尽快清除存留于结膜囊内的固体化学物质。送到医院后，根据时间早晚也可再次冲洗并检查结膜囊内是否还残留异物。详细询问患者眼化学伤的时间、致伤物质的名称、浓度、量及接触眼部的时间。

2. 药物护理　酸性眼化学伤可球结膜下注射 5% 磺胺嘧啶钠溶液 0.5～1ml，碱性眼化学伤可用维生素 C 0.5～1ml 结膜下注射；局部或全身应用皮质类固醇，但伤后1～2 周内角膜有溶解倾向，应停用；局部应用抗生素及胶原酶抑制剂，防治角膜溃疡。虹膜睫状体炎用 1% 阿托品散瞳。

3. 手术护理　严重碱化学伤可行前房穿刺，放出房水，减轻炎症反应；球结膜角膜坏死，应早期手术切除坏死组织；晚期手术治疗方法有手术矫正睑球粘连、眼睑外翻，角膜移植，治疗继发性青光眼、并发性白内障及角膜白斑等。

4. 心理护理　加强心理护理，消除患者的悲观、焦虑及紧张情绪，配合治疗。

5. 卫生宣教　向患者及家属介绍眼化学伤常见的原因、危害及自救措施。加强对一线工人的安全防护，配备防护眼镜、衣服；进行安全生产教育，严格操作规程。

五、辐射性眼外伤

辐射性损伤包括电磁波谱中各种辐射线造成的损害，如微波、红外线、可见光、紫外线、X 线、γ 射线等。本节主要介绍紫外线损伤造成的电光性眼炎。

电光性眼炎（electric ophthalmia）是指大剂量的紫外线长时间照射眼部，引起结膜、角膜上皮细胞坏死脱落，是机械工业中最常见的一种职业病。

【病因与发病机制】紫外线对组织起光化学作用，使蛋白质变性和凝固。对细胞的作用主要是破坏其核糖核酸的合成，致细胞坏死。大剂量紫外线可使角膜上皮细胞坏死脱落，引起角膜上皮点状浸润。

【临床表现】常见于电焊工，也可发生于雪地、沙漠及海面工作者，因被日光大量反射的紫外线照射，引起类似的电光性眼炎。一般在照射后 3～8h 发作，有明显的异物感、刺痛、畏光、流泪及眼睑痉挛，结膜混合性充血，角膜上皮点状脱落。24h 后症状减轻或痊愈。

【治疗原则】对症处理，减轻疼痛，预防感染。

【护理诊断】

1. 疼痛　畏光、流泪、眼痛、眼睑痉挛及异物感，与角膜上皮脱落有关。

2. 潜在并发症　角膜溃疡，与角膜上皮脱落后感染有关。

【护理措施】

（1）早期冷敷、针刺合谷穴有助于减轻症状，局部滴 1% 地卡因眼液减轻疼痛。若无并发症发生，通常在 24h 后症状缓解，角膜上皮愈合。

（2）局部涂抗生素眼膏，包盖患眼，防治角膜炎症。

（3）进行卫生宣教，电焊环境下应佩戴防护眼镜，防止电光性眼炎发生。

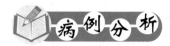

病例分析

　　徐某某，男，25 岁，某化工厂工人，因双眼不慎溅入硫酸溶液后剧痛，视物不清而急诊，已在厂内用自来水冲洗双眼。检查：双眼睑红肿、痉挛、水疱，球结膜高度水肿，角膜中央雾状混浊。诊断为双眼化学性烧伤（Ⅱ度，紧急期）。

　　（1）眼化学伤的紧急处理措施有哪些？

　　（2）怎样防治化学性眼外伤？

（郑建奇）

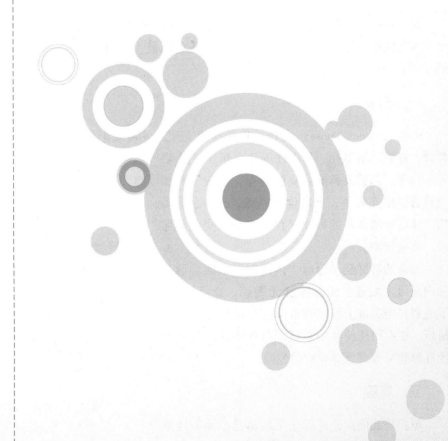

第二篇

耳鼻咽喉科护理学

第四章 | 耳、鼻、咽、喉的应用解剖生理

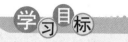

1. 掌握鼻及鼻窦的应用解剖和生理功能。
2. 熟悉咽、喉的应用解剖和主要生理功能。
3. 熟悉气管、支气管及食管的应用解剖和生理功能。
4. 掌握耳的应用解剖和生理功能。

第一节 鼻的应用解剖生理

鼻（nose）由外鼻、鼻腔、鼻窦三部分构成。外鼻位于面部中央。鼻腔是位于两侧面颅之间的腔隙，其上、后、旁由左右成对的鼻窦环绕，鼻窦开口于鼻腔，二者黏膜互相移行连为一个整体。

一、外鼻

外鼻（external nose）由骨、软骨构成支架，外覆软组织和皮肤，分鼻根、鼻尖、鼻梁、鼻翼、前鼻孔、鼻小柱等几个部分（图4-1）。

鼻尖、鼻翼及鼻前庭皮肤较厚，与皮下组织及软骨膜粘连紧密，且富含皮脂腺、汗腺，为鼻疖、痤疮和酒渣鼻的好发部位，当疖肿炎症肿胀时，疼痛较剧。

外鼻的静脉经面静脉、内眦静脉及眼静脉与颅内海绵窦相通。面部静脉无瓣膜，血液可上、下流通，当鼻或上唇（称危险三角区）患疖肿时挤压，则有可能使感染蔓延至颅内引起海绵窦血栓性静脉炎等严重并发症的危险。

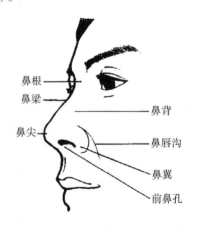

图4-1 外鼻示意图

二、鼻腔

鼻腔前起前鼻孔，后止于后鼻孔，为一顶窄

底宽的狭长腔隙，后通鼻咽部。由鼻中隔分隔为左右两腔，每侧鼻腔包括鼻前庭及固有鼻腔两部分。

（一）鼻前庭

鼻前庭（nasal vestibule）位于鼻腔最前部，由皮肤覆盖，长有鼻毛，富含皮脂腺和汗腺，易患鼻疖。鼻前庭皮肤与固有鼻腔黏膜交界处称为鼻阈。

（二）固有鼻腔

固有鼻腔（nasal fossa proper）通称鼻腔，由黏膜覆盖，有内、外、顶、底四壁。

1. 内侧壁 即鼻中隔，由鼻中隔软骨、筛骨正中板及犁骨构成。软骨膜和骨膜外覆黏膜。鼻中隔前下部黏膜内血管丰富，由鼻腭、筛前、上唇及腭大动脉支末端吻合形成毛细血管网称为利特尔区（Little area）。此处黏膜较薄，血管表浅，黏膜与软骨膜相接紧密，血管破裂后不易收缩，且位置又靠前，易受外界刺激，是鼻出血易发部位。

2. 外侧壁 鼻腔外侧壁上有突出于鼻腔中的三个骨质鼻甲，由上而下分别称上、中、下鼻甲。各鼻甲外下方的空隙称为鼻道，即上、中、下鼻道（图4-2）。各鼻甲内侧面和鼻中隔之间的空隙称为总鼻道。上、中两鼻甲与鼻中隔之间的腔隙称嗅裂或嗅沟。

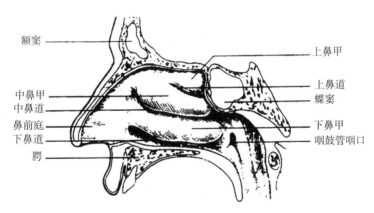

图4-2 鼻腔外侧壁示意图

（1）上鼻甲 位于鼻腔外侧壁的后上部，位置最高、最小，因前下方有中鼻甲遮挡，前鼻镜检查时不易窥见。上鼻甲后上方有一凹陷称蝶筛隐窝，为蝶窦开口。

（2）上鼻道 内有后组筛窦开口。

（3）中鼻甲 系筛骨的一部分，中鼻甲前端外上方的鼻腔侧壁有小丘状隆起称为鼻丘，由筛前神经和嗅神经形成一敏感的反射区。中鼻甲基板将筛窦分成前组筛窦和后组筛窦。

（4）中鼻道 外侧壁上有两个隆起，后上隆起为筛泡，前下隆起名钩突，筛泡、钩突之间有一半月状裂隙，称半月裂，额窦多开口于半月裂的前上部，其后为前组筛窦开口，最后为上颌窦开口。中鼻甲、中鼻道及其附近区域解剖结构称为窦口鼻道复合体（ostiomeatal complex），它的异常和病理改变与鼻窦炎发病关系密切。

（5）下鼻甲 为一独立骨片，是鼻甲中最大者，附着于上颌骨内侧壁和腭骨垂直板，前端距前鼻孔约2cm，后端距咽鼓管咽口约1cm，故下鼻甲肿胀或肥大时易致鼻塞或影响咽鼓管的通气引流。

（6）下鼻道　前部有鼻泪管开口，距离下鼻甲前端1～2cm的下鼻道外侧骨壁较薄，是上颌窦穿刺的最佳进针部位。

3. 顶壁　呈狭小的拱形，前部为额骨鼻突及鼻骨，中部是分隔颅前窝与鼻腔的筛骨筛板，此板薄且有多数细孔，呈筛状，嗅神经经此下入鼻腔。外伤或手术时易骨折致脑脊液鼻漏，亦是鼻腔感染扩散入颅的途径。

4. 底壁　即硬腭的鼻腔面，与口腔相隔。

三、鼻窦

鼻窦（accessory nasal sinuses）为鼻腔周围颅面骨内的含气空腔，均有开口与鼻腔相通，内衬黏膜与鼻腔黏膜连续。按其所在颅面骨命名为额窦（frontal sinus）、筛窦（ethmoid sinus）、上颌窦（maxillary sinus）及蝶窦（sphenoid sinus），共四对。

临床上按其解剖部位及窦口所在位置，将鼻窦分为前、后两组，前组鼻窦包括上颌窦、前组筛窦和额窦，其窦口均在中鼻道。后组鼻窦包括后组筛窦和蝶窦，前者窦口在上鼻道，后者窦口在蝶筛隐窝。

1. 上颌窦　位于上颌骨内，为鼻窦中最大者。共有五个壁：前壁为尖牙窝，是上颌窦手术的常用进路；后外壁与翼腭窝和颞下窝毗邻；顶壁即眼眶底壁，窦内与眶内疾病可相互影响；底壁为上颌骨牙槽突，上颌第二双尖牙和第一、二磨牙牙根感染可引起牙源性上颌窦炎；内壁为部分鼻腔外侧壁，上方有上颌窦口通中鼻道。

2. 筛窦　位于筛骨内，为蜂窝样结构。以中鼻甲基板为界分成前后两组。前组筛窦窦口在中鼻道，后组筛窦窦口在上鼻道。外壁即眼眶内壁，顶壁为筛骨水平板。筛窦疾病可引起眶内或颅内感染。

3. 额窦　位于额骨内。前壁为额骨外板，后壁与颅前窝仅隔一薄骨板，底壁相当于眼眶内上角。

4. 蝶窦　位于蝶骨体内，左、右各一。顶壁为蝶鞍底，底壁为鼻咽顶，外侧壁与颈内动脉和视神经相邻，前壁内上方为窦口。

四、鼻及鼻窦的生理功能

1. 鼻的生理功能　鼻腔主要有呼吸、嗅觉、共鸣及反射功能。

（1）呼吸功能　鼻腔为呼吸空气的通道，有调节吸入空气的温度、湿度、滤过和清洁作用，以保护下呼吸道黏膜适应生理要求。

（2）嗅觉功能　含有气味的气体分子随吸入气流到达鼻腔嗅沟处，与嗅黏膜接触，溶解于嗅腺的分泌物中，刺激嗅细胞产生神经冲动，经嗅神经到达嗅觉中枢产生嗅觉。

（3）共鸣　鼻腔是重要的共鸣器官，发音在喉，共鸣在鼻，以使声音洪亮而清晰。若鼻腔因炎症致鼻甲肿胀而闭塞时，发音则呈"闭塞性鼻音"。若腭裂或软腭瘫痪，发音时鼻咽部不能关闭，则呈"开放性鼻音"。

2. 鼻窦的生理功能　鼻窦在增加吸入鼻腔空气的温度及湿度，增强声音共鸣作用，以及减轻头颅重量等方面都起着一定的作用。

第二节　咽的应用解剖生理

咽（pharynx）是呼吸道与消化道上端的共同通道，上起颅底，下达环状软骨下缘，相当于第 6 颈椎食管入口平面，成人全长约 12cm。前壁不完整，分别与鼻腔、口腔和喉腔相通。

一、咽的分区

咽分为鼻咽、口咽和喉咽三部分（图 4－3）。

1. 鼻咽　鼻咽（nasopharynx）在鼻腔的后方，颅底至软腭游离缘水平面间的咽部称鼻咽。在其顶壁与后壁交界处的淋巴组织称增殖体、腺样体或咽扁桃体。若腺样体肥大可影响鼻呼吸，或阻塞咽鼓管咽口引起听力减退。鼻咽前方与后鼻孔及鼻中隔后缘相连。鼻咽的左右两侧距下鼻甲后端约 1cm 处有一喇叭形开口为咽鼓管咽口，此口的前、上、后缘隆起称咽鼓管圆枕。在咽鼓管圆枕后上方有一凹陷称咽隐窝，是鼻咽癌好发部位，其上邻近颅底破裂孔，故鼻咽恶性肿瘤常可循此进入颅内。咽鼓管咽口周围有丰富的淋巴组织称咽鼓管扁桃体。

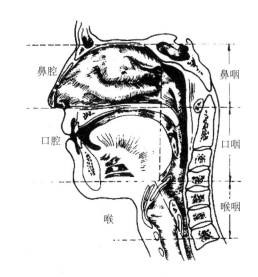

图 4－3　咽部分区示意图

2. 口咽　口咽（oropharynx）为软腭游离缘平面至会厌上缘平面间部分，后壁黏膜上有散在的淋巴滤泡，前方借咽峡与口腔相通，向下通喉咽部（图 4－4）。咽峡系悬雍垂和软腭的游离缘、两侧由舌腭弓及咽腭弓、下由舌背所围成的环形部分。舌腭弓和咽腭弓间的深窝称扁桃体窝，内有腭扁桃体。咽峡的前下部为舌根，上有舌扁桃体。在咽腭弓的后方，有纵行束状淋巴组织称咽侧索。

（1）腭扁桃体　腭扁桃体（palatine tonsil）俗称扁桃体，为一扁卵圆形淋巴组织，位于咽部两侧舌腭弓与咽腭弓间的扁桃体窝内，左右各一，表面有 6～20 个内陷的深度不一的扁桃体隐窝。隐窝深入扁桃体内成为管状或分支状盲管，常为食物残渣及细菌、病毒存留场所，易形成感染"病灶"。

（2）咽淋巴环　咽部有丰富的淋巴组织，主要有腺样体、咽鼓管扁桃体、腭扁桃体、咽后壁淋巴滤泡、咽侧索及舌扁桃体，这些淋巴组织在黏膜下有淋巴管相连共同构成咽淋巴环的内环。

3. 喉咽 喉咽（laryngopharynx）上起会厌软骨上缘平面，下止于环状软骨下缘平面，下接食管，前方为喉，两侧构会厌襞的外下方各有一深窝称梨状窝，此窝前壁黏膜下有喉上神经内支经此入喉。两梨状窝之间，环状软骨板后方有环后隙与食管入口相通。在舌根与会厌软骨之间的正中有舌会厌正中韧带，韧带两侧为会厌谷，常为异物存留的部位。

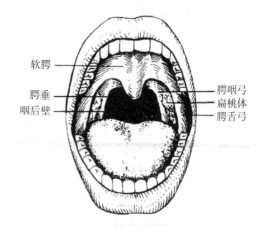

图 4 – 4 口咽示意图

二、筋膜间隙

1. 咽后间隙 位于椎前筋膜与颊咽筋膜之间。上起颅底，下达上纵隔，相当于第1、2胸椎平面，两侧仅以薄层筋膜与咽旁间隙相隔，正中由咽缝分为左、右两部分。

2. 咽旁间隙 位于咽后间隙的两侧，左、右各一，形如锥体。

三、咽的主要生理功能

1. 吞咽功能 食物入咽腔，软腭上举关闭鼻咽腔，同时会厌遮盖喉入口，咽缩肌收缩使食物进入食管，完成吞咽动作。

2. 呼吸功能 咽作为呼吸道一部分，有调节吸入空气的温度、湿度、滤过和清洁作用。

3. 保护和防御功能 咽淋巴组织可吞噬和消灭细菌。另在吞咽和呕吐时可反射性关闭鼻咽和声门，避免食物进入气管和鼻腔。

4. 共鸣作用 发音时咽腔可改变形态使声音产生共鸣。

5. 扁桃体的免疫功能 扁桃体为一免疫器官，在儿童期免疫功能较活跃，能产生多种免疫球蛋白，具有细胞免疫和体液免疫功能。

第三节 喉的应用解剖生理

喉（larynx）居颈前正中，上通喉咽，下接气管，为呼吸与发音的重要器官，是由一组软骨、韧带、喉肌及黏膜构成的锥形管腔状器官。

一、喉软骨

喉的支架主要由三个单一软骨，即甲状软骨、环状软骨、会厌软骨和成对软骨即构状软骨共同构成（图4－5）。

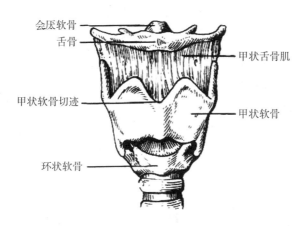

图 4 - 5 喉前面观

1. 甲状软骨 甲状软骨是喉支架中最大的一块软骨，两侧由左右对称的甲状软骨翼板在颈前正中线汇合形成一定的角度，男性夹角较小且上端向前突出，称为喉结。甲状软骨上缘正中有一"Ⅴ"形凹陷，称甲状软骨切迹，为识别颈正中线的标志。

2. 环状软骨 环状软骨位于甲状软骨之下，下接气管，前部较窄，称环状软骨弓，后部向上延展而较宽阔，称环状软骨板。环状软骨是喉部惟一呈完整环形的软骨，对支撑喉腔保持其通畅甚为重要。

3. 会厌软骨 会厌软骨扁平如叶状，上缘游离呈弧形，茎在下端，附着于甲状软骨前角的内面。会厌软骨位于喉的上部，会厌分舌面和喉面，舌面组织疏松故感染时易肿胀。

4. 杓状软骨 位于环状软骨板后上缘，呈三角锥形，左、右各一，其底部和环状软骨连接成环杓关节，它在关节面上的滑动和旋转可使声带张开或闭合。

二、喉腔

喉腔上起自喉入口，下达环状软骨下缘，由声带分隔为三区（图 4 - 6）。

1. 声门上区 位于喉入口与声带上缘之间。

2. 声门区 位于两侧声带之间。声带呈白色带状，左、右各一，张开时出现一等腰三角形裂隙，称声门裂，为喉腔最狭窄处。

3. 声门下区 位于声带下缘至环状软骨下缘之间。此区黏膜下组织疏松，炎症时易水肿引起喉阻塞。

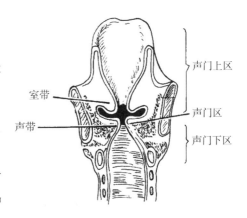

图 4 - 6 喉腔分区图

三、神经

喉的神经均为迷走神经分支。

1. 喉上神经　在相当于舌骨大角平面处分为内、外两支，内支为感觉神经，在喉上动脉穿入甲状舌骨膜处后上方入喉，分布于声带以上区域的黏膜。在梨状窝处黏膜下该神经位置较浅，故可在此做表面麻醉。外支属运动神经，支配环甲肌。喉上神经病变时，喉黏膜感觉丧失，易发生误咽，同时环甲肌松弛致发音障碍。

2. 喉返神经　为喉的主要运动神经，支配除环甲肌以外的喉内诸肌，亦有感觉支分布于声门下区黏膜。两侧喉返神经的径路不同，左侧在主动脉弓前由迷走神经分出，绕主动脉弓下方，然后沿气管食管沟上行，在环甲关节后方进入喉部。右侧喉返神经在右锁骨下动脉前方由右迷走神经分出向下、后绕此动脉，然后沿气管食管沟上行，到环甲关节后方入喉。由于左侧径路较右侧长，故临床上受损伤机会较多。

四、喉的生理功能

1. 呼吸功能　声门是呼吸道最狭窄处。声带外展和内收调节声门大小，声门大小的改变又可调节呼吸气流量。

2. 发音功能　肺呼出的气流冲击声带使其振动发音。

3. 保护功能　喉的杓状会厌襞、室带、声带具有括约肌作用，形成三条防线防止误吸，保护下呼吸道。

第四节　气管、支气管及食管的应用解剖生理

1. 气管、支气管的应用解剖生理　气管（trachea）位于颈前正中，食管的前方，是一个由软骨、肌肉、黏膜和结缔组织构成的管腔。上起环状软骨下缘，向下至气管隆凸，在此分成左、右两个主支气管。

右主支气管较短而粗，与气管纵轴的延长线约成25°角；左主支气管较细而长，与气管纵轴约成45°角，因此气管异物进入右侧的机会较左侧多见。

2. 食管的应用解剖生理　食管（esophagus）是一由肌肉和黏膜构成的管道，位于纵隔内，上通喉咽，下止贲门。成人的食管长度约为23～25cm，食管管壁由四层组织构成，由内向外分黏膜层、黏膜下层、肌层和纤维层。

食管自上而下有四个比较狭窄的部位：第一狭窄为食管入口处，距上切牙约16cm，是食管最狭窄处；第二狭窄为主动脉弓横过食管处，距上切牙约23cm；第三狭窄为左主支气管横过食管处，距上切牙约27cm；第四狭窄是食管穿过横膈裂孔处，距上切牙约36cm。该四个狭窄的部位是食管异物易停留处。

第五节 耳的应用解剖生理

耳分外耳、中耳和内耳（图4-7）。

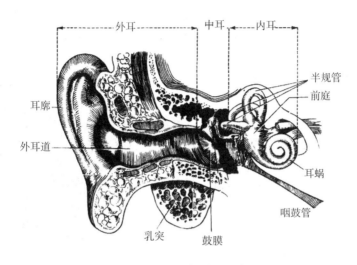

图4-7 耳的解剖关系示意图

一、外耳

外耳（external ear）包括耳廓和外耳道。

1. 耳廓 耳廓（auricle）支架由弹性软骨构成，外覆软骨膜和皮肤，附丽于头颅侧面。上有耳屏、耳垂、耳轮等结构。

2. 外耳道 外耳道（external auditorycanal）外起外耳门，向内直至鼓膜，成人长度约2.5~3.5cm，分软骨部和骨部。软骨部居外，占全长的1/3。整个外耳道覆盖皮肤，软骨部皮下组织富含毛囊、皮脂腺及耵聍腺，为耳疖的好发部位。因此处皮肤和软骨附着较紧，故疖肿时疼痛剧烈。外耳道略呈"S"形弯曲，成人的软骨部弯向前下，婴幼儿则稍向上斜，故在检查外耳道深部或鼓膜时，需牵拉耳廓使外耳道成一直线方易窥见，成人往后上牵拉，婴幼儿则向后下牵拉。

二、中耳

中耳（middle ear）包括鼓室、咽鼓管、鼓窦和乳突四部分。

1. 鼓室 为鼓膜和内耳外侧壁之间的含气空腔。向前经咽鼓管通鼻咽部，向后经鼓窦入口通鼓窦和乳突气房。鼓室有上、下、内、外、前、后六个壁。

（1）上壁 亦称鼓室盖，是一层薄骨板，将鼓室与颅中窝分隔，鼓室盖有岩鳞缝，婴幼儿时未闭合，鼓室病变可经此引起颅内感染。

（2）下壁 为一层薄骨板将鼓室和颈静脉球分隔。

（3）内壁 即内耳的外壁，在中部有一隆起名鼓岬，为耳蜗底周所在处。鼓岬的后上方有前庭窗，又称卵圆窗，为镫骨底板借环状韧带将其封闭。鼓岬的后下方有蜗窗，亦称圆窗。前庭窗上方有面神经水平段，该段的面神经骨管有时残缺，面神经直接暴露于鼓室黏膜下，是急性中耳炎早期出现面神经瘫痪的原因之一。

（4）外壁　大部为鼓膜。鼓膜（图 4 - 8）介于外耳道和鼓室之间，为椭圆形、灰白色的半透明薄膜，呈浅漏斗状，凹面向外，鼓膜自外上斜向内下，与外耳道底约成 45°角。鼓膜分两部分，其上方小部分称松弛部，其余大部分称紧张部。

（5）前壁　前壁的上部为鼓膜张肌半管开口，其下为咽鼓管鼓室口。

（6）后壁　为乳突前壁，上部有鼓窦入口，自此通入鼓窦，为中耳炎症向鼓窦乳突气房扩散的通道。

鼓室内有听骨、肌肉、韧带和神经。听骨有三块，即：锤骨、砧骨和镫骨，共同构成听骨链。

2. 咽鼓管　亦称耳咽管，是连接鼻咽腔和鼓室的管道，是中耳通气引流之惟一通道，亦是中耳感染的主要途径。

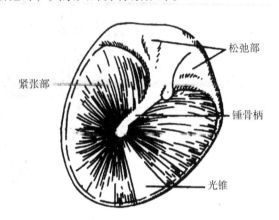

松弛部

紧张部

锤骨柄

光锥

图 4 - 8　鼓膜示意图

它的鼓室口开口位于鼓室前壁，然后向前下、内通入鼻咽部侧壁，开口在下鼻甲后端之后下部。咽鼓管的主要功能为调节鼓室内气压与外界平衡，此为声波正常传导的重要条件。咽鼓管的鼻咽口在静止状态时是闭合的，只有当张口、吞咽、歌唱或打呵欠等动作时开放，空气乘机进入鼓室，以保持鼓室内外的气压平衡。成人咽鼓管的鼻咽口较鼓室口低 15～25mm，婴幼儿的咽鼓管较成人短而平直，接近水平位，口径相对较大，故鼻及鼻咽部的感染易经此管传入鼓室而罹患中耳炎。

3. 鼓窦　为鼓室后上方的含气骨腔，向后下通乳突气房。

4. 乳突　为许多大小、形状不一且相互连通的含气骨腔。

三、内耳

内耳（inner ear）又称迷路，位于颞骨岩部内，分骨迷路和膜迷路两部分。二者之间充满外淋巴液，膜迷路内含有内淋巴液。

1. 骨迷路　分为半规管、前庭和耳蜗三部分。

2. 膜迷路　分为椭圆囊、球囊、膜半规管和膜蜗管四部分。借纤维束固定于骨迷路内。膜蜗管内有螺旋器为听觉感受器，椭圆囊和球囊内的椭圆囊斑和球囊斑以及膜半规管内的壶腹嵴为重要的平衡感受器。

四、耳的生理功能

耳的生理功能主要有两个：一司听觉，二司平衡。

1. 听觉生理　声音传入内耳的径路有两个：一是空气传导，二是骨传导。正常时以空气传导为主。

（1）空气传导 声波被耳廓收集，经外耳道达鼓膜，引起鼓膜听骨链振动，镫骨足板的振动通过前庭窗传入内耳外淋巴，再传至内淋巴，刺激膜蜗管螺旋器产生神经冲动，经听神经传入听觉中枢。

（2）骨传导 声波经颅骨传入内耳。但其传音效能与正常的空气传导相比则微不足道。临床工作中用骨传导测量可鉴别传导性耳聋和神经性耳聋。

2. 平衡生理 人依靠前庭、视觉和本体感觉三个系统的协调作用来维持身体的平衡，其中以前庭功能最为重要。

（卢　毅　崔　伟）

第五章 | 耳鼻咽喉科护理概述

1. 了解耳鼻咽喉科护理工作的基本特征。
2. 熟悉耳鼻咽喉科护理评估及护理诊断。
3. 学会耳鼻喉科护理检查方法。
4. 了解门诊诊室、隔音室、内镜检查室护理管理。
5. 熟悉耳鼻咽喉科手术前后的一般护理管理和常用护理技术操作。

第一节 耳鼻咽喉科护理工作的基本特征

耳鼻咽喉科护理工作是从护理学角度来观察耳、鼻、咽、喉各器官的健康和疾病状态，通过运用整体护理程序，密切配合医师，达到解除患者疾苦、促其康复的目的。

耳、鼻、咽、喉诸器官作为人体重要的感觉器官，具有呼吸、嗅觉、吞咽、发声、听觉、平衡等生理功能，且与免疫系统关系密切，因此耳、鼻、咽、喉诸器官患病将导致上述功能障碍，影响患者日常工作、生活、学习与社交。例如变应性鼻炎患者，除有呼吸、嗅觉功能障碍外，常有流涕、头晕、头痛，往往导致心情烦躁、苦恼，影响工作、学习和人际交往。

耳、鼻、咽、喉诸器官在解剖和功能上联系密切，主要体现在解剖上相互沟通（中耳与鼻咽通过咽鼓管相通），生理上相互关联（言语是由声带振动发声，鼻、咽等器官构音来共同完成），病理上相互影响（鼻慢性疾病可引起慢性咽炎），诊断上相互参考（分泌性中耳炎需检查鼻和鼻、咽），治疗上相互辅助（治疗中耳炎常需同时治疗鼻和鼻咽疾病以改善咽鼓管功能）。耳、鼻、咽、喉诸器官也与整个机体有着广泛而密切的联系，例如中耳炎可引起颅内并发症，鼻窦炎可引起眶内并发症，扁桃体炎可引起关节炎、肾炎、心脏病等；同时一些全身性疾病也可表现出耳鼻咽喉科症状，如高血压引起鼻出血，反流性食管炎引起咽异感症。因此，耳鼻咽喉科患者往往可有多个器官同时受到病变侵袭或一个主要器官病变累及其他器官而有多种主诉和不适，这就要求耳鼻咽喉科护士在护理评估时应注意耳、鼻、咽、喉诸器官之间的联系，亦应考虑到耳、鼻、咽、喉局部与全身各系统的联系，对患者进行全面、系统的动态的评估。

耳鼻咽喉科急症较多，有的甚至危及生命。如呼吸道异物、耳源性颅内并发症、喉阻塞等，若抢救治疗不及时可致严重后果，因此对这类患者一定要高度重视，严密观察，积极治疗。

耳鼻咽喉科的疾病有时仅表现为局部症状，患者常因经济条件或缺乏疾病相关知识等因素而未能及时治疗，有时自行错误处理（如用吞食团的方法处理咽和食管异物）延误病情并引起各种并发症甚至危及生命等。所以，在接诊患者时要耐心细致，不失时机地进行健康宣教，使患者熟悉本科疾病的保健知识。

第二节　耳鼻咽喉科护理评估

护理评估是制订护理计划的基础，贯穿于患者整个住院过程中。评估资料主要包括护理病史、身体状况与心理状态。

一、护理病史评估

了解患者过去的健康状况及工作、生活环境等，评估耳、鼻、咽、喉疾病由何种因素引起。

1. 既往病史　一些全身性疾病常成为耳、鼻、喉疾病的发病原因，如血液系统和心血管系统等疾病可引起鼻出血。而某些耳、鼻、咽、喉疾病又可成为全身性疾病之病灶，如扁桃体炎可并发风湿热、心脏病、关节炎和肾炎等。各器官间及其相邻组织病变均可相互影响，如鼻炎、鼻窦炎可成为中耳炎、咽炎的发病诱因。

2. 环境与职业　生活、工作环境和职业与某些耳、鼻、咽、喉疾病的发生密切相关。如长期在有害粉尘及有毒气体的环境下工作，容易患鼻炎、咽喉炎；长期生活、工作在噪声环境中可引起噪声性聋。

3. 生活习惯　不良的生活习惯可引发耳、鼻、咽、喉疾病。如有烟、酒嗜好者易患咽喉炎；不正确地擤鼻动作可引起急性鼻窦炎、中耳炎等。

4. 家族史与过敏疾病史　某些耳、鼻、咽、喉疾病的发生与家族史、过敏史有关系。如变应性鼻炎患者，可有支气管哮喘、荨麻疹、湿疹等过敏疾病史。

5. 发病诱因　受凉、过度劳累、营养不良及机体抵抗力低下等，均可成为耳、鼻、咽、喉疾病的发病诱因。

二、耳鼻咽喉科患者常见临床表现与心理状况评估

1. 耳漏（otorrhea）　指外耳道流出或在外耳道内聚积有异常分泌物。黏脓性或脓性者多见于急、慢性化脓性中耳炎，若脓液臭应考虑非良性型中耳炎，无色、清亮水样者应警惕脑脊液耳漏，持久血性脓液应注意恶性病变。有耳漏的患者常自卑，表现出性情孤僻、回避社交。

2. 耳聋（deafness）　一般将听力损失统称耳聋，按病变部位可分为传导性聋、感音神经性聋和混合性聋。外耳和中耳病变可表现为传导性聋，耳蜗、听神经及听中

枢的病变为感音神经性聋，耳传音与感音系统均受累所致的听力下降为混合性聋。耳聋患者出现社交困难，生活、工作均受影响，精神受创伤。

3. 耳痛（otalgia）　　多为耳部炎性病变引起，也可为耳部邻近器官疾病引起的牵涉性痛。如外耳道炎、外耳道疖、急性中耳炎、急性咽炎、扁桃体炎等，可表现为胀痛、跳痛。牵拉耳廓痛加剧常提示为外耳道炎症。耳痛常影响睡眠，患者心情烦躁。

4. 耳鸣（tinnitus）　　患者耳内有声音的主观感觉，但其周围环境中并无相应声源。耳鸣产生机制复杂，影响因素多，患者心理状态对其亦有较大影响。一般耳部疾病引起的耳鸣常伴听力减退或眩晕；全身因素引起者可不伴耳聋、眩晕，但可伴某些疾病的相关症状。耳鸣常扰人不安，患者焦虑、失眠、抑郁或情绪激动。

5. 眩晕（vertigo）　　为一种运动性或位置性错觉，常感自身或外界景物发生运动。引起眩晕的原因复杂。耳源性眩晕常有耳聋、耳鸣，可伴有恶心、呕吐、面色苍白、出冷汗等自主神经反射症状。眩晕患者常表现出恐慌、焦虑或易激动。

6. 鼻塞（nasal obstruction）　　系鼻腔通气阻力增大，常因鼻黏膜充血、水肿或鼻甲增生、肥厚及鼻腔或邻近部位新生物等引起。鼻塞可表现为交替性、间歇性或进行性加重，常伴有头晕、头痛、耳闷、嗅觉障碍等症状。患者常心情烦躁，影响学习、社交。

7. 鼻漏（rhinorrhea）　　指鼻内分泌物过多而自前鼻孔溢出。因原因不同，性状各异。水样鼻漏多见于急性鼻炎早期和变应性鼻炎，脑脊液鼻漏发生于外伤或手术后。慢性鼻炎及鼻窦炎常表现为黏液性或黏脓性鼻漏。血性鼻漏指鼻分泌物中带血，见于鼻腔、鼻窦或鼻咽部炎症、肿瘤或异物。鼻漏患者常感苦恼，回避社交。

8. 鼻出血（nosebleed，epistaxis）　　见第六章第一节有关内容。

9. 嗅觉障碍（dysosmia）　　临床上以嗅觉减退、嗅觉丧失常见，多因鼻腔阻塞或嗅黏膜、嗅神经疾病引起。嗅觉障碍患者常有食欲减退，精神不振，影响工作、生活。

10. 咽痛（sore throat）　　是咽部疾病中最常见的症状。除可因咽部或咽邻近器官炎症、创伤、异物、肿瘤等疾病引起外，某些全身性疾病如白血病、获得性免疫缺陷综合征（简称：艾滋病）等也可引起。一般急性炎症疼痛较剧烈。咽痛重者常影响吞咽及发声，带给患者极大痛苦。

11. 咽感觉异常（perverted sensation of pharynx）　　指咽部有异物、黏附、瘙痒、干燥、堵塞等异常感觉。常由咽部及其周围组织的器质性病变或功能性因素引起。患者常烦躁多疑，可产生焦虑或恐癌情绪。

12. 吞咽困难（dysphagia）　　可分梗阻性、神经性、功能障碍性三种。梗咀性者见于咽、食管狭窄、肿瘤或异物等，神经性者由咽肌麻痹引起，功能障碍性者由咽痛引起。此类患者常有营养不良、消瘦、精神不振，患者痛苦不堪。

13. 打鼾（snore）　　打鼾是因软腭、舌根处软组织随呼吸气流颤动所产生的有节奏的声音。各种病变造成上呼吸道狭窄及某些全身性疾病如肥胖、内分泌紊乱等均可引起打鼾。如伴睡眠呼吸暂停，则称阻塞性睡眠呼吸暂停综合征。打鼾患者常白天嗜睡，注意力不集中，记忆力减退，易出差错和安全事故。

14. 声嘶（hoarseness）　是由于声门闭合不全、声带增厚或新生物引起，为喉部疾病特有症状之一。最常见的原因是炎症，如喉炎、声带小结及息肉等。另外，喉部肿瘤、喉神经麻痹、创伤、喉部特异性感染及先天性畸形等均可引起。癔症患者可突发声嘶，经暗示治疗后可立即恢复正常。

15. 喉鸣（laryngeal stridor）　是呼吸气流通过变窄的喉腔产生涡流振动而发出的响声，是喉部特有症状之一。由于小儿喉的解剖特点，故易发生喉鸣。常见原因有喉部先天畸形、炎症、外伤、异物、水肿、肿瘤等。

16. 呼吸困难（dyspnea）　一般可分为吸气性呼吸困难、呼气性呼吸困难和混合性呼吸困难。喉源性呼吸困难为吸气性呼吸困难，可分为四度。呼吸困难者常精神紧张、内心恐慌。

第三节　耳鼻咽喉科护理检查

一、额镜的使用

额镜为一中央有孔的凹面反光镜，有头带供检查者固定于头部，通过联结关节可使镜面灵活转动。检查者头戴额镜，镜面置于与光源同侧的眼前，将镜子的反光聚焦于受检部位，保持瞳孔、镜孔和检查目标三者成一直线，两眼同时睁开进行检查。

二、受检者体位

检查鼻、咽、喉时，受检者面对检查者端坐，上身稍前倾，头颈放松以便头位随检查者需要做适当调整。若检查耳部，则受检者侧坐，将被检耳朝向检查者。不合作的小儿则由家长抱着，右手固定小儿头部于胸前，左手环抱其两臂，双膝夹住小儿双腿，以防乱动。

三、耳的检查

1. **耳廓及耳周检查**　观察耳廓及其周围有无畸形、红肿、瘘口、瘢痕、新生物等。检查耳廓有无牵拉痛，耳屏及乳突有无压痛。耳周淋巴结有无肿大、压痛。

2. **外耳道及鼓膜检查**　检查者将受检耳耳廓向后、上、外牵拉（婴幼儿则往下牵拉），使外耳道变直。观察外耳道内有无耵聍、异物、肉芽及分泌物，皮肤是否红肿、糜烂，有无新生物。有耵聍、异物及分泌物者先清除，再观察鼓膜的正常解剖标志是否存在及其活动度，有无充血、穿孔、混浊、内陷、钙化和瘢痕等。

3. **咽鼓管检查**　主要查明咽鼓管的通气功能，常用的方法有捏鼻鼓气法、波利策法、导管吹张法等。具体方法见后面的咽鼓管吹张法。

4. **听力检查**　临床听力检查法分为主观测听法和客观测听法两类。前者包括语音检查法、表试验、音叉试验、纯音听阈及阈上功能测试、言语测听等。后者有声导抗测试、电反应测听以及耳声发射测试等。其中音叉试验、纯音听阈测试、声导抗测试较为常用。

音叉检查法：检查者将击响的音叉置于距受试耳外耳道口 1cm 处，叉臂末端应与外耳道口在一平面上测气导听力（AC）；将振动的音叉柄置于鼓窦区表面或颅骨中线上测骨导听力。

（1）林纳试验（RT）　即单耳气骨导比较试验，将振动的音叉柄置于受检耳鼓窦区，待受检耳听不到声音时，立即将叉臂置于外耳道口，若能听见说明气导＞骨导，记做 RT（＋），提示正常或感音神经性耳聋；若气导听不到后，骨导仍能听到，说明骨导＞气导，记做 RT（－），提示传导性耳聋。

（2）韦伯试验（WT）　比较受检者两耳的骨导听力，即骨导偏向试验。将振动的音叉柄底置于受检者颅骨中线任何一点。请受检者辨别音叉声偏于何侧。记录时以"→"示所偏向的侧别，如果偏向患侧多为传导性聋，而偏向健侧者患耳则为感音神经性聋；"－"示两侧相等。

（3）施瓦巴赫试验（ST）　比较受检者与正常人的骨导听力。将振动的音叉柄底置于受检者耳后骨窦区，至听不到声音时，立即移至检查者（正常人）耳后骨窦区，比较两者骨导时间长短。若受检者较检查者骨导延长，为传导性聋；若骨导缩短，则为感音神经性聋。

5. 前庭功能检查　通过一些特殊的测试方法，了解前庭功能状况，并为定位诊断提供依据。前庭功能检查主要包括：①评价前庭眼动反射弧的眼震反应，如自发性眼震检查法、位置性眼震检查法、温度试验、旋转试验等；②评价前庭脊髓反射系统的平衡功能，如闭目直立检查法、过指试验、行走试验、姿势描记法等。

6. 影像学检查　影像学检查是耳部疾病重要的辅助检查方法，包括颞骨岩部、乳突部 X 线摄片、颞骨 CT 扫描及磁共振成像。颞骨 X 线摄片有助于了解中耳乳突骨质破坏的部位范围；颞骨 CT 扫描能清晰显示颞骨的细微解剖结构；磁共振成像（MRI）具有较高的软组织分辨能力，可显示桥小脑角及大脑颞叶、脑室等部位软组织解剖结构的变化。

四、鼻的检查

1. 外鼻检查

（1）观察外鼻有无畸形、红肿、缺损、隆起、歪斜等。

（2）触诊外鼻有无压痛、皮下气肿、骨摩擦感等。

2. 鼻腔检查

（1）鼻前庭检查　用拇指将鼻尖抬起，受检者头稍后仰，观察鼻前庭皮肤有无红肿、皲裂、糜烂、隆起、结痂及有无鼻毛脱落等。

（2）鼻腔检查　检查者一手持前鼻镜，与鼻腔底平行伸入鼻前庭，注意镜唇勿超过鼻阈，以防损伤鼻黏膜，轻轻张开镜唇扩大前鼻孔，观察鼻黏膜有无充血、水肿、出血、肥大及萎缩，鼻中隔有无偏曲，各鼻道内有无分泌物、新生物等。若分泌物较多可嘱患者擤出；若鼻甲肥大则先用麻黄碱收缩，再行检查。检查完撤出前鼻镜时勿将镜唇闭拢，而是呈半开放状态退出，以免夹住鼻毛。

3. 鼻窦检查　观察各鼻窦相应体表皮肤有无红肿、隆起，局部有无叩痛、压痛。前鼻镜或鼻内镜检查中鼻道、嗅沟或后鼻孔有无分泌物、息肉。另外，可行体位引流及上颌窦穿刺冲洗等检查。

4. 鼻内镜检查　鼻内镜分硬管镜和软管镜，可清晰地观察鼻腔深部、鼻窦开口、鼻咽及鼻窦的细微病变，还可在直视下取活组织检查等。

5. 嗅觉检查　嗅觉检查常用乙醇、醋、水三种物质进行测试，一般认为均能分清者为正常，说出 1~2 种者为减退，不能辨别者为嗅觉丧失。

6. 影像学检查　鼻窦 X 线摄片、CT 扫描和 MRI 是鼻窦疾病的主要辅助检查，能进一步明确病变的性质、范围。

五、咽的检查

1. 口咽检查　用压舌板轻压患者舌前 2/3 处，嘱其发"啊"音，观察软腭运动情况，自前向后依次观察双侧腭舌弓、腭咽弓、咽侧壁及咽后壁，注意黏膜有无充血、溃疡、假膜、肿胀和隆起，咽后壁淋巴滤泡及咽侧索有无增生、肥大等；观察扁桃体大小、隐窝口处有无分泌物等。

2. 鼻咽检查　鼻咽检查常用间接鼻咽镜（后鼻镜）检查，可观察到后鼻孔区、咽鼓管咽口及圆枕、咽隐窝、鼻咽顶后壁及腺样体，应注意有无充血、溃疡、分泌物及新生物等。还可用纤维鼻咽镜、鼻内镜检查。CT 扫描是重要的辅助检查方法。

3. 喉咽检查　喉咽检查常用间接喉镜检查，观察喉咽黏膜有无红肿、溃疡、增厚、新生物或异物等，梨状窝有无积液。还可用直接喉镜、纤维喉镜、X 线摄片、CT 扫描及 MRI 等检查方法。

六、喉的检查

喉外部检查首先观察喉体大小，有无畸形，皮肤情况，然后触诊有无肿胀、触痛，颈部有无肿大淋巴结或其他肿块等。

喉内部检查常用间接喉镜检查，观察会厌舌面及游离缘、舌会厌侧襞、会厌谷，嘱患者发"咿"音，再观察会厌喉面、杓状会厌襞、杓间区、室带和声带，检查时注意喉腔黏膜有无红肿、溃疡、增厚、新生物或异物等；同时应观察声带及杓状软骨活动情况。还可用纤维喉镜、显微喉镜、CT 扫描及 MRI 等检查方法。

第四节　常用护理诊断

1. 舒适改变

（1）鼻塞　常由慢性鼻炎、鼻窦炎引起。

（2）疼痛　主要由耳、鼻、咽、喉诸器官的炎症、外伤或手术创伤、异物、肿瘤等引起，如鼻源性头痛、咽喉痛、耳痛等。

（3）耳鸣 由耵聍栓塞、中耳炎、梅尼埃病、听神经疾病等疾病引起。

（4）眩晕 由梅尼埃病、迷路炎、前庭神经元炎、突聋等疾病引起。

2. 有感染的危险 先天性耳前瘘管、咽鼓管功能不良、鼻窦通气引流障碍、慢性感染病灶存在、耳鼻咽喉科异物及外伤或手术创伤等，均可使病原微生物侵入的危险性增加。

3. 体温升高 由耳鼻咽喉科各种炎症如急性化脓性扁桃体炎和中耳炎、耳源性颅内外并发症、急性化脓性鼻窦炎、急性会厌炎、急性咽喉炎等所引起。

4. 潜在出血 因耳鼻咽喉科外伤、手术创面止血不彻底或伤口感染、异物、挖鼻、存在凝血功能障碍或其他全身疾病等引起。

5. 潜在窒息危险 与上呼吸道急性炎症如急性会厌炎、小儿急性喉炎、咽后脓肿、喉外伤、异物、肿瘤等引起喉阻塞，或与气管、支气管异物阻塞、气管套管脱管等有关。

6. 清理呼吸道无效 由鼻腔、鼻窦、咽、喉、气管等的炎症或异物引起分泌物增多、咳痰困难等因素引起。

7. 气体交换障碍 由气管、支气管内异物存留或炎症肿胀，阻碍正常呼吸引起。

8. 吞咽障碍 由于炎症导致疼痛或机械性梗阻如下咽及食管肿瘤、异物等因素引起。

9. 体液不足或有体液不足的危险 由于体液丢失过多，如鼻出血或手术出血以及各种原因引起的呕吐；摄入量不足，如咽痛不愿吞咽及食管异物存留时间较长导致进食困难；水分蒸发过多，如发热、气管切开等因素所引起。

10. 感知改变 主要指由于鼻部疾病引起的嗅觉改变以及如耳部的或全身性的因素所引起的听觉改变和前庭功能障碍。

11. 语言沟通障碍 与喉部病变、气管切开、全喉切除术后造成的声音嘶哑、失声或失语，各种原因引起的耳聋，以及鼻阻塞引起闭塞性鼻音或鼻咽腔不能关闭形成开放性鼻音等有关。

12. 进食模式改变 下咽、喉部手术后常需短期内鼻饲，使正常进食习惯暂时改变。

13. 自我形象紊乱 与耳、鼻、咽、喉诸器官先天畸形，如歪鼻、鞍鼻、耳廓畸形；炎症引起的分泌物过多，如慢性化脓性鼻窦炎、变应性鼻炎、慢性化脓性中耳炎；破坏性手术如全喉切除术等有关。

14. 知识缺乏 缺乏有关耳鼻咽喉科疾病预防、保健、治疗等方面的知识和技能，如耳毒性药物的使用及其副作用的防治知识，鼻出血的止血措施，避免接触变应原的知识，气管、支气管及食管异物的预防与急救知识与技能，有关职业病的防治知识等。

15. 焦虑 主要与缺乏耳鼻咽喉科疾病的有关知识，如病情的严重程度、疾病的预后、手术并发症，对住院环境不熟悉，经济负担以及其他社会因素等有关。

第五节 耳鼻咽喉科护理管理与常用护理技术操作

一、门诊诊室护理管理

（1）做好开诊前的准备工作 开诊前检查并备齐各种常用检查器械、药品、敷料和办公用品，并按固定位置放好。

（2）组织患者有序就诊，如遇外伤、鼻出血、呼吸困难、耳源性颅内并发症等危重急症患者应立即安排诊治，并密切配合医生，迅速准备好急救药品和器材，共同抢救患者；伴送危重患者入院或转诊。

（3）检查婴幼儿时，应协助医生固定其头位。

（4）遇重度耳聋患者，应酌情采用笔谈，避免喧哗；做好分诊工作，按病情特点，将患者分送给各有专长的医生诊治。

（5）协助医生做好病情解释和患者思想工作，指导就医，使其积极配合治疗与护理。按医嘱进行门诊各种检查及诊疗操作，协助医生做好术前准备、术中巡回、术后观察及护理等。

（6）开展卫生宣教及健康指导，使患者及家属了解本科常见病的发病原因、诊疗方法和预后知识，掌握预防、保健方法。

（7）应定期检查门诊急救、麻醉与剧毒药品及抢救用器械设备、氧气等是否齐全且功能完好。做好门诊各项登记工作，保管好贵重仪器。

（8）做好门诊器械的消毒和保养工作 一般检查器械用过后需及时洗刷干净并擦干，煮沸清毒后再用；对不常用的或精细贵重的器械则应搽油保存。对一次性使用丢弃物品，注意按要求分类收集，集中销毁。

（9）做好卫生安全管理，保持诊疗室清洁、卫生。下班前搞好卫生，关好门窗，切断电源。

二、隔音室护理管理

（1）保持隔音室室内整洁，空气清新，注意防潮。

（2）备好检查及办公用品，如音叉、纯音听力计及声导抗测听仪结果记录单等。按规定对纯音听力计和声导抗测听仪等测听设备定期校准。对耳机或耳塞等部件可用肥皂水清洗，并用75%乙醇擦拭。

（3）测试开始前，向受试者解释测试的目的、过程及配合方法。婴幼儿受检者，应结合其年龄及检查目的，选择合适的测试方法或遵医嘱给予镇静药。

（4）做好测试准备工作，包括祛除受试者的眼镜、头饰、耳环及助听器等，并清洁外耳道，调整耳机位置，以免因外耳道软骨部受压塌陷造成外耳道阻塞，影响测试结果。

（5）测试过程中应使受试者尽量坐得舒适，避免说话、吞咽及清鼻等动作，不晃动身体，保持安静。

（6）测试结束后，记录、整理检查结果并及时送交医生。

三、内镜检查室护理管理

耳鼻咽喉科常用的内镜检查包括耳内镜检查、鼻内镜检查、纤维鼻咽镜检查、纤维喉镜检查、直接喉镜检查、支气管镜检查及食管镜检查等。这些方法现已广泛应用于耳、鼻腔、鼻窦、咽、喉、气管、支气管及食管疾病的诊断和治疗。内镜检查室（简称：内镜室）主要是耳鼻咽喉科患者进行耳内镜检查、鼻内镜检查、纤维鼻咽镜检查及纤维喉镜检查等的检查场所，内镜室应有专职技术人员负责管理，并协助医生进行各项检查和治疗操作。内镜有硬管和软管两种，均系贵重精密光学仪器，配有光源及摄、录像与监视系统，常易因各种原因影响使用，故对仪器设备的妥善保管、正确使用和消毒等显得十分重要。

1. 妥善保管仪器设备

（1）建立仪器保管档案　妥善保存好仪器设备的各种证件、使用说明书，以备使用和维修时参考；建立保养和维修登记卡。

（2）制订规范的使用、消毒及保管制度。

（3）注意防尘、防潮、防霉。保管处宜干燥、阴凉通风，仪器应罩以专用防尘套。

（4）专柜存放　器材不用时应放回其原装盒内的海绵槽中，并通常把仪器设备按顺序置于一专用柜内，以便于移动和操作。纤维内镜及光源导线内部系光导纤维，存放时应避免扭曲和过度弯折。光学仪器不得在日光下暴晒，也不能与挥发性或腐蚀性物质一起存放，零部件不得随意拆卸。

（5）电器及用电器具使用完毕后需将各调节控制钮旋至零位后再关闭电源开关，拔下插头，清洁擦干附件，放回固定位置。

（6）定期检查、保养，及时维修，保持仪器功能良好。

2. 做好检查前准备

（1）受检者的准备　检查前应先告知患者检查的目的、方法、过程和注意事项，进行常规体检及完成必要的辅助检查，以查明有无内镜检查的适应证、禁忌证。术前必须对受检者做详细解释，消除其紧张、恐惧心理，使其能与检查者密切合作。术前遵医嘱用药或禁食。检查过程中嘱受检者全身放松，做深长而有规律的呼吸。

（2）所需器械的准备　尤其对于容易发生故障的器械，如照明装置、吸引器等更应重点检查，检查器械各部件是否合套、齐全、功能良好。发现损坏和松动的零部件，应及时修配，不可勉强使用。

（3）检查者的准备　检查者在实施内镜检查前应阅读 X 线片、CT 片，详细了解病情，正确选择内镜的种类和大小，同时应熟悉器械的使用方法以及消毒和保养等相关知识。

3. 正确使用仪器设备

（1）内镜使用前应以无菌盐水冲洗（管腔内尚需用注射器冲洗），以免残留有甲醛或器械消毒液等刺激组织。

（2）术中要严格遵守操作规程，动作应轻柔、细心，进镜时要避免粗暴推进以免损伤黏膜、出血和影响镜像。

（3）保持镜面干净和视野清晰 因室温较鼻腔低，镜检时镜面会起雾，可先在镜面涂防雾硅油或不时在消毒盆内温热的蒸馏水中加温；遇少量出血或有分泌物时应及时抽吸或冲洗干净；镜面沾有血污时应用蒸馏水或者75%乙醇棉球擦净。

（4）使用器械时要轻拿轻放，持镜要稳，切忌碰撞与摔损，要避免镜面受到擦划损伤。不要过分弯折导光线以免折断导光纤维而造成视像模糊不清。

4. 器械消毒

（1）检查结束后，用清水将所有器械及其部件冲洗干净（尤其是各种内镜管腔及吸引管等需反复冲洗以保持通畅无阻），内镜要用脱脂纱布或棉球反复擦拭消除污渍，不能用毛刷刷洗，而对其他器械均需仔细刷洗，尤其关节、缝隙处要彻底洗净、拭干、涂油。

（2）各种器械的消毒方法，应依据材料及说明书选定。

5. 其他

（1）检查室内应备有常用抢救药品，如肾上腺素、地塞米松及氧气等。配备观片灯，以便术中随时参考对照。

（2）做好卫生安全管理，保持室内整洁，通风良好，空气清新，注意防潮，定期用紫外线消毒室内空气。下班前搞好卫生工作，关好门窗，切断电源。

四、手术前、后的一般护理管理

（1）对患者进行必要的术前心理评估是术前护理的重要环节。护士应主动、热情迎接患者入院，手术前全面评估患者的心理状况，针对患者对手术存在的焦虑、紧张、恐惧的心理反应，给予正确疏导，用通俗易懂的语言耐心地解释疾病及手术治疗的必要性和重要性，细心地介绍术前准备、术中配合和术后有关注意事项等，取得患者和家属的理解与接受。还应经常与患者交流和沟通，让患者及家属充分感受到被尊重和爱护，对医护人员产生信任感，建立良好的护患关系，及时发现引起患者情绪或心理变化的诱因，对症实施心理疏导。

（2）做好术前准备，如手术区皮肤准备、剃须、剪鼻毛或耳毛、鼻腔冲洗、上颌窦穿刺冲洗，给予含漱剂并教会患者含漱方法，术前1天洗头、沐浴及更换清洁衣裤，以及遵医嘱术前用药、术前禁食等。对过度紧张者，护士可遵医嘱给予镇静药。

（3）进入手术室前，嘱患者排空大、小便；取下义齿、眼镜、手表、首饰等；准备手术需要的物品，如病历、X线片、CT片、MRI片、药品等，并随患者一同带入手术室。

（4）手术结束，患者回病房后，根据不同手术和麻醉的要求采取不同的体位。如鼻部手术，一般采取半卧位，全身麻醉者完全清醒前取侧俯卧位、头稍低；乳突手术，一般采取平卧位，术耳朝上，全身麻醉者按全身麻醉术后护理。

（5）整理手术文件，了解手术情况。根据患者术前、术后的具体情况及出现不适的原因、严重程度，耐心细致地做好患者及家属的解释工作，并予对症护理；避免不良刺激，缓解不良心理反应，做好针对性的心理疏导，使患者及家属树立战胜疾病的信心，积极配合医护活动；做好访客管理，保持病室安静，保证患者有足够的休息和睡眠时间。

（6）根据手术的情况，定时监测患者的体温、脉搏、呼吸、血压等生命体征；按时巡视患者，密切观察病情和伤口有无出血、渗液、敷料脱落以及局部红、肿、热、痛等征象，如有呕吐、出血、呼吸困难等异常情况，应及时和医生联系并协助医生做适当处理。嘱患者尽量避免打喷嚏及咳嗽，可用张口深呼吸来抑制。

（7）做好伤口局部护理和口腔卫生护理　给予滴鼻剂滴鼻、喉片含服、含漱剂含漱等，并教会患者或家属掌握使用方法。气管切开患者应按气管切开术后护理，保持气管套管通畅，避免脱管。

（8）及时执行各项术后医嘱，经常与医生交流患者的病情。

（9）交代术后饮食与活动及注意事项　如扁桃体手术术后3h 无出血者可开始进流质饮食，以后视情况改为半流质和软食，7～10 天内不宜吃硬食和油炸食物，以免刺激、损伤伤口，术后第2 天开始鼓励患者多讲话、多漱口、多进饮食，防止伤口粘连、瘢痕挛缩、后遗咽异感症等；口腔伤口完全愈合前不刷患侧牙。术后非制动患者应早期下床活动，以促进康复，预防肺部并发症和褥疮。

（10）做好出院指导及健康教育。

五、常用护理技术操作

（一）外耳道清洁法

1. 目的　清洁患者耳内的分泌物、脓液、耵聍，为耳部检查及治疗做准备。

2. 用具及药品　卷棉子、耳镜、耵聍钩、耳镊及3% 过氧过氢、消毒剂等。

3. 方法　整块耵聍用耳镊或耵聍钩轻轻取出，耵聍碎屑用卷棉子清除。外耳道内的分泌物用蘸有3% 过氧过氢的耳用小棉签清洗，然后用干棉签拭净。

4. 注意事项　整个操作应在明视下进行，动作应轻柔，不可损伤外耳道皮肤和鼓膜。对不合作儿童应由家长或护士协助固定。

（二）外耳道冲洗法

1. 目的　祛除外耳道内已润化的耵聍及微小异物。

2. 用具及药品　温生理盐水、冲洗球或注射器、弯盘、卷棉子。

3. 方法　患者侧坐，患耳朝向操作者，手托弯盘紧贴于耳垂下，以盛接流出的冲洗液。操作者左手向后上方轻拉耳廓，右手持冲洗球/注射器，向外耳道后上壁缓慢注入温生理盐水，借水的回流将耵聍或异物冲出。用卷棉子擦干。

4. 注意事项　冲洗液温度应与体温接近，以免刺激内耳引起眩晕、恶心和呕吐。冲洗宜缓慢，冲洗方向勿直对鼓膜。有急、慢性化脓性中耳炎鼓膜穿孔者禁忌冲洗。

（三）外耳道滴药法

1. 目的 软化耵聍和外耳道炎、中耳炎的局部用药。

2. 用具及药品 3%过氧过氢、棉签、滴管及滴耳药。

3. 方法 患者取坐位，用3%过氧过氢清洁外耳道。头偏向健侧，患耳向上。向后上方牵拉耳廓，将药液滴入耳底部3～5滴，轻压耳屏数下，并保持原位5min。

4. 注意事项 药液温度应与体温相近，以免滴入后患者出现眩晕；应教会患者或其家属掌握滴药方法，以便能在家中自行滴药；药瓶嘴滴管口不能接触耳部。

（四）咽鼓管吹张法

1. 目的 检查咽鼓管功能情况和咽鼓管阻塞。

2. 用具与药品 听诊器、波氏球、咽鼓管吹张导管、1%麻黄碱、1%丁卡因及棉片。

3. 方法

（1）捏鼻鼓气法 嘱患者擤尽鼻涕，捏紧两侧鼻翼，吸气后紧闭嘴唇，向鼻腔鼓气，使空气从咽鼓管进入鼓室。如患者耳内有轰响声及鼓膜向外膨胀的感觉，示咽鼓管通畅；如无上述感觉，则示咽鼓管功能不良。

（2）波氏球吹张法 嘱患者取坐位，擤鼻后含水一口，将波氏球之橄榄头塞入患者前鼻孔，用手指压紧对侧鼻翼，在患者咽下水的同时，迅速挤压皮球，使空气从咽鼓管进入鼓室。正常者耳内有轰响及膨胀感，如无此感觉，则示咽鼓管功能不良。可重复数次。

（3）导管吹张法 嘱患者擤尽鼻涕，鼻腔以1%麻黄碱和1%丁卡因棉片收缩、麻醉。将听诊器两端的橄榄头分别置于检查者和患者的外耳道口。将导管弯头朝下，沿受检侧鼻底缓缓伸入鼻咽部抵达鼻咽后壁，再将导管向受检侧旋转90°，并稍向外拉，此时导管前端即可滑入咽鼓管咽口；然后再向外上方旋转45°，并以左手固定之；用橡皮球对准导管末端开口吹气数次，气体经咽鼓管进入鼓室，同时经听诊管听诊判断咽鼓管是否通畅（图5－1）。

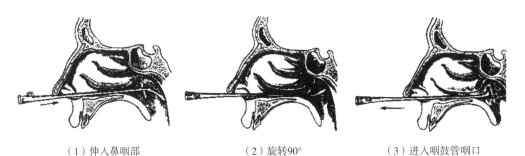

（1）伸入鼻咽部　　　　　　（2）旋转90°　　　　　（3）进入咽鼓管咽口

图5－1 导管吹张法示意图

4. 注意事项 上呼吸道急性感染或鼻腔有脓者不宜做吹张；吹张力量不可过大，以防吹破鼓膜；操作动作应轻巧，以免损伤组织；严重的高血压及动脉硬化患者不宜做咽鼓管吹张。

（五）鼓膜穿刺法

1. 目的　用于诊断和治疗中耳积液或鼓室内给药。

2. 用具及药品　75%乙醇，耳镜，无菌棉球，1ml或2ml注射器，斜面较短的7号针头，2%丁卡因或Bonain液。

3. 方法　患者取侧坐位，清洁、消毒耳周及外耳道皮肤，以2%丁卡因或Bonain液行鼓膜表面麻醉，左手固定耳镜，右手持穿刺针沿外耳道下壁向鼓膜前下部刺入鼓室，会有"落空感"。抽除中耳积液，或注入治疗药物。术毕用无菌棉球塞住外耳道口（图5-2）。

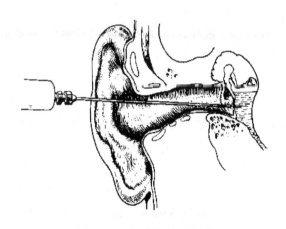

图5-2　鼓膜穿刺示意图

4. 注意事项　鼓膜穿刺针的斜面宜磨钝，以减少鼓室黏膜的损害；针头的方向必须与鼓膜垂直，不得向后上方倾斜，以防损伤听骨，或刺入蜗窗、前庭窗；刺入鼓室后，一定要固定好针头，以防抽液时针头脱出；严格无菌操作，以防细菌感染；穿刺针刺入过深易损伤鼓岬黏膜出血。

（六）剪鼻毛

1. 目的　鼻腔手术前准备。

2. 用具及药品　小剪刀、凡士林、棉签、75%乙醇。

3. 方法　患者取坐位，头后仰，剪刀刃上涂少许凡士林，用左手拇指将鼻尖向上推，右手持剪刀齐鼻毛根部剪去鼻毛，用棉签沾净鼻毛，最后用75%乙醇消毒鼻前庭。

（七）鼻腔冲洗法

1. 目的　用于祛除萎缩性鼻炎，鼻及鼻窦手术后及鼻咽癌放疗后鼻腔、鼻咽部的脓液、脓痂。

2. 用具及药品　灌洗桶、面盆、橡皮管、橄榄头及500~1000ml温生理盐水。

3. 方法　患者取坐位，稍低头，张口呼吸，下接面盆。将装有温生理盐水的灌洗桶悬挂于距患者头顶约1m的高度，橄榄头塞入患侧前鼻孔，生理盐水注入一侧鼻腔并经对侧流出，即可将鼻腔内的分泌物或痂皮冲出。一侧鼻腔冲洗后可按此法冲洗对侧鼻腔。也可用鼻腔冲洗器冲洗。

4. 注意事项　急性炎症时禁止冲洗，以免炎症扩散；灌洗桶不宜悬挂过高，防止因压力过大将分泌物冲入咽鼓管；冲洗时勿讲话，以免发生呛咳；冲洗液温度宜适宜，以免因温度过高或过低而刺激鼻黏膜；应教会患者自行冲洗。

（八）鼻腔滴药法

1. 目的　用于检查或治疗鼻腔、鼻窦和中耳的疾病。

2. 用具及药品　滴鼻药、滴管或喷雾器。

3. 方法　患者取仰卧头低位，使颏尖与外耳道口的连线与地面垂直。滴入药液3～5滴，轻捏鼻翼几次，使药液与鼻腔黏膜广泛接触，5～10min后恢复正常体位。另外，也可使用喷雾器将药液喷入鼻腔。

4. 注意事项　患者不能取仰卧头低位者，可取侧卧患侧向下位；药瓶口、滴管口或喷雾器头不得碰及鼻翼和鼻毛，以防污染；应教会患者或家属方法，使其能自行滴药。

（九）上颌窦穿刺冲洗法

1. 目的　用于治疗和诊断上颌窦疾病。

2. 用具与药品　前鼻镜，棉签或卷棉子，上颌窦穿刺针，橡皮管及接头，20～50ml注射器，治疗碗及弯盘，1%麻黄碱生理盐水，500～1000ml温生理盐水，1%丁卡因棉片及治疗用药。

3. 方法　患者取坐位，1%麻黄碱生理盐水收缩下鼻甲和中鼻道黏膜，1%丁卡因棉片置于下鼻道外侧壁表面麻醉5～10min。右手持带针芯的穿刺针（左侧穿刺与此相反），针头斜面朝向鼻中隔一侧，经前鼻孔伸入下鼻道，于距下鼻甲前端约1～1.5cm下鼻甲附着处的鼻腔外侧壁，向同侧耳廓上缘方向用力刺入上颌窦内侧壁，穿刺针进入窦腔后有落空感。然后拔出针芯，用注射器回抽，若有空气或脓液吸出，证明针已进入窦内。接上带橡皮管的玻璃接头，嘱患者头向前倾，偏向健侧，张口呼吸，手持弯盘接污物。以温生理盐水连续冲洗，直至将脓液洗净为止（图5－3）。如为双侧上颌窦炎可用同法冲洗对侧。冲洗结束可注入抗生素和激素，拔出穿刺针，用棉片压迫穿刺部位止血。记录冲洗结果。

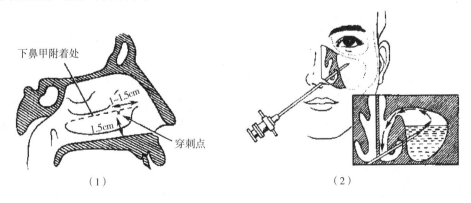

下鼻甲附着处　　1～1.5cm　　1.5cm　　穿刺点

（1）　　　　　　　　　　（2）

图5－3　上颌窦穿刺冲洗示意图

4. 注意事项　此手术适用于 8 岁以上儿童及成人,高血压、冠心病、血液病及急性炎症期患者禁忌穿刺;进针部位、方向要准确,用力要适中,以免刺入邻近器官、组织;上颌窦内不宜注入空气,以免发生气栓;如冲洗不畅,不应勉强冲洗,应改变进针部位、方向及深度,并收缩中鼻道黏膜,如仍有阻力应停止冲洗;穿刺过程中若发生晕厥等意外情况应停止穿刺,去枕平卧,密切观察生命体征,根据患者情况,给予必要的处理;冲洗时应密切观察患者眼球和面颊部,若患者眶内痛或面颊肿则应立即停止冲洗;穿刺后嘱患者在治疗室休息片刻,若出血不止,可用 0.1% 肾上腺素棉片紧填下鼻道止血。

(十) 鼻窦负压置换疗法

1. 目的　经吸引使鼻窦腔内形成负压,将药液引入鼻窦,用于治疗慢性化脓性全组鼻窦炎。

2. 用具及药品　吸引器及带橡皮橄榄头或波氏球,换药碗,1% 麻黄碱生理盐水及其他治疗药物。

3. 方法　擤净鼻涕,先用 1% 麻黄碱生理盐水收缩鼻黏膜,以利窦口开放。取去枕仰卧,肩下垫枕,使下颌颏部与外耳道呈一垂直线。将配入抗生素、糖皮质激素及 α-糜蛋白酶的麻黄碱混合液 2~3ml 注入鼻腔,将与吸引器相连的橄榄头或预先已排气的波氏球塞入治疗侧前鼻孔,用手指压紧另一侧鼻孔,并令患者均匀发"开、开、开"音,同步开动吸引器或放松波氏球。每次持续 1~2s,重复 6~8 次。同法处理对侧鼻腔。

4. 注意事项　压力不宜过大(压力一般为 20~24kPa);负压吸引时间不宜过长,以免引起真空性头痛;急性鼻炎、急性鼻窦炎、鼻出血、鼻部手术后伤口未愈及高血压患者等不宜使用。

(十一) 咽部涂药及吹药法

1. 目的　用于治疗各种类型咽炎。

2. 用具及药品　额镜、压舌板、咽喉卷棉子或长棉签,喷粉器及各种治疗用药,如 20% 硝酸银、2% 碘甘油、冰硼散等。

3. 方法　患者取坐位,头稍前倾,张口发"啊"音,用压舌板将舌前 2/3 部位压低,充分暴露咽部。用棉签或卷棉子将药液直接涂布于病变处,或用喷粉器直接喷于咽部。

4. 注意事项　压舌板不宜过深,以免引起恶心;涂药时,棉签上的棉花应缠紧,以免脱落;所蘸药液(尤其是腐蚀性药液)不宜过多,以免流入喉部造成黏膜损伤;嘱患者涂药后尽可能暂不吞咽,也不要立即咳出;长期或需反复用药者应教会患者或其家属在家里自行用药。

(十二) 咽喉喷药法

1. 目的　使药液直达咽喉黏膜上,用以治疗局部的病变;内镜检查前喷布表面麻醉药。

2. 用具及药品　喷雾器、所用药液。

3. 方法　取正坐位，嘱患者张口伸舌，发"咿"音。操作者将喷雾器的头端放在悬雍垂的下方，右手握捏橡皮球打气，使小壶内所盛的药液呈雾状喷洒于咽喉部。

4. 注意事项　喷雾器的头端应能转动，以适宜向各个方向喷洒。喷药后嘱患者不宜立即进食或漱口。

（十三）蒸气或雾化吸入法

1. 目的　治疗急、慢性咽炎，喉炎，气管支气管炎等。

2. 用具及药品　蒸气吸入器、雾化器或超声雾化器、注射器和各种治疗用药，如复方安息香酊、抗生素及糖皮质激素等。

3. 方法　患者取坐位，将药液加入蒸气吸入器或雾化吸入器内的药杯内，对准气流，或将雾化吸入器的含嘴放入口中，做深呼吸。治疗时间每次 20~30min，每日 1次，5~6 次为 1 个疗程。

4. 注意事项　蒸气的温度不可太高，以免烫伤；雾化吸入器水槽内需保持有足够的温水；气管切开的患者，蒸气应从气管套管口吸入。

（崔　伟　卢　毅）

第六章 │ 耳鼻咽喉科患者的护理

1. 掌握耳鼻咽喉科常见病，如变应性鼻炎、鼻窦炎、扁桃体炎、阻塞性睡眠呼吸暂停综合征、喉炎、分泌性中耳炎、化脓性中耳炎、梅尼埃病等的病情评估及护理措施。

2. 熟悉耳鼻咽喉科疾病鼻疖、慢性鼻炎、鼻咽癌、鼻出血、喉阻塞、喉癌等的病情评估及护理措施。

3. 了解耳鼻咽喉科疾病慢性咽炎、咽后脓肿、急性会厌炎、外耳道炎、鼓膜外伤、耳源性并发症、特发性耳聋的护理诊断及护理措施。

4. 了解耳鼻部手术前后的护理、气管切开术的护理。

5. 了解气管及食管异物患者的护理要点。

耳鼻咽喉科疾病包括鼻科疾病、咽科疾病、喉科疾病、耳科疾病、耳鼻咽喉科异物等。本章对耳鼻咽喉科常见疾病的定义、病因、发病机制、临床表现及治疗做了简单介绍，并提出常见的护理诊断及相应的护理措施。对耳鼻咽喉科主要疾病如鼻炎、鼻窦炎、扁桃体炎、阻塞性睡眠呼吸暂停综合征、喉炎、分泌性中耳炎、化脓性中耳炎、梅尼埃病等做了重点阐述，按护理程序进行评估，提出护理诊断，并制订相应的护理措施。通过本章内容的学习，要求掌握耳鼻咽喉科患者护理的基本理论、基本知识，并能够运用整体护理程序做好耳鼻咽喉科患者的护理工作。

第一节 鼻部疾病患者的护理

一、鼻疖

鼻疖（furuncle of nose）是指鼻前庭、鼻尖及鼻翼部毛囊、皮脂腺或汗腺的局限性急性化脓性炎症。

【病因与发病机制】多因局部皮肤损伤，金黄色葡萄球菌等化脓性细菌侵入感染所致。可继发于急、慢性鼻前庭炎。糖尿病患者和全身抵抗力低下者可使本病反复发作或迁延不愈。

【临床表现】患者局部跳痛或剧痛，可伴有全身不适和低热。检查局部皮肤出现红色丘状隆起，压痛，周围组织浸润发硬。疖肿成熟后，丘状隆起顶部出现黄白色脓点，约在 1 周内自行溃破流脓而愈。疖肿多为单发，亦可多发。若处理不当或抵抗力低下者，可引起颅内外并发症，如上唇和面颊部蜂窝织炎或海绵窦血栓性静脉炎等。

【治疗原则】鼻疖未成熟者可局部理疗、涂敷抗生素软膏，全身给予抗生素；疖肿成熟可切开排脓，破溃或切开后应保持引流通畅。切忌挤压疖肿，有并发症应及时会诊。

【护理诊断】

1. 疼痛 与局部炎症刺激有关。

2. 潜在并发症 如鼻翼或鼻尖部软骨膜炎、颊部及上唇蜂窝织炎、海绵窦血栓性静脉炎等，由感染扩散引起。

3. 知识缺乏 患者挖鼻、拔鼻毛或挤压鼻疖的不良习惯，与缺乏保健知识或家庭卫生教育有关。

【护理措施】

（1）疖肿未成熟时，可予理疗、热敷，局部涂抹 10% 鱼石脂软膏或各种抗生素软膏，促其消散或成熟穿破。

（2）疖肿已成熟者，如未穿破或排脓不畅的，可在无菌操作下用探针蘸少许 15% 硝酸银腐蚀脓头，或用小尖刀挑破脓头，再用小镊子钳出脓栓，切忌挤压。

（3）疖溃破后，局部清洁消毒，促进引流，破损处涂以抗生素软膏。

（4）按医嘱给予足量、有效抗生素或磺胺类药物，疼痛者可适当给予镇痛剂。

（5）如有高热应给予物理降温，并报告医生及时处理。

（6）合并海绵窦血栓性静脉炎时，请眼科和神经科医生协助处理。

（7）如为糖尿病患者，应指导控制血糖。

（8）向患者宣传挖鼻及拔鼻毛等不良习惯的危害。告知患者及家属不要自行切开或挤压疖肿，避免发生并发症。

二、慢性鼻炎

慢性鼻炎（chronic rhinitis）为鼻腔黏膜及黏膜下组织的慢性非特异性炎症，是一种常见鼻病，炎症可持续数月以上或反复发作。临床上可分为慢性单纯性鼻炎（chronic simple rhinitis）和慢性肥厚性鼻炎（chronic hypertrophic rhinitis）两种。

【病因与发病机制】

1. 局部因素 急性鼻炎反复发作或治疗不彻底；慢性化脓性鼻窦炎，脓性分泌物的长期刺激；严重鼻中隔偏曲妨碍鼻腔通气引流，以及慢性扁桃体炎、腺样体肥大均可诱发本病；鼻腔用药不当或过久，如长期使用滴鼻净等血管收缩剂，使血管舒缩功能失调致血管持久性扩张及黏膜肿胀。

2. 全身因素 全身性慢性疾病、自主神经功能紊乱、营养不良、内分泌失调及免疫功能障碍等均可引起鼻黏膜血管长期淤血或反射性充血，使鼻黏膜肿胀。

3. 不良嗜好 长期大量烟、酒刺激。

4. 环境及职业因素　长期或反复吸入粉尘或有害化学气体（如水泥、石灰、煤尘、二氧化硫、甲醛等），温度或湿度的急剧变化及通风不良等均可诱发本病。

本病初期表现为鼻黏膜深层血管充血扩张，尤其是下鼻甲海绵状血窦扩张，腺体活跃，分泌增加；继之血管周围纤维组织增生，严重者骨膜和骨组织也可增生，以下鼻甲最为明显，局部可呈结节状、桑椹状或分叶状肥厚。

【临床表现】慢性鼻炎的主要临床表现有鼻塞，流涕，鼻黏膜充血、肿胀、增生。慢性肥厚性鼻炎多由慢性单纯性鼻炎发展、演变而来，但二者临床表现不同，治疗亦有区别。其鉴别要点见表6-1。

表6-1　慢性单纯性鼻炎与慢性肥厚性鼻炎的鉴别要点

鉴别要点	慢性单纯性鼻炎	慢性肥厚性鼻炎
鼻塞	间歇性或交替性	持续性
前鼻镜检查	下鼻甲黏膜肿胀，暗红色，表面光滑	下鼻甲黏膜肥厚，表面不平，可呈结节状或桑椹状
对减充血剂的反应	黏膜有明显的收缩	黏膜无明显收缩或不收缩
下鼻甲触诊	柔软，有弹性	质硬，无弹性
治疗方法	主要用药物保守治疗	可采用物理疗法或手术治疗

【治疗原则】慢性单纯性鼻炎的治疗原则为病因治疗，消除鼻黏膜肿胀，恢复鼻腔通气功能。慢性肥厚性鼻炎的治疗原则为以减充血剂滴鼻、下鼻甲硬化剂注射、激光、冷冻、微波或射频等保守治疗，结合必要的手术治疗。

【护理诊断】

1. 清理呼吸道无效　与鼻黏膜充血、肿胀、肥厚及分泌物增多有关。

2. 自我形象紊乱　鼻分泌物过多所致。

3. 感知改变　嗅觉减退或消失，与鼻塞或嗅觉神经末梢变性有关。

4. 潜在并发症　如鼻窦炎、中耳炎等，与鼻甲肥大妨碍鼻窦及中耳通气引流有关。

5. 知识缺乏　缺乏鼻部炎症的防治常识，与患者接受卫生知识宣传教育的广度和深度不够有关。

【护理措施】

（1）根据患者不同情况提供护理　①鼻黏膜对减充血剂敏感者，给予介绍正确的滴鼻药法，选用合适的滴鼻药，如0.5%~1%麻黄碱生理盐水；②对减充血剂不敏感者，可遵医嘱进行下鼻甲硬化剂（如50%葡萄糖或80%甘油注射液）注射或采用激光、冷冻等疗法治疗；③对拟行手术治疗者（如下鼻甲黏膜部分切除或下鼻甲黏-骨膜下切除），配合医生做好手术前护理。

（2）密切观察病情，及时向医生报告病情变化，指导和帮助患者预防鼻窦炎、中耳炎等并发症。

（3）协同医生帮助患者寻找致病原因，并及时治疗和护理。

（4）对患者进行健康指导，介绍本病的预防措施，如戒除吸烟、酗酒等不良习惯，锻炼身体，提高机体抵抗力。在含有粉尘的环境工作时应戴口罩，气温急剧变化应注意降温或保暖。

三、变应性鼻炎

变应性鼻炎（allergic rhinitis）是发生于鼻黏膜的变态反应性疾病，可分为常年性和季节性两种。本病的发生与遗传及环境因素密切相关。近年来发病率呈上升趋势。

【病因与发病机制】引起变应性鼻炎的变应原主要为吸入物。常年性变应性鼻炎的变应原是一些与人们起居密切相关的物质，如室内建筑材料释放出的甲醛、尘螨、真菌及室外空气中的二氧化硫、羽毛、动物皮屑等吸入引起。季节性变应性鼻炎的变应原多为植物花粉，如树木、野草和农作物花粉，故又称花粉症（pollinosis）。本病属于IgE 介导的 I 型变态反应。主要病理变化为血管扩张、嗜酸粒细胞浸润、腺体分泌旺盛、鼻黏膜水肿。黏膜水肿可发展为息肉样变，甚至形成鼻息肉（nasal polyp）。

【临床表现】主要表现为突然发生的鼻痒，阵发性、连续性喷嚏，流大量清水样涕，伴有鼻塞，部分患者尚有嗅觉减退。前鼻镜检查可见鼻黏膜水肿，呈苍白色或浅蓝色，以下鼻甲为重。临床上可以进行皮肤试验，如斑贴试验、划痕试验、皮内试验等，黏膜激发试验，如结膜试验、鼻腔黏膜试验、支气管试验等，血清总 IgE 或变应原特异性 IgE 测定，组胺释放试验等检查辅助诊断。

【治疗原则】变应性鼻炎的治疗以避免接触变应原为主，也可采用口服或局部喷用抗组胺药、鼻用类固醇激素、鼻用膜保护等非特异性治疗，脱敏疗法等特异性治疗，筛前神经烧灼术和翼管神经切断术等手术治疗方法。

【护理诊断】

1. 清理呼吸道无效　与鼻黏膜水肿、分泌物增多有关。

2. 自我形象紊乱　与喷嚏、鼻分泌物过多有关。

3. 潜在并发症　如变应性鼻窦炎、支气管哮喘和分泌性中耳炎等。

4. 知识缺乏　缺乏有关防治变应性疾病的知识。

【护理措施】

（1）帮助患者分析发生变应性反应的原因，协助其进行变应原皮肤试验或黏膜激发试验，努力寻找变应原，避免接触。

（2）症状明显者与医生配合选用合适药物，如抗组胺药阿司咪唑（息斯敏）等。也可局部应用糖皮质激素，用药前应将药物的作用、用法及不良反应告知患者。

（3）遵医嘱进行免疫疗法，用皮肤试验阳性的相应变应原，由低浓度开始逐渐增加浓度和剂量，进行皮下注射。

（4）对患者进行健康指导，嘱其保持家庭的墙壁和家具清洁、干燥，不养宠物，不用地毯及羽毛被褥。使用百叶窗，经常晒洗衣物、被褥，搞卫生时要戴口罩。如为花粉症患者尽可能不接近树木、草坪和野草，锄草时戴湿口罩等。

四、急性鼻窦炎

急性鼻窦炎（acute sinusitis）为鼻窦黏膜的急性化脓性炎症，严重者可累及骨质，并可引起周围组织及邻近器官的并发症。急性鼻窦炎的发生与鼻窦的解剖特点有关，鼻窦的窦口小，稍有狭窄或阻塞即导致鼻窦通气引流障碍。上颌窦的窦底低、窦口高、窦口小、窦腔大，且其他鼻窦的开口均高于上颌窦，故临床上以上颌窦罹患率最高。

【病因与发病机制】

1. 局部原因

（1）鼻腔疾病　如急性鼻炎、慢性鼻炎、变应性鼻炎、鼻中隔偏曲、鼻息肉、鼻腔肿瘤等因素均可影响鼻腔及鼻窦的通气和引流。

（2）邻近组织源性感染　如根尖周炎、扁桃体炎、腺样体肥大等。

（3）创伤　如鼻窦骨折、气压损伤等。

2. 全身因素　全身抵抗力下降、变态反应、内分泌失调及生活与工作环境不卫生等均可诱发本病。

【临床表现】

1. 全身症状　继发于急性鼻炎者，常表现为急性鼻炎的原有症状加重，出现畏寒、发热、食欲减退、便秘、全身不适等。小儿患者全身症状较重。

2. 局部症状　以鼻塞、流脓涕和头痛为主要症状。尤其是头痛，有其特有的规律性，对诊断有一定价值。

（1）鼻塞　多为持续性鼻塞，是鼻黏膜充血、肿胀及分泌物积蓄所致。鼻塞可致嗅觉功能暂时减退或丧失。

（2）脓涕　鼻腔内大量脓性或黏脓性鼻涕，可带少许血液。如为厌氧菌或大肠杆菌感染者脓涕有恶臭。

（3）头痛或局部疼痛　为常见症状。因脓性分泌物、细菌毒素和黏膜肿胀而刺激和压迫神经末梢所致。其表现依受累鼻窦不同而各有特点：①急性上颌窦炎：眶上额部疼痛，可伴有同侧颌面部痛或上列磨牙痛。晨起轻，午后重。②急性筛窦炎：疼痛局限于内眦或鼻根部，可放射至头顶部，有时可为眼球后方疼痛，转动眼球或按压眼球时疼痛加重。一般晨起渐重，午后转轻。③急性额窦炎：前额部剧痛，具有明显的周期性，晨起时即感头痛，逐渐加重，中午最重，午后减轻，晚间消失。炎症未消，每日将以同样规律周而复始地持续。④急性蝶窦炎：颅底或眼球深部钝痛，可放射至头顶及耳后，亦可引起枕部疼痛。早晨轻，午后重。

3. 体征　鼻窦表面检查：急性上颌窦炎为颌面红肿、压痛；急性筛窦炎为鼻根部及内眦部红肿、压痛；急性额窦炎则表现为前额部红肿，眶内上角压痛及额窦前壁叩痛。

4. 辅助检查

（1）前鼻镜检查　鼻腔黏膜肿胀，尤以中鼻甲和中鼻道黏膜为甚。鼻腔内可见大量黏脓或脓性分泌物。

（2）鼻窦X线检查 鼻窦黏膜增厚，窦腔密度增高。急性上颌窦炎偶见液平。

（3）血常规检查 可见白细胞增多。

【治疗原则】祛除病因，解除鼻腔鼻窦通气引流障碍，控制感染。使用足量抗生素，结合局部使用鼻血管收缩剂、物理疗法。必要时可以应用上颌窦穿刺冲洗术，冲洗后向鼻窦内注入适量的抗生素。

【护理诊断】

1. 清理呼吸道无效 与鼻黏膜充血、肿胀及鼻腔分泌物增多有关。

2. 疼痛 由鼻窦黏膜炎症肿胀刺激、分泌物贮留及通气引流不畅引起。

3. 潜在并发症 如咽炎、扁桃体炎、喉炎、气管炎、中耳炎及眶内和颅内感染等，与机体抵抗力降低及鼻窦炎症扩散有关。

4. 知识缺乏 缺乏急性鼻窦炎的预防、保健知识。

【护理措施】

（1）嘱患者多饮水，注意休息，吃易消化的食物，保持大便通畅。

（2）遵医嘱及时、足量、全身使用有效抗生素控制感染，防止发生并发症或转为慢性。用药期间密切观察抗炎效果。明确致病菌者应选择敏感的抗生素，未能明确致病菌者可选择广谱抗生素。

（3）局部可用血管收缩剂和皮质类固醇激素，以减轻鼻腔黏膜肿胀引起的窦口阻塞。必要时进行上颌窦穿刺冲洗。

（4）可采用局部热敷、短波透热或红外线照射等物理疗法，促进炎症消退，改善局部症状。

（5）体位引流，可促进鼻窦内脓液的排除。

（6）指导患者正确擤鼻，预防并发症。

五、慢性鼻窦炎

慢性鼻窦炎（chronic sinusitis）多为急性鼻窦炎迁延未愈或反复发作所致。牙源性上颌窦炎和部分筛窦炎可呈慢性起病。多个鼻窦同时受累时称为多窦炎。一侧或双侧所有鼻窦均受累者则称为全窦炎。临床以双侧、多组鼻窦同时发病最为常见。本病是耳鼻咽喉科常见病之一。

【病因与发病机制】病因与急性鼻窦炎大致相似。此外，特应性体质与本病关系密切。鼻窦黏膜的病理改变可表现为水肿、增厚、血管增生、淋巴细胞和浆细胞浸润、上皮纤毛脱落或鳞状化生以及息肉样变等。病变可累及骨膜和骨质，出现骨膜增厚或骨质吸收。

【临床表现】

1. 全身症状 主要为慢性中毒症状。其表现轻重不等，如精神不振、头晕、倦怠、记忆力减退、注意力不集中等。

2. 局部症状 大量脓涕为本病的主要症状，亦可有头痛和嗅觉障碍等。头痛一般较轻，表现为钝痛、闷痛，且随鼻部症状而加重或减轻。嗅觉障碍表现为嗅觉减退甚至失嗅，多属暂时性，少数可呈永久性。

3. 辅助检查

（1）鼻内镜检查 前鼻镜及后鼻镜检查可见：鼻黏膜呈慢性充血、肿胀或肥厚，中鼻甲及筛泡肥大或息肉样变，中鼻道变窄或伴发鼻息肉。前组鼻窦炎者中鼻道可见脓性分泌物，后组鼻窦炎可在嗅沟、后鼻孔或鼻咽部有脓性分泌物。鼻窦内镜检查，可清楚地观察到窦口鼻道复合体区域、上鼻道及蝶窦口处的各种病理改变。

（2）上颌窦穿刺冲洗 既可用于诊断，又可用于治疗。应在全身症状消退和局部炎症基本控制后实施（具体方法见第五章第五节）。若有脓液抽出，应做细菌培养和药敏试验，以便进一步治疗。冲洗结束后可向窦内注入抗生素和糖皮质激素混合液。

（3）体位引流 根据病变鼻窦的不同，让患者采用不同的体位引流鼻窦内的分泌物。如上颌窦让患者采用侧卧位，患侧上颌窦在上方；额窦宜采用头直立位；前组筛窦宜采用头稍后仰；后组筛窦宜采用头稍前倾；蝶窦坐位，身体前倾，头抵膝盖，保持体位 10～20min 后，做前鼻镜检查，可见窦口附近出现分泌物。

（4）影像学检查 鼻窦 X 线平片可显示窦内黏膜有不同程度的增厚、窦腔密度增高、液平面或息肉阴影等。鼻窦冠状位或轴位 CT 扫描，可清楚显示窦口鼻道复合体及各鼻窦的病变。

【治疗原则】首先采用抗生素、抗组胺药物、鼻用类固醇激素及血管收缩剂等保守治疗措施。在保守治疗无效时，可应用手术治疗，如上颌窦穿刺冲洗术，下鼻甲、中鼻甲手术，鼻中隔矫正术等手术方法。

【护理诊断】

1. 感知改变 嗅觉减退或消失。

2. 潜在并发症 鼻出血、视力减退或失明、眼球移位、复视和眶尖综合征等。

3. 知识缺乏 缺乏鼻窦炎治疗和预防知识。

【护理措施】

1. 鼻部滴药 遵医嘱给予减充血剂，如 1% 麻黄碱，适当加入糖皮质激素和恢复鼻黏膜活性的药物，如三磷酸腺苷、溶菌酶等。改善鼻腔通气和引流，恢复嗅觉功能。在使用滴鼻药物时，应严格掌握适应证，注意药物浓度，观察药物疗效及副作用。对高血压患者、老年人和孕妇慎用麻黄碱滴鼻剂。

2. 上颌窦穿刺冲洗 用于慢性上颌窦炎的诊断和治疗。

3. 置换法 用负压吸引使药液进入鼻窦。适用于额窦炎、筛窦炎、蝶窦炎或全鼻窦炎。

4. 对拟行手术等治疗者 做好术前、术后护理，减轻患者的焦虑，减少手术引起的不适，避免手术并发症。

5. 心理护理 对患者进行及时的心理疏导，耐心解释病情、介绍治疗方法，使患者树立治愈疾病的信心。

六、鼻出血

鼻出血（nosebleed，epistaxis）是一种常见的临床症状，可因鼻部疾病、外伤或全身性疾病引起，轻者仅涕中带血，重者可致失血性休克。本病是耳鼻咽喉科急症之一。

【病因与发病机制】

1. 局部原因

（1）外伤　挖鼻、用力擤鼻、鼻骨骨折、鼻腔异物及鼻部手术后损伤血管未及时处理等均可引起鼻出血。

（2）鼻腔和鼻窦炎症　各种炎症均可损伤鼻黏膜血管而引起出血。

（3）鼻中隔病变　鼻中隔偏曲、糜烂、溃疡、穿孔等可引起鼻出血。

（4）肿瘤　鼻、鼻窦、鼻咽部恶性肿瘤早期可少量反复出血，晚期则可因肿瘤组织侵犯大血管而引起大出血；良性肿瘤如鼻咽纤维血管瘤出血量亦较多。

2. 全身因素　凡可引起动脉压或静脉压增高、凝血功能障碍或血管张力改变的全身性疾病均可发生鼻出血。如心血管疾病、血液系统疾病、急性发热性传染病、营养障碍或维生素缺乏等。

小儿及青少年鼻出血大多发生在鼻中隔前下方的利特尔（Little）区，该处血管丰富表浅，易受外伤及干燥空气刺激。另外，此处黏膜下缺乏松软的结缔组织，直接与软骨膜相连，当黏膜受伤时易发生血管破裂。中老年患者鼻出血多发生在鼻腔后部下鼻道外侧壁的鼻－鼻咽静脉丛，也可发生于鼻中隔后部的动脉。

【临床表现】由于出血原因、部位及出血量不同，其症状、体征变化也较大。局部原因引起者多为单侧出血，全身性疾病引起者可双侧或交替性出血。儿童和青少年出血多在鼻腔前部，中老年患者出血多在鼻腔后部。长期反复出血可导致贫血。成人短时间内失血量达500ml时，可出现头晕、口渴、乏力、面色苍白。失血量超过500ml时，可出现胸闷、出冷汗、血压下降、脉速而无力；超过1000ml者可致休克。

【治疗原则】鼻出血应根据出血量大小，采用不同的止血措施。小量出血可采用压迫止血法、药物止血法、烧灼止血法等。若出血量较大，则应采用手术止血法，如前鼻孔填塞止血法、后鼻孔填塞止血法、介入性血管栓塞法、筛前筛后动脉结扎法、颈外动脉结扎法等，必要时抗休克治疗。出血停止后应针对病因治疗。

【护理诊断】

1. 有失血性休克的危险　与鼻出血量较多有关。

2. 恐惧　与鼻出血及担心疾病的预后有关。

3. 有再出血或感染的危险　与原发病或鼻腔填塞有关。

4. 知识缺乏　缺乏鼻腔填塞后的自我护理知识和避免再出血的知识。

【护理措施】

（1）热情接待患者，沉着冷静地协助医生进行相应的体格检查、估计出血量、止血及防休克的处理。进行心理安慰，消除患者的紧张情绪和恐惧感。必要时遵医嘱给予镇静剂。

（2）患者一般取坐位或半卧位，疑有休克者应取平卧头低位，密切监测患者脉搏、血压等生命体征的变化。

（3）小量出血者可采取简单的止血法，如冷敷前额和颈部，同时嘱患者用手指紧捏两侧鼻翼 10～15min，若仍有出血者，则可用浸以 1% 麻黄碱的棉片塞入鼻腔再行指压止血。对反复小量出血且能找到出血点者，可用化学药物烧灼法或电烧灼法及 YAG 激光照射出血点，使血管封闭或凝固，达到止血目的。

（4）对出血量较大及出血部位不明者，应迅速建立静脉通道，给予止血药物，及时补充血容量，并协助医生做好填塞止血术。

（5）严密观察患者鼻腔填塞后或取出填塞物后是否仍有出血。嘱患者将口中血液吐到容器中，切勿咽下，以避免刺激胃黏膜而引起呕吐，加重患者的恐惧、慌张；同时可观察出血量和有无再出血的发生。

（6）保持口腔清洁卫生，加强口腔护理，对鼻腔已填塞的患者，口部盖湿纱布，减轻患者因张口呼吸而引起的口、咽部干燥不适感。

（7）健康指导　患者出院后需要继续用药者，教会患者正确使用滴鼻药的方法。出院后 4～6 周内避免用力擤鼻、重体力劳动或剧烈运动。鼻出血以预防为主，平时不挖鼻，积极治疗相关疾病，注意增加液体摄入，增加居住空间湿度。饮食中注意维生素摄入，忌食辛辣食物，保持大便通畅。

七、鼻部手术前、后的护理

鼻部常规手术包括鼻内镜手术、上颌窦根治术、额窦根治术、鼻侧切开术等，虽手术护理措施有所不同，但鼻科护理常规相似。

【术前护理】

1. 心理护理　向患者介绍手术目的和意义，说明术中可能出现的情况、如何配合及术后注意事项，以使患者有良好的心理准备，减轻焦虑。

2. 鼻部准备　剪去鼻毛，男患者须理发，剃净胡须。如果鼻息肉或肿块过大，已达到鼻前庭，则不宜剪鼻毛。

3. 一般准备

（1）术前检查各项检查报告是否正常，包括血、尿常规，出、凝血时间，肝、肾功能，胸片，心电图等，了解患者是否患有糖尿病、高血压、心脏病或其他全身性疾病，有无手术禁忌证等。

（2）准备好鼻部 CT 或 X 线片；根据需要完成药物皮肤敏感试验，预计手术中可能需输血者应做好血型和交叉配血试验。

（3）术前 1 日沐浴、剪短指甲，做好个人卫生。

（4）术前晚可服镇静剂，以利于休息。

（5）术晨更衣，局麻者不穿高领内衣，全身麻醉者病服贴身穿。取下所有贵重物品和首饰交给家属保管。取下活动义齿，不涂口红，不戴角膜接触镜。

（6）按医嘱术前用药，做好宣教工作。

（7）局麻患者术晨可进食少量干食，禁烟、酒、刺激性食物。全麻者术前晚10时开始禁食、禁水。

（8）术前有上呼吸道感染者及女患者月经来潮，应暂缓手术。

【术后护理】

（1）局麻患者术后给予半卧位，利于鼻腔分泌物、渗出物引流，同时减轻头痛。全麻患者按全麻常规护理至患者清醒后，改为半卧位。

（2）按医嘱及时应用抗生素，预防感染。注意保暖，防止感冒。

（3）注意观察鼻腔渗血情况，嘱患者如后鼻孔有血液流下，一定要吐出，以便观察出血量，并防止血液进入胃内刺激胃黏膜引起呕吐。24h内可用冰袋冷敷鼻部。若出血量较多，应及时通知医生采取措施，必要时应用止血药。

（4）嘱咐患者不要用力咳嗽和打喷嚏，以免鼻腔内纱条松动或脱出而引起出血。

（5）局麻患者术后2h、全麻患者术后6h可进食温、凉的流质或半流质饮食，可少食多餐，保证营养，避免进食辛辣、刺激性食物。

（6）鼻腔填塞纱条者，第2天开始滴液状石蜡以润滑纱条，便于取出。纱条抽完后，改用呋麻液滴鼻，防止出血并有利于通气。

（7）因鼻腔不能通气，患者张口呼吸，口唇容易干裂，要做好口腔护理，保持口腔清洁无异味，防止口腔感染，促进食欲。

（8）注意保护鼻部不受外力碰撞，尤其是鼻部整形手术患者，以防出血和影响手术效果。

第二节　咽部疾病患者的护理

一、慢性咽炎

慢性咽炎（chronic pharyngitis）为咽部黏膜、黏膜下组织及淋巴组织的慢性弥漫性炎症。常为上呼吸道慢性炎症的一部分，多见于成年人。本病病因复杂，病程长，症状顽固，不易治愈。

【病因与发病机制】

1. 局部因素

（1）急性咽炎反复发作而转为慢性。

（2）鼻腔及鼻窦疾病，致长期张口呼吸及鼻涕后流，经常刺激咽部，或受慢性扁桃体炎、牙周炎、龋齿等影响。

（3）烟、酒过度、粉尘、有害气体及辛辣食物的刺激等均可引起本病。

2. 全身因素　如贫血、消化不良、下呼吸道慢性炎症、内分泌功能紊乱、糖尿病、维生素缺乏及免疫功能低下等均可发生本病。

根据病理变化，本病分为慢性单纯性咽炎（chronic simple pharyngitis）和慢性肥厚性咽炎（chronic hypertrophic pharyngitis）。前者咽黏膜呈慢性充血，黏膜下结缔组织和淋巴组织增生，黏液腺肥大，分泌亢进。后者黏膜充血、肥厚，黏膜下有广泛的结缔组织和淋巴组织增生，咽后壁淋巴滤泡呈丘状隆起，咽侧索淋巴组织增生、肥厚，呈条索状。

【临床表现】咽部可有各种不适感受，如异物感、干燥、发痒、灼热或微痛等。咽后壁常有黏稠分泌物附着。因分泌物的刺激，患者可出现刺激性咳嗽，当用力咳出分泌物时，常引起恶心、呕吐，此症状晨起尤为明显。

1. 慢性单纯性咽炎　检查可见咽黏膜血管弥漫性充血、扩张，咽后壁有少数散在的淋巴滤泡，常有少量黏稠分泌物附着在黏膜表面。

2. 慢性肥厚性咽炎　检查时可见咽黏膜肥厚，弥漫性充血、肿胀，咽后壁淋巴滤泡显著增生，呈丘状隆起或融合成块。咽侧索也充血、肥厚。

【治疗原则】避免诱发因素刺激，结合局部治疗，谨慎使用抗生素。

【护理诊断】

1. 疼痛　咽部轻微灼痛，因慢性咽炎所致。

2. 焦虑　与长期不愈的咽部异物感有关。

3. 知识缺乏　与缺乏咽部炎症防治常识有关。

【护理措施】

1. 对症护理　帮助患者寻找病因，进行病因治疗。嘱患者进清淡饮食，补充所需维生素，避免烟、酒及辛辣食物刺激，经常漱口，清除咽部分泌物。亦可含服碘喉片、薄荷喉片及中成药含片治疗。慢性肥厚性咽炎患者，除上述治疗外，可用激光、冷冻或电凝等方法治疗。但治疗范围不宜过广，以防发生萎缩性咽炎。

2. 心理护理　耐心向患者介绍病情，告诉患者疾病的发生、发展以及转归过程，尽快解除患者的焦虑、烦躁或恐惧心理，以利于康复。

3. 健康指导　积极治疗全身和邻近局部慢性疾病，戒除烟、酒。改善生活和工作环境，保持室内空气清新。嘱患者养成良好的生活习惯，鼓励患者积极参加体育锻炼，增强体质，提高机体免疫力。

二、扁桃体炎

扁桃体炎（tonsillitis）为腭扁桃体的非特异性炎症，临床上可分为急性扁桃体炎（acute tonsillitis）和慢性扁桃体炎（chronic tonsillitis）。本病是一种极为常见的咽部疾病，好发于儿童及青少年。

【病因与发病机制】主要致病原为乙型溶血性链球菌，葡萄球菌、肺炎双球菌及腺病毒等也可引起本病。当机体抵抗力降低（如受凉，劳累，烟、酒过度等）时，存在于咽部和扁桃体隐窝内的某些病原体便大量繁殖，而引发扁桃体炎症。若急性扁桃体炎反复发作或迁延不愈，即可形成慢性扁桃体炎。近年来多数学者认为，自身变态反应是引起慢性扁桃体炎的重要因素之一。

【临床表现】

1. 急性扁桃体炎　根据病理变化和临床表现可分为两种类型。

（1）急性卡他性扁桃体炎（acute catarrhal tonsillitis）　多为病毒感染所致。炎症仅局限于扁桃体黏膜，扁桃体隐窝与实质多无明显炎症改变。症状有咽痛、低热和其他轻度全身症状。检查可见扁桃体及腭舌弓黏膜充血、肿胀，扁桃体实质无显著肿大，表面一般无脓性分泌物。

（2）急性化脓性扁桃体炎（acute suppurative tonsillitis）　炎症始于隐窝，继而进入扁桃体实质。起病较急，局部和全身症状较重，咽痛剧烈，吞咽困难。全身症状有高热、恶寒、关节酸痛及全身不适。小儿病情严重，可出现抽搐及呼吸困难等。检查可见扁桃体充血、肿大，隐窝口有黄白色脓点，并可融合成片状假膜，易于擦去。可有下颌角淋巴结肿大。

急性扁桃体炎可引起扁桃体周围脓肿、急性中耳炎、咽后壁脓肿等并发症。

2. 慢性扁桃体炎　多由急性扁桃体炎反复发作或扁桃体隐窝引流不畅，隐窝内致病菌滋生聚集引起感染或变态反应而发展为慢性炎症。链球菌和葡萄球菌为本病的主要致病菌。

患者多有反复急性发作史。平时可有咽干、发痒、异物感、刺激性咳嗽、口臭等。如扁桃体过度肥大，可出现呼吸不畅、睡眠打鼾、言语及吞咽障碍。检查可见扁桃体慢性充血，用压舌板挤压腭舌弓时，隐窝口可见黄白色干酪样分泌物溢出，扁桃体大小不定。

慢性扁桃体炎是常见的全身感染"病灶"之一，机体可能受扁桃体隐窝内病原微生物的影响而发生变态反应，产生各种并发症，如风湿性关节炎、风湿热、风湿性心脏病、肾炎和低热等。

3. 辅助检查　急性扁桃体炎时，血液检查白细胞总数和中性粒细胞常增多。细菌培养和药敏试验有助于查明病原微生物和选用抗生素。当慢性扁桃体炎成为引起其他全身疾病的病灶时，有必要辅以相关的实验室检查，如血沉、抗链球菌溶血素 O 等。

【治疗原则】急性扁桃体炎以抗生素、解热镇痛剂及中成药等全身治疗为主，结合漱口液、口含片及喉喷雾剂等局部治疗；局部脓肿形成需及时切开引流。慢性扁桃体炎以预防为主，酌情局部及全身用药；对于反复发作的患者或者成为引起全身疾病的病灶时，应及时进行扁桃体切除术。

【护理诊断】

1. 吞咽障碍　因急性扁桃体炎引起。

2. 体温过高　由急性化脓性扁桃体炎引起。

3. 恐惧　与慢性扁桃体炎引起的并发症和扁桃体切除术有关。

4. 潜在并发症　与细菌毒力（主要是链球菌）和对疾病重视不够有关。

5. 知识缺乏　缺乏扁桃体炎的预防知识。

【护理措施】

1. 急性扁桃体炎的护理措施

（1）注意休息，多饮水，通大便。进易消化、富含营养的半流质饮食。

（2）遵医嘱应用抗菌消炎药物为主要治疗原则。首选青霉素，病情重者可酌情使用糖皮质激素，并予对症治疗。

（3）局部治疗可选用复方硼砂溶液或 1：5000 呋喃西林溶液漱口，遵医嘱选用有效的中、西药含片。雾化吸入法对本病也有较好的疗效。

（4）对高热患者给予冰袋冷敷、酒精擦浴等物理降温。

（5）如频繁反复发生急性扁桃体炎者，特别是有并发症史的患者，应待急性炎症消退 1 个月后施行扁桃体切除术。

2. 慢性扁桃体炎的护理措施

（1）非手术疗法　①应用有脱敏作用的细菌制剂（如用链球菌变应原和疫苗进行脱敏）以及各种免疫增强剂（如注射胎盘球蛋白、转移因子等）；②冲洗或吸引扁桃体隐窝，清除隐窝内积存物，减少细菌繁殖的机会；③嘱患者经常用复方硼砂溶液或生理盐水漱口，清除口腔及咽部分泌物，减少刺激，解除或减轻口臭。

（2）术前护理　①详细询问病史和体格检查，注意有无出血倾向，做心、肺透视，测量血压；②做血、尿常规、血小板计数及出、凝血时间检查；③保持口腔清洁，术前用复方硼砂液漱口；④术前 6h 禁食，手术前夜给予适量镇静剂，使患者安睡；⑤术前半小时给适量阿托品和苯巴比妥肌内注射；⑥病灶性扁桃体炎患者术前数日应给予抗生素治疗；⑦做好患者术前的心理护理，耐心地向患者介绍病情、疾病的治疗恢复过程及注意事项，消除其焦虑或恐惧心理。

（3）术后护理　①局麻患者术后取仰卧位，全麻者应取右侧俯卧位，头部稍低，颈部可用冰袋冷敷。②嘱患者将口内分泌物吐出，不要咽下。唾液中混有少许血丝属正常现象。如持续口吐鲜血，则提示创面有活动性出血，应立即检查伤口，采取适当的止血措施。全麻儿童如不断做吞咽动作，提示有将血液咽下的可能，应检查伤口，予以止血。③术后第 2 天开始应用复方硼砂液漱口，以保持局部清洁。④术后 6h 伤口即有白膜形成，术后 24h 扁桃体窝已完全覆以白膜，此为正常现象，对创面具有保护作用。如伤口感染较重，可无白膜形成。白膜于术后 10 天内逐渐脱落。⑤术后 4h 如无出血，可进流食，术后第 2～3 日可进半流质饮食。⑥如为病灶性扁桃体炎患者，术后应使用抗生素。

3. 健康指导　锻炼身体，提高机体抵抗力，避免劳累，预防感冒，戒除烟、酒，避免进食辛辣食物，生活规律，保持口腔清洁。

三、咽后脓肿

咽后脓肿（retropharyngeal abscess）为咽后间隙的化脓性炎症。因其发病机制不同，可分为急性和慢性两种。

【病因与发病机制】

1. 急性型　最常见为咽后隙化脓性淋巴结炎，多见于 3 岁以下的婴幼儿。由于病变位于上呼吸道和上消化道的入口处，因此，随着脓肿逐渐增大会严重影响呼吸和吞咽功能，甚至引起喉梗阻而危及生命。

因婴幼儿咽后隙两侧分别有 3～8 个淋巴结，引流鼻咽、口咽、扁桃体和咽鼓管等处的淋巴，故急性咽后脓肿常因以上各部的感染，引发咽后淋巴结炎，进而化脓，脓液积聚在咽后隙而形成。如有营养不良、慢性病或全身免疫功能低下者则更易诱发此病。咽后壁外伤也可引起咽后间隙的感染。咽后脓肿由全身脓毒血症引起者极少见。本病致病菌以链球菌和葡萄球菌为常见。

2. 慢性型 多由咽后隙淋巴结结核或颈椎结核引起，故又称结核性咽后脓肿，常见于青壮年。

【临床表现】

1. 急性咽后脓肿 起病急，常有畏寒、发热、咽痛、流涎、拒食、喂奶时吐奶或乳汁反流入鼻腔，病儿常显烦躁不安，讲话含糊不清，似口中含物。脓肿增大时可出现睡眠打鼾、吸气性呼吸困难，如脓肿压迫喉入口处或并发喉部炎症，则吸气性呼吸困难更为明显。患者为减轻疼痛与呼吸困难，常表现为颈部僵直，头偏向患侧。检查可见：患者呈急性病容，咽后壁一侧充血、隆起，触之有波动感。患侧或双侧颈淋巴结肿大、压痛。

2. 慢性咽后脓肿 多为颈椎结核引起，常有低热、盗汗、消瘦等结核病的全身症状。起病缓慢，病程较长。局部有咽部不适、吞咽阻挡感及言语含糊不清等，重者有喉阻塞的表现。检查可见：咽后壁隆起，黏膜苍白、肿胀。脓肿穿刺可同时达到诊断和治疗两个目的。急性脓肿时脓液较稠，慢性型者脓液稀薄如淘米水。

3. 辅助检查

（1）颈侧位 X 线摄片 急性咽后脓肿时，咽后软组织明显增厚，有时可出现液平面或向前突出的弧形软组织阴影。慢性咽后脓肿时常可显示颈椎骨质破坏征象。

（2）实验室检查 急性脓肿者白细胞数量增多，切开排脓后即可下降至正常。穿刺抽吸脓液应送细菌培养和做药敏试验。

【治疗原则】急性咽后脓肿以抗感染治疗为主，必要时切开排脓，防止脓肿突然破裂而窒息。慢性咽后脓肿应抗结核治疗为主，脓肿形成后可穿刺抽脓，脓腔内注入链霉素，但避免咽部切开，以免形成不易愈合的瘘管。

【护理诊断】

1. 体温过高 因咽后间隙急性化脓感染引起。

2. 吞咽障碍 为咽痛和咽后脓肿增大阻塞咽腔所致。

3. 疼痛 由咽后间隙感染引起。

4. 潜在并发症 如咽旁脓肿、窒息、肺部感染等。

5. 知识缺乏 缺乏咽后脓肿的防治知识。

【护理措施】

1. 急性咽后脓肿的护理措施

（1）患儿取仰卧头侧位，需保持安静，必要时可应用镇静剂，以免哭闹时脓肿破裂脓液吸入而造成窒息。

（2）对于脓肿较小，一般状况较好者，可考虑进流质饮食。脓肿较大，一般状况差的应暂禁食，给予静脉输液，补充机体所需能量，以防脱水。同时，密切观察患儿的呼吸情况，必要时给予吸氧。

（3）急性咽后脓肿应尽早施行切开排脓术。对于巨大或张力较大的脓肿，切开前需穿刺减压。切开后应及时吸出口腔中的分泌物，还需每日扩张切口，确保引流通畅，方可痊愈。床边应备有直接喉镜、吸引器和气管切开包，以备紧急抢救之需。

（4）咽后脓肿破溃而发生脓液误吸时，患者应取头低脚高位，以防止发生急性窒息。

（5）及时准确地按医嘱给予抗生素，并密切观察其不良反应及有无并发症发生。

2. 慢性咽后脓肿的护理措施

（1）嘱患者卧床休息，减少颈椎活动。

（2）给予富含营养的饮食，改善全身营养状况，提高免疫力。

（3）协助医生反复多次施行穿刺抽脓、冲洗以及局部注入药物治疗。

（4）及时准确地按医嘱给予抗结核药物，并观察药物的不良反应，做到及时发现，及时解决。

四、鼻咽癌

鼻咽癌（carcinoma of nasopharynx，NPC）为我国高发恶性肿瘤之一，发病率以广东省为最高，其次为广西、湖南、福建等省（区）。在我国头颈部恶性肿瘤中，鼻咽癌发病率占首位。而在某些高发地区，则发病率已居全身恶性肿瘤之冠。40～60岁为高发年龄组，男性发病率为女性的2～3倍。

【病因与发病机制】目前认为本病与遗传、病毒及环境因素等有关。

1. 遗传因素 鼻咽癌有种族易感性和家庭聚集现象。

2. 病毒因素 主要为EB病毒。从鼻咽癌患者的血清中检测出EB病毒抗体，并且抗体滴度随病情发展而升高。从鼻咽癌活组织培养的淋巴母细胞中也分离出EB病毒。目前，EB病毒的研究已成为探索鼻咽癌病因学中一个重要方面。

3. 环境因素 研究发现微量元素镍在鼻咽癌高发区的水和食物中含量较高，动物实验证明镍可以促进亚硝胺诱发鼻咽癌。

【临床表现】

1. 出血 鼻出血是本病的早期症状，患者常出现回吸鼻涕后痰中带血或擤出血性涕。晚期如肿瘤破坏大血管时可出现大量出血。

2. 鼻部和耳部症状 肿瘤增大，阻塞后鼻孔引起单侧鼻塞；瘤体若继续增大，则出现双侧鼻塞。肿瘤阻塞或压迫咽鼓管咽口，可引起耳鸣、耳闷塞感、中耳腔积液及听力减退。

3. 脑神经症状 肿瘤向上破坏颅底，可相继出现第Ⅴ、Ⅵ、Ⅳ、Ⅲ、Ⅱ脑神经的损害症状，表现为头痛、面部麻木、眼球外展受限、复视及上睑下垂等，尤其是顽固性头痛使患者难以忍受。

4. 颈淋巴结肿大 鼻咽癌早期即可出现颈淋巴结转移，这是本病重要临床特征之一。常发生在颈深淋巴结上群。颈淋巴结转移灶多位于同侧乳突尖部的前下方，质硬、界限不清、表面不平、活动度差、无压痛及进行性增大为其主要特征。晚期，癌肿可转移至双侧淋巴结，并可向肺、肝、骨骼等远处转移。

5. 辅助检查

（1）鼻咽镜检查 可见鼻咽顶后壁或咽隐窝处呈结节状、溃疡状、菜花状或肉芽肿样改变，表面粗糙不平，易出血。

（2）病理学活组织检查（活检） 发现可疑病变，应尽可能做鼻咽部原发灶的活检。一次活检阴性不能否定鼻咽癌的存在，少数病例需多次活检才能明确诊断。必要时可施行颈部转移淋巴结的穿刺抽吸活检。

（3）细胞学检查 用长棉签擦取鼻咽病变处分泌物做涂片检查，可发现脱落的癌细胞，有助于诊断。

（4）影像学检查 咽侧位和颅底 X 线摄片、CT 扫描及 MRI 检查，可了解肿瘤大小、范围、颅底破坏及颈淋巴结转移等情况。

（5）EB 病毒抗体测定 EB 病毒壳抗原 – 免疫球蛋白 A（EBVCA – IgA）抗体测定已成为鼻咽癌诊断、普查和随访监视的重要手段。

【治疗原则】鼻咽癌患者以放射治疗为主，对于肿瘤转移范围较广，可采取结合化学药物或手术治疗等综合治疗措施。

【护理诊断】

1. 出血倾向 由肿瘤组织破溃或侵犯血管所致。

2. 头痛 因肿瘤侵犯颅内脑神经引起。

3. 恐惧 由恐癌心理和鼻咽癌引起的剧烈头痛所致。

4. 自我形象紊乱 与颈部包块、复视、上睑下垂等有关。

5. 知识缺乏 缺乏鼻咽癌的防治知识。

【护理措施】

（1）对鼻咽癌患者的心理护理至关重要，应主动关心患者，使其保持平稳的心态，提高战胜疾病的勇气。

（2）给予营养丰富、高热量、易消化的软质饮食。改变不良的饮食习惯，改善营养状态，增强全身免疫功能和抵抗力。对不能进食者，可行鼻饲或从静脉给营养液。

（3）按时执行医嘱，如放疗、服药、打针、局部清洁、给药等。

（4）对大出血患者应采取相应的止血措施，如应用止血剂、施行鼻腔填塞或血管结扎等。失血严重者需做好输血准备。

（5）对头痛严重者可应用镇静止痛剂。

（6）观察放疗或化疗的不良反应并对症处理，使其尽可能完成正规疗程。

（7）健康指导 通过各种途径普及医疗、护理常识，使患者了解鼻咽癌的有关知识；对有家族史者，应定期进行有关鼻咽癌的筛查；注意营养，进食高热量、高维生素饮食，多吃水果；加强身体锻炼，戒除吸烟、酗酒等不良习惯，定期随访。

五、阻塞性睡眠呼吸暂停综合征

阻塞性睡眠呼吸暂停综合征（obstructive sleep apnea syndrome，OSAS）为一种睡眠障碍性疾病。一般指成人在夜间 7h 的睡眠中，经鼻或经口的呼吸气流发生周期性中断 30 次以上，每次气流中断时间为 10s 以上，并伴有血氧饱和度下降等一系列病理生理改变。

【病因与发病机制】引起 OSAS 的常见因素有：①上呼吸道狭窄或阻塞，如鼻中隔偏曲、鼻息肉、鼻甲肥大、鼻腔肿瘤、扁桃体Ⅲ度肥大及悬雍垂过长等是引起鼻、鼻咽和口咽部阻塞的主要因素；②肥胖所致，肥胖可使舌体肥厚，咽部脂肪沉积过多而堵塞气道，组织肥厚拥挤还可使肺的体积明显减少，从而产生肥胖性换气不足综合征；③内分泌紊乱，如肢端肥大症引起舌体肥大，甲状腺功能减退可出现黏液性水肿等；④老年期组织松弛，肌张力减弱，致使咽壁松弛、塌陷内移引起鼾症或 OSAS。

【临床表现】

1. 打鼾　不论白昼黑夜，患者睡眠时都有高调鼾声，响度常超过 60dB，严重影响同室他人休息。而打鼾、停止呼吸等症状，患者醒后不能自觉。

2. 憋气　即呼吸暂停，在睡眠时频繁发生，每次持续数十秒，憋醒后，患者奋力呼吸，胸、腹部隆起，肢体不自主活动。憋气与睡眠姿势有一定关系，早期病例憋气常发生于仰卧位，侧卧位时减轻或消失。

3. 白天嗜睡　本病患者总感觉睡眠不足，在阅读、看电视、听报告等场合，特别在安静的环境中很容易入睡。常伴有晨起头痛、精神不振、记忆力减退、注意力不集中及工作效率低下等症状。

4. 心血管症状　长期发作的患者可并发高血压、心律失常、心肺功能衰竭等。

5. 肥胖　患者大多食欲较好，喜欢油腻食物，加之白天嗜睡及活动量小，70% 的患者属肥胖体型。

6. 辅助检查

（1）应用声级计和频谱仪对鼾声做客观的声学监测，有助于治疗前后的对比。

（2）内镜检查　如用纤维喉镜、鼻内镜等器械检查，有助于明确病变性质、原因及部位。

（3）影像学检查　为进一步明确上呼吸道阻塞部位，可做头颅 X 线、CT 扫描或 MRI 检查。

（4）多导睡眠描记仪（polysomnography，PSG）　可对 OSAS 患者进行整夜连续的睡眠观察和监测，包括脑电图、眼动电图、肌电图、心电图、口腔气流测定、鼻腔气流测定、测定胸腹运动、动脉血氧饱和度等多项复合检查。

【治疗原则】本病治疗包括非手术治疗和手术治疗两种方法。非手术疗法包括调整睡眠姿势、全身治疗、减肥、避免饮酒和服用安眠药等。手术治疗包括悬雍垂腭咽成形术、激光辅助悬雍垂软腭成形术、舌骨悬吊术、颌面畸形矫正术等。

【护理诊断】

1. 睡眠状态紊乱 打鼾、憋气等，与上呼吸道受阻有关。

2. 社交孤立 由于鼾声干扰他人休息及性格改变所致。

3. 潜在并发症 高血压、心律失常、心绞痛、心肺功能衰竭等，与憋气及缺氧有关。

4. 知识缺乏 患者及家属不了解本病的严重性，缺乏疾病的防治知识，为科普教育不够所致。

【护理措施】

1. 病房安排 应安排患者住单人病房，以免鼾声影响其他患者睡眠及休息。

2. 减肥 建议患者改变饮食习惯，减少糖和脂肪的摄入量，帮助其制订减肥计划和减肥食谱。嘱患者适当增加体力活动，必要时可辅以中医药疗法，以减轻体重，缓解症状。

3. 忌饮酒 酒精中的乙醇可使肌肉松弛和肌张力降低，从而使睡眠呼吸暂停加重。切忌随意应用中枢神经抑制药，以免加重病情。

4. 调整睡眠姿势 嘱患者尽量取侧卧位或半坐卧位，可减少舌根后坠，减轻睡眠呼吸暂停和鼾声。

5. 采用舌保护器 症状较重的患者，睡前可将舌保护器置于口中，使舌保持轻度前置位，增加咽腔前后径距离，从而减轻上呼吸道阻塞症状。

6. 加强监测 定期测量血压，密切观察呼吸暂停情况，尤其于凌晨时要加强巡视。如果患者憋气时间过长，应将其推醒。

7. 对拟行手术治疗者 应积极完善手术前准备，尽快进行手术。

8. 心理护理 对患者进行有关 OSAS 的医疗常识教育，使其了解治疗本病的重要性，消除患者对手术治疗的紧张和恐惧心理。

9. 健康指导 指导患者控制饮食，戒除烟、酒，多做健身运动；术后 4 周内不要进食干硬、辛辣、刺激性食物，注意口腔卫生，进食后漱口；定期随访，检测心脏功能、血压等，防止并发症；患者不宜从事驾驶、高空作业等潜在危险的工作，以免发生意外。

第三节 喉部疾病患者的护理

一、急性会厌炎

急性会厌炎（acute epiglotitis）是一种以声门上区会厌为主的急性炎症，又称声门上喉炎（supraglotitis）。本病好发于成人，且男性多于女性，具有起病急、进展快、易致喉阻塞等特点。

【病因与发病机制】本病之常见的致病菌为乙型流行性感冒杆菌、葡萄球菌、链球菌、肺炎双球菌、奈瑟卡他球菌等，也可为混合感染或合并病毒感染。外伤或邻近器官急性炎症的蔓延也可导致本病，全身性变态反应亦可引起会厌、杓会厌襞的高度水肿、继发感染而致。病理改变主要是会厌舌面黏膜高度充血、水肿，会厌可增厚至球状。严重病例炎症可波及喉的其他部位，从而引起急性喉阻塞。

【临床表现】

1. 发热 多数患者起病急骤，有畏寒、乏力和高热等全身症状。儿童及老年患者病情更为严重，进展迅速，可出现精神萎靡、四肢发冷、面色苍白、血压下降，甚至晕厥或休克等。

2. 喉痛 多数患者喉痛剧烈，且在吞咽时加重，致咽下困难，语声含混不清。

3. 呼吸困难 若治疗不及时可出现不同程度的吸气性呼吸困难，严重者可发生窒息。患者虽有呼吸困难，但很少出现声音嘶哑。

4. 辅助检查

（1）间接喉镜检查 会厌高度充血、水肿，或有脓肿形成。

（2）喉部侧位 X 线摄片 可见肿胀的会厌，界限清楚，对小儿急性会厌炎有一定的诊断价值。

（3）咽拭子培养及药敏试验 以明确致病菌，有助于选用敏感抗生素。

【治疗原则】本病一旦确诊，即需住院治疗，尽快进行抗感染治疗，静脉内使用足量抗生素和糖皮质激素等。如出现喉阻塞较严重则按照喉阻塞的处理原则进行处理。

【护理诊断】

1. 体温过高 因急性会厌感染所致。

2. 疼痛 剧烈咽痛，与会厌充血、肿胀有关。

3. 吞咽障碍 与会厌高度充血、肿胀以及剧烈咽痛有关。

4. 知识缺乏 缺乏对疾病的正确认识及防治知识。

【护理措施】

（1）保持口腔清洁，可用 Dobell 液或生理盐水漱口。

（2）体温过高者应采用物理降温措施，尽量增加水的摄入量。

（3）应按医嘱及时通过静脉给予足量、有效抗生素和激素是治疗本病的主要措施。也可采用超声雾化吸入给药。

（4）监测血氧饱和度，密切观察呼吸形态及有无呼吸困难，必要时吸氧，并告知患者不得随意离开病房。对于严重病例应做好气管切开术的准备。行气管切开术者，则按气管切开术后护理。

（5）健康教育 向患者及家属宣传此病的危害及预防措施，使患者配合治疗。避免与过敏原接触，生活规律，避免过度疲劳，戒除烟、酒，积极治疗邻近器官的疾病，如发生异常应及时到医院就诊。

二、急性喉炎

急性喉炎（acute laryngitis）为喉黏膜的急性炎症，为常见的呼吸道急性感染性疾病之一，多发于冬、春两季。儿童患者的病情远较成人为重。如不及时治疗，可并发喉阻塞而危及生命。

【病因与发病机制】本病多继发于急性鼻炎、急性咽炎和上呼吸道感染。受凉和疲劳致机体抵抗力下降为内在诱因。一般认为，先有病毒入侵，再继发细菌感染。其常见致病菌有乙型流行性感冒杆菌、金黄色葡萄球菌、溶血性链球菌、肺炎双球菌、奈瑟卡他球菌等。吸入生产性粉尘和有害气体、发声不当或使用声带过度、烟酒过度、喉部外伤等均可诱发本病。儿童患者可为流感、百日咳、麻疹、猩红热等急性传染病的并发症。由于小儿免疫功能较低下，喉软骨柔软，喉腔狭小，喉黏膜较为松弛，喉黏膜淋巴管丰富，发生感染后极易因组织肿胀而导致喉阻塞。同时小儿喉部神经敏感性强，受刺激后易引起喉痉挛。又因其咳嗽功能差，喉及气管内分泌物不易排出，更易加剧呼吸困难。

【临床表现】

1. 发热 早期即可出现。儿童患者畏寒、发热等全身症状较成人患者为重。

2. 声音嘶哑 初期声嘶多不严重，但很快声嘶加重，甚至可失音。声音嘶哑为急性喉炎的主要症状，成人更为显著。

3. 咳嗽 早期仅为干咳无痰，晚期则有稠厚的黏脓痰咳出。在小儿患者炎症累及声门下区时，呈"空、空"样咳嗽，且夜间加重，为小儿急性喉炎的重要特征之一。

4. 吸气性呼吸困难 在小儿急性喉炎患者最为明显。初期哭闹时喘息，较重者可有吸气性喉喘鸣，并出现胸骨上窝、锁骨上窝、肋间及上腹部软组织吸气期内陷等喉阻塞症状。严重者面色苍白、呼吸无力甚至窒息、死亡。

5. 辅助检查 成人患者在间接喉镜下见喉黏膜弥漫性充血、肿胀，声带呈红色，边缘肿胀变厚、附有少许黏稠分泌物，发声时不能闭紧。小儿患者行直接喉镜检查时见喉黏膜充血、肿胀，还可见声门下黏膜显著肿胀向中间突出而形成一狭窄腔隙。同时应对小儿患者排除喉白喉、喉部异物等疾病，并做喉分泌物细菌培养。

【治疗原则】本病治疗应采取严格禁声，应用抗生素与激素进行治疗，结合中药、物理疗法等综合治疗。必要时行气管切开术。

【护理诊断】

1. 语言沟通障碍 声音嘶哑或失音，由喉部炎症所引起。

2. 体温过高 与喉部感染有关。

3. 有窒息的危险 因小儿急性喉阻塞所致。

4. 知识缺乏 缺乏嗓音保健知识。

【护理措施】

（1）充分卧床休息，尽量避免发声，使患者保持安静，促进声带恢复。

（2）禁烟、酒，避免进刺激性饮食。

（3）应用超声雾化吸入抗生素及糖皮质激素。

（4）及时、准确按医嘱给予抗生素及激素治疗，并密切注意其呼吸困难变化情况，及时向医师报告。

（5）必要时吸氧，做好气管切开术的准备。尽可能减少小儿患者哭闹，以免加重声带水肿和呼吸困难。

（6）健康教育 注意保护嗓音，注意正确的发音方法，避免长时间用嗓，戒除烟、酒。预防上呼吸道感染，注意锻炼身体，对上呼吸道疾病及时予以治疗。平时多饮水，多进食水果，保证维生素的摄入。

三、喉阻塞

喉阻塞（laryngeal obstruction）亦称喉梗阻，是因喉部或其邻近组织的病变使喉腔变窄或发生阻塞而引起严重的呼吸困难。本病多发生于小儿，如不及时治疗可引起严重后果。

【病因与发病机制】常见病因有：①急性炎症：如小儿急性喉炎、急性喉气管支气管炎、急性会厌炎、喉白喉、咽后脓肿等。②外伤：如喉部挫伤、烧灼伤、切割伤、火器伤、气管插管或气管镜检查引起的损伤等。③肿瘤：如喉癌、多发性喉乳头状瘤、喉炎部肿瘤，或喉部肿瘤合并感染及出血时可引起急性喉阻塞。④异物：可引起喉腔机械性阻塞并导致喉痉挛。⑤喉水肿：如血管神经性水肿、药物过敏反应及心、肾疾病引起的喉水肿。⑥声带麻痹：两侧声带外展性瘫痪，多由外伤所致或为甲状腺手术的并发症。⑦畸形：如喉蹼、先天性喉喘鸣、喉软骨畸形或喉瘢痕狭窄等。

【临床表现】由于喉梗阻为多种病因所引起的一组具有共同表现的临床症状，所以对于病史和病因的询问非常重要，对于小儿患者，尤其要重视异物史的询问。

1. 吸气期呼吸困难 为喉梗阻的主要特征。表现为吸气运动加强，时间延长，吸气深而慢；而呼气时间缩短。其发生机制与喉的解剖生理和空气动力学有关。

2. 吸气期喉喘鸣 由于吸入气流通过狭窄的声门裂，产生空气涡流反击声带，使之颤动而产生的一种尖锐的喘鸣声。一般来说，喉阻塞越重，喉喘鸣越响。

3. 吸气期软组织凹陷 由于吸气困难，胸腔内负压增加，将胸壁及其周围的软组织吸入，遂出现胸骨上窝、锁骨上窝、肋间隙、剑突下和上腹部吸气期的凹陷，称为"四凹征"。

4. 声嘶 若病变累及声带，则常有声音嘶哑。

5. 发绀 因缺氧而面色青紫、面容焦虑、脉搏快速、烦躁不安等则是喉阻塞的晚期症状。

为利于观察病情和拟定治疗方案，临床上根据呼吸困难的程度将喉阻塞分为以下四度。

一度：安静时无呼吸困难、吸气期喉喘鸣和软组织凹陷。

二度：安静时也出现吸气期呼吸困难、吸气期喉喘鸣和软组织凹陷，活动时加重，但不影响睡眠和进食。无烦躁和不安，脉搏尚正常。

三度：吸气期呼吸困难、喉喘鸣和软组织凹陷明显，且因缺氧而出现烦躁不安、脉搏加快、血压升高、不易入睡、不愿进食等症状。

四度：呼吸极为困难。由于严重缺氧和二氧化碳蓄积，患者坐卧不安，手足乱动，面色苍白或发绀，出冷汗，定向力丧失，心律不齐，脉搏细弱，血压下降，大、小便失禁，甚至昏迷、濒临窒息等。

【治疗原则】本病的治疗原则为迅速解除呼吸困难，防止窒息。根据引起喉阻塞的原因、呼吸困难的程度和全身情况，采用药物或手术治疗。一般认为，一度和二度喉阻塞：应明确病因，积极进行病因治疗，如由炎症引起的应用足量抗生素和激素；若为异物所致，则应迅速取出异物；如为肿瘤、喉外伤等病因一时不能祛除，则考虑做气管切开。三度喉阻塞：若为炎症引起喉阻塞时间较短，可先行药物治疗，同时密切观察呼吸，并做好气管切开准备；若药物治疗未见好转，或全身情况较差，或为喉肿瘤患者，应及早气管切开。四度喉阻塞：应分秒必争立即行气管切开，防止窒息、死亡。紧急情况下应先行环甲膜切开或气管插管术，再行气管切开术。

【护理诊断】

1. 有窒息的危险 由喉阻塞引起。

2. 语言沟通障碍 发声嘶哑、失声，与喉部疾病有关。

3. 低效性呼吸形态 因吸气性呼吸困难所致。

4. 知识缺乏 缺乏喉阻塞的防治知识。

【护理措施】

（1）密切观察患者的脉搏、血压、神志、呼吸及缺氧的变化。

（2）保持患者安静，绝对卧床休息。限制探视人数，减少刺激因素。

（3）必要时吸氧或超声雾化吸入。

（4）及时、正确地执行医嘱。对于小儿急性喉炎、急性会厌炎、喉水肿、气管插管或气管镜检查等所引起的急性喉阻塞，只要及时地加用激素治疗，多数患者可能免做气管切开术。

（5）对于有手术指征的患者要积极完善术前准备，创造条件，尽快手术治疗。

（6）重症喉阻塞患者床边备气管切开包，以备急需。

（7）健康教育 应通过各种途径向患者和家属宣传喉阻塞的原因、后果以及如何预防喉阻塞的发生，包括增强免疫力，防止上呼吸道感染；养成良好的进食习惯，进食时不大声谈笑；家长应尽量不给小儿喂食豆类、花生、瓜子等食物，防止异物吸入；有药物过敏史者应避免与过敏原接触；避免喉外伤，发生后及时到医院进行治疗。

四、喉癌

喉癌（carcinoma of larynx）是喉部最常见的恶性肿瘤，其发病率有明显增多的趋势。喉癌高发年龄为50~70岁，男性发病率显著高于女性，城市高于农村。在喉部恶性肿瘤中，鳞状细胞瘤占95%~98%，腺瘤占2%，未分化癌、淋巴肉瘤和纤维肉瘤少见。

【病因与发病机制】喉癌的病因迄今尚未明确，可能与以下因素有关：①烟、酒刺激：临床上90%以上的喉癌患者有长期吸烟史。因烟草燃烧时所产生的苯并芘具有强烈的致癌作用，能够使黏膜上皮化生和恶变。酒对喉的致癌作用远逊于烟，可能与声门上喉癌和下咽癌的发生有关。②空气污染：长期接触生产性粉尘和废气，如二氧化碳、砷、铬、石棉、芥子气、木材粉尘的人群中，喉癌发生率高。③病毒感染：人乳头状瘤病毒可引起喉乳头状瘤，后者可自发或诱发恶变。也有研究表明，喉癌的发生与单纯疱疹病毒感染有关。④癌前期病变：如喉角化病和喉白斑病为一种声带黏膜上皮角化不良的病变。在长期吸烟、炎症、接触有害气体刺激后可发生恶变。此外，喉癌的发病因素尚与体内微量元素如锌、镁的缺乏、免疫功能障碍、性激素代谢紊乱等因素有关。

根据发生部位，喉癌大致可分为三种类型：①声门上型：约占喉癌的30%，包括原发于声带以上部位的恶性肿瘤，多为细胞分化差，病程发展快，多见发生于会厌基底部或室带部，由于该区淋巴管丰富，常发生早期颈淋巴结转移。②声门型：最为多见，约占60%。多发生于声带的前、中1/3交界处，细胞分化好，病程发展缓慢，早期很少发生颈淋巴结转移。③声门下型：即位于声带以下、环状软骨下缘以上部位的癌肿，较为少见。喉癌的扩散转移与肿瘤的原发部位、肿瘤细胞的分化程度、癌肿的大小及患者对肿瘤的免疫力等密切相关，其转移途径有直接扩散、淋巴转移、血行转移等方式。

【临床表现】

1. 声音嘶哑　为喉癌的主要症状，常为进行性加重，重者甚至失音。声门型喉癌早期即出现声嘶，而在声门上型和声门下型喉癌，声嘶则为其晚期症状。

2. 疼痛　声门上型如会厌癌常出现喉痛，甚至可经迷走神经反射至耳部，吞咽时疼痛加重。

3. 吞咽困难　声门上型喉癌早期出现喉部不适和异物感，晚期侵犯舌根，可引起吞咽困难；当累及喉咽部或声门下型喉癌向后侵及食管时，也可出现吞咽障碍。

4. 咳嗽和咳血　多为喉癌的中、晚期表现。咳血则可见各种类型喉癌的晚期。

5. 喉阻塞　随着肿瘤的增大，喉腔或声门裂狭窄，可出现吸气性呼吸困难，并呈进行性加重，伴吸气期喉喘鸣。若喉癌继发出血、水肿、感染等，则可致急性喉阻塞，常需急诊处理。

6. 颈部转移性肿块　多见于声门上型和声门下型喉癌，晚期声门型喉癌亦可发生。肿块可1个或多个不等，单侧或双侧，质较硬，晚期时则活动度差。

7. 辅助检查

（1）喉镜检查　可通过间接喉镜、直接喉镜或纤维喉镜检查以确定肿瘤的部位、形态、范围及其对声带的影响。喉癌的形态可为菜花状或溃疡状，也可为包块状，表面常较污秽。

（2）影像学检查、活组织检查、喉动态镜检查等有助于喉癌的早期发现。

【治疗原则】喉癌的治疗主要包括手术、放疗、化疗和免疫疗法等方法。根据病变部位、范围、扩散情况以及全身情况选择合适的治疗方案或综合治疗。

【护理诊断】

1. 语言沟通障碍　声音嘶哑或失音，与喉部恶性肿瘤侵犯声带有关。

2. 焦虑　因患喉癌并对其预后的怀疑所引起。

3. 有窒息的危险 因喉癌逐渐增大或并发感染、出血引起喉阻塞所致。

4. 进食自理缺陷 喉切除术后短期需经鼻饲管进食。

5. 知识缺乏 缺乏喉癌的预防、治疗知识。

【护理措施】

1. 术前护理

（1）心理护理 正确判断患者的心理承受能力，多关心患者，倾听其主诉，对患者的心情和感觉表示理解和认可，使患者得到安慰，鼓励患者家属多陪伴患者，给予感情支持。帮助患者了解疾病的相关知识、治疗方法和预后的信息，以及手术后如何保证生活质量的知识，帮助患者树立战胜疾病的信心。

（2）术前指导 教会患者所有全麻术前的准备工作，使患者能够随自己的情况进行控制，做好充分的准备。做好口腔的清洁和准备，教会患者放松技巧等。同时使患者能够配合手术及其护理地顺利进行。

（3）预防窒息 注意观察呼吸情况，避免剧烈运动，防止呼吸道感染，限制活动范围，可取半卧位等。

2. 术后护理

（1）体位 床头抬高30°～40°，有利于术后患者呼吸和减轻水肿，同时可使颈部轻度前倾，以减轻颈部皮肤切口缝合的张力。

（2）饮食 多为术中置入鼻饲管。术后24～48h内鼻饲管用于胃肠减压，患者依靠静脉供给营养。胃肠功能恢复正常后可经鼻饲管注入营养。指导患者及家属了解合理的饮食搭配及每日需要量。多采用混合流食，加温后少量多次注入胃内。注意观察鼻饲后反应，预防发生呕吐和消化不良。每次鼻饲前应首先确认胃饲管下端是否位于胃内及有无堵塞，每次鼻饲后应注入少量水冲洗管腔。注意固定鼻饲管，防止滑脱。如伤口愈合良好，术后10天可拔除鼻饲管，恢复经口进食，若发生咽瘘，鼻饲应保留至咽瘘愈合。

（3）注意观测重要的生命体征 在术后1～2天内，伤口有发生出血的可能，气管内分泌物也较多，存在潜在感染的危险。因此需密切观察血压、脉搏、体温和呼吸，发现情况变化，立即告知医师，及时处理。

（4）负压引流 保持负压引流管通畅并计算每日流量。如24h引流量不到10ml，可考虑拔除引流管。

（5）口腔护理 保持口腔清洁。嘱患者于术后10天内勿做吞咽动作，将口中血性分泌物吸除或吐出。

（6）气管套管护理 及时清除套管内分泌物，每日及时清洁内管，以防止结痂并保护气道通畅。也可做雾化吸入。气管套管可于术后2～6个月后拔除。需妥善保持气管造口的清洁，洗澡时切勿进水，或吸入灰尘。

（7）失语护理 对患者因失去喉不能进行语言表达和交流所致的痛苦表示理解和同情。耐心领会患者用形体语言或文字表达的感情和要求。帮助患者建立新的交流方式。出院后嘱患者尽快学会食管发音或学习应用人工喉发音等。

（8）皮肤护理　放疗后患者颈部皮肤有红肿、糜烂等反应，清洁后应涂布抗生素油膏加以保护。

五、气管切开术的护理

气管切开术（tracheotomy）是一种抢救危重患者的急救手术，它指将颈段气管前壁切开并插入气管套管的手术，通过套管患者可以直接呼吸、排痰等。

【适应证】

1. 喉阻塞　任何原因引起的三、四度喉阻塞，尤其是病因短时间内不能解除者。

2. 下呼吸道分泌物阻塞　如昏迷、颅脑病变、多发性神经炎、呼吸道烧伤等引起的喉肌麻痹，喉反射消失，以致下呼吸道分泌物潴留或呕吐物进入气管不能咳出时。

3. 某些手术的术前准备　如颌面部、口腔、咽、喉部手术时，为了防止血液流入下呼吸道或手术后局部肿胀阻碍呼吸可行预防性气管切开术。

【术前护理】

（1）严密观察患者呼吸困难及喉阻塞的程度，床旁备好氧气、吸引器、吸痰管、床头灯、气管切开包、适当型号的气管套管（表6-2）、抢救物品等。

表6-2　金属气管套管型号的选用

型号	00	0	1	2	3	4	5	6
内径（mm）	4.0	4.5	5.5	6.0	7.0	8.0	9.0	10
长度（mm）	40	45	55	60	65	70	75	80
应用年龄	1~5个月	1岁	2岁	3~5岁	6~12岁	13~18岁	成年女性	成年男性

（2）向患者说明手术的目的和必要性，尤其可能出现的不适感以及如何配合，术后康复过程中的注意事项，解除患者及家属的紧张和恐惧感。

（3）术前如病情许可要检查血、尿常规及出、凝血时间等常规化验是否齐全，必要时做心电图、胸片等检查。喉阻塞患者如需做特殊检查应有医务人员陪同；并告知患者不可随意离开病房，以防发生意外。

（4）手术前禁止饮水；如病情允许应为患者更换宽松的病号服，情况紧急时须争分夺秒，立即行紧急气管切开后，再进入手术室进行气管切开。

【术后护理】

1. 保持呼吸道通畅　是术后护理的关键。应将气管套管的内芯放在床旁柜抽屉内随手可取之处，以备急需。保证气管内套管通畅，成人一般4~6h清洗消毒套管内管1次，清洗消毒后立即放回，内套管不易离开外套管时间过久，以防止外套管被堵塞；若分泌物较多或小儿气管切开患者，要增加清洗次数。及时吸除气管内分泌物，若分泌物黏稠可用雾化吸入或蒸气吸入稀释；定时通过气管套管滴入抗生素液体；室内保持适宜的温度和湿度，温度一般宜在20~25℃，湿度在60%~70%；患者取平卧或半卧位，鼓励患者多饮水及有效咳嗽、咳痰。

2. 防止伤口感染　保持颈部伤口的清洁，每天更换套管垫时注意无菌操作；进食营养丰富的半流质饮食，增加蛋白质、维生素的摄入；按医嘱应用抗生素；密切观察体温、切口渗出、辅料渗透情况以及气管内分泌物的量及性质。

3. 预防脱管　气管套管系带应打三个外科结，松紧度以能容纳一根手指为度；经常检查系带松紧度和牢固性，告知患者及家属不能随意解开或调整；注意调整系带松紧，手术后 1~2 天可能有皮下气肿，消退后系带变松，必须重新系紧；吸痰动作要轻，告知患者不要用力咳嗽。

4. 满足患者的交流需求　为患者准备纸、笔，鼓励患者通过笔谈或手语表达自己的要求与情感；通过仔细观察患者的表情及动作，认真领会患者所表达的意思，满足其需要。

5. 拔管　经治疗和护理，喉阻塞及下呼吸道阻塞症状解除、呼吸恢复正常，可以考虑拔管。拔管前先要堵管 24~48h，如活动及睡眠时呼吸平稳，方可拔管，若堵管过程中患者出现呼吸困难，则应立即拔除塞子。拔管后 1~2 天内严密观察呼吸，告知患者不要随意离开病房，并在患者床旁准备好紧急气管切开用品，以备患者再次发生呼吸困难时紧急使用。

6. 健康指导　向患者及家属大力宣传喉阻塞的原因、后果以及预防措施。对于住院期间未能拔管而需要戴管出院者，应教会患者及家属注意事项：不可随意拔除外套管；消毒内套管、更换气管垫的方法，保持伤口干燥、清洁；洗澡时防止污水流入气管套管内；外出时注意遮盖套管口，防止异物落入；定期来医院复查，根据病情恢复情况决定拔管时间，若发生气管外套管脱出或再次呼吸困难应立即到医院急诊。

第四节　耳部疾病患者的护理

一、外耳道炎

外耳道炎（external otitis）是细菌感染引起的外耳道皮肤的急性或慢性炎症。可分为弥漫性外耳道炎和局限性外耳道炎，后者又称外耳道疖（furunculosis of external auditory meatus）。

【病因与发病机制】外耳道皮肤损伤继发细菌感染。如挖耳损伤皮肤、化脓性中耳炎的脓液刺激、游泳时耳道进水或洗澡时污水浸渍等，可引起外耳道皮肤角质肿胀、毛囊阻塞，利于细菌生长，导致本病。其常见致病菌为金黄色葡萄球菌、链球菌、铜绿假单胞菌和变形杆菌等。

外耳道疖是外耳道皮肤毛囊或皮脂腺的局限性化脓性感染。挖耳是其常见诱因，糖尿病和身体衰弱者易患本病，病原菌主要是金黄色葡萄球菌。

【临床表现】

1. 弥漫性外耳道炎　分急、慢性两种。急性者表现为明显耳痛、灼热，可有少量分泌物流出；耳镜检查可见外耳道皮肤弥漫性红肿或有糜烂、少许渗出物，耳周淋巴结肿大、压痛；全身可有发热或不适等症状。慢性者外耳道发痒、有少许渗出物，外耳道皮肤增厚、皲裂、脱屑，分泌物积聚，甚至可造成外耳道狭窄。

2. 外耳道疖　早期耳痛剧烈，张口、咀嚼时加重，并可放射到头部，全身不适。疖肿堵塞外耳道时，可有耳鸣和耳闷。检查有耳廓牵拉痛和耳屏压痛，外耳道软骨部皮肤有局限性红肿。脓肿破溃后，外耳道有脓血流出，此时耳痛减轻。外耳道后壁疖肿，可见耳后沟及乳突区红肿，易误诊为乳突炎。

【治疗原则】本病的治疗以控制感染、保持耳道清洁为主。

【护理诊断】

1. 疼痛　与外耳道炎症刺激有关。

2. 体温升高　与炎症感染有关。

3. 知识缺乏　缺乏外耳道炎及外耳道疖的防治知识。

【护理措施】

（1）早期指导患者局部热敷或超短波理疗，促使炎症消退，减轻疼痛。

（2）指导患者合理使用抗生素。疼痛剧烈时，指导患者服用镇静、止痛剂。

（3）局部尚未化脓者，可用1%～3%酚甘油滴耳，或用10%鱼石脂甘油纱条敷于患处，每日更换1～2次，消炎止痛。

（4）当疖肿成熟后，及时切开引流，每日换药。外耳道有分泌物流出时，应用3%过氧过氢清洗，并放置无菌纱条，污染后随时更换。

（5）指导患者保持外耳道干燥、清洁，避免损伤外耳道皮肤。

（6）对反复发作病例，做好解释工作，消除患者的紧张心理。应注意可能存在的全身疾病，如糖尿病、贫血、维生素缺乏、内分泌功能紊乱等的治疗。

（7）纠正患者不良挖耳习惯，游泳和洗头时避免污水进入耳道，污水进入应立即拭干。急性期和治疗恢复期禁止游泳。

二、鼓膜外伤

鼓膜外伤（tympanic membrane trauma）是鼓膜受到间接或直接的外力冲击而导致破裂。

【病因与发病机制】可分为器械伤，如用火柴梗、毛线针等挖耳刺伤鼓膜；医源性损伤如取耵聍、外耳道异物等；矿渣、火花等烧伤；其他如掌击耳部、爆破、炮震、高台跳水及潜水、放鞭炮等，颞骨骨折等。

【临床表现】鼓膜破裂后，突感耳痛、听力立即减退伴耳鸣，外耳道有少量出血和耳内闷塞感。压力伤除鼓膜破裂外，还可出现眩晕、恶心或混合性耳聋等由于镫骨剧烈运动引起的内耳损伤。合并颞骨骨折时常为严重外力撞击所致，患者表现为耳出血或脑脊液耳漏，极为痛苦。

检查可见鼓膜有不规则形或裂隙状穿孔，外耳道有血迹或血痂，耳聋呈传导性或混合性。

【治疗原则】清除外耳道内的异物、泥土、血凝块等，消毒外耳道，用酒精棉球堵塞外耳道口；如无感染不必应用抗生素，大多数外伤性穿孔可于3～4周内自愈；较大而不能自愈的穿孔可行鼓膜修补术。

【护理诊断】

1. 有感染的危险　与鼓膜外伤有关。

2. 知识缺乏　缺乏鼓膜修补术的相关知识及预防鼓膜外伤的知识。

【护理措施】

（1）告知患者外伤后 3 周内外耳道内不可进水和滴药，洗澡和洗头时应特别注意，填塞外耳道的棉球有污染应及时更换，以免发生中耳感染。

（2）避免感冒，教会正确的擤鼻方法，以防来自鼻咽部的感染。

（3）必要时给予抗生素，以防止或治疗感染。

（4）需行鼓膜修补术者，术前向患者介绍手术的目的和经过，解除患者的紧张心理。术后观察耳部是否有出血、流脓等现象，发现异常，及时报告医生处理。告知患者避免用力擤鼻、咳嗽、打喷嚏等。

（5）健康指导　严禁用发夹、火柴杆等锐器挖耳；取外耳道异物或耵聍时要细心、适度，避免伤及鼓膜。遇到爆破情况时可用手指或棉花塞耳，或戴防护耳塞；鼓膜修补术后应注意防止感冒，防止水进入外耳道。

三、分泌性中耳炎

分泌性中耳炎（secretory otitis media）是以鼓室积液及听力下降为主要特征的中耳非化脓性炎症。本病可分为急性和慢性两种。急性分泌性中耳炎病程延续 6～8 周；急性分泌性中耳炎未愈、病程超过 8 周者可称为慢性分泌性中耳炎；慢性分泌性中耳炎也可缓慢起病或由急性反复发作、迁延而致。多发生在冬、春季节，是小儿和成人常见的听力下降原因之一。

【病因与发病机制】目前本病病因与发病机制尚未完全明确，但认为与咽鼓管功能障碍、中耳局部感染和变态反应有关。当咽鼓管阻塞时，鼓室密闭，外界空气不能进入中耳，中耳内原有气体逐渐被黏膜所吸收，鼓室腔内形成负压。此时中耳黏膜内血管扩张，管壁的通透性增加，血清漏出，最终形成鼓室积液。如负压不能得到解除，则中耳黏膜可发生一系列病理变化，主要表现为上皮增厚，上皮细胞化生，杯状细胞增多，分泌亢进。鼓室积液多为漏出液、渗出液和分泌液的混合液。积液长时间积存，最终形成机化物，导致鼓膜与内耳粘连，形成鼓室粘连。

【临床表现】

1. 听力下降　分泌性中耳炎患者发病前多有感冒病史，发病后听力逐渐下降，伴自声增强。

2. 耳痛　急性起病时可有轻微耳痛，慢性者耳痛不明显。尚有耳内闭塞或闷胀感，按压耳屏后可暂时改善。

3. 耳鸣　为低音调间歇性，如"劈啪"声。打呵欠或擤鼻时，耳内出现气过水声。

4. 辅助检查

（1）耳镜检查　鼓膜内陷，表现为光锥缩短、变形或消失、锤骨短突明显外突、锤骨柄向后上方移位。鼓室积液时，鼓膜失去正常光泽，呈淡黄或琥珀色，有时可透过鼓膜见到液平面如弧形发丝，凹面向上，当头位置变动时，其与地面的平行关系不变。透过鼓膜偶可见到气泡，当咽鼓管吹张后气泡增多。若鼓室粘连，鼓气时耳镜检查可见鼓膜活动障碍，鼓膜增厚、混浊。鼓室穿刺可抽出积液，对于一侧鼓室积液的成年患者，应特别注意检查有无鼻咽癌的可能。

（2）听力测试　音叉和纯音听力计测试结果多为传音性聋。声导抗测试图呈平坦型（B 型）曲线或高负压型（C 型）曲线，B 型曲线为分泌性中耳炎的典型曲线。

【治疗原则】清除中耳积液，控制感染，改善中耳通气引流及病因治疗为木病的治疗原则。鼓室穿刺抽液、鼓膜切开术、鼓室置管术、咽鼓管吹张术等手术方法，应用抗生素、糖皮质激素等药物，积极治疗鼻咽部或鼻腔疾病等。

【护理诊断】

1. 感知改变　听力下降，与分泌性中耳炎及咽鼓管阻塞有关。

2. 舒适状态改变　与鼓室积液引起的耳鸣、耳痛、耳闷有关。

3. 知识缺乏　缺乏本病防治的相关知识。

【护理措施】

（1）向患者及家属解释疾病的原因和治疗原则，以配合治疗和护理。

（2）遵医嘱给予抗生素类药物控制感染，同时给予糖皮质激素类药物，以减轻炎症渗出和机化。

（3）教会患者正确的滴鼻和擤鼻方法，保持鼻腔及咽鼓管通畅。

（4）根据医嘱行鼓室穿刺抽液，严格按照操作规程。行鼓膜切开或置管术的患者手术前应向患者解释手术的目的和注意事项，使者配合治疗、护理。

（5）健康教育　锻炼身体，预防感冒，积极治疗鼻咽部疾病。对 10 岁以下儿童定期进行声导抗筛选试验。行鼓膜切开或鼓室置管的患者，避免耳内进水，以防中耳感染。

四、急性化脓性中耳炎

急性化脓性中耳炎（acute suppurative otitis media）是由于细菌进入鼓室引起中耳黏膜的急性化脓性炎症。多继发于上呼吸道感染，好发于冬、春季节，常见于儿童。病变主要位于鼓室，可累及中耳各部。

【病因与发病机制】急性化脓性中耳炎的感染途径有三条。

1. 咽鼓管途径　最常见。

（1）急性上呼吸道感染　细菌经咽鼓管侵入中耳，引起急性化脓性中耳炎。

（2）急性传染病　如猩红热、麻疹、百日咳、流行性感冒（简称：流感）等，致病微生物可通过咽鼓管途径直接侵袭中耳；亦是上述传染病的局部表现。

（3）在不洁的水中游泳、不适当地擤鼻、咽鼓管吹张或鼻腔治疗时，细菌可循咽鼓管侵入中耳。

（4）婴幼儿因咽鼓管短、宽、平，不正确的哺乳姿势，乳汁可经咽鼓管流入中耳。

2. 外耳道鼓膜途径　如鼓膜外伤，致病菌可由外耳道直接进入中耳。

3. 血行感染　较少见。主要致病菌为肺炎球菌、流感嗜血杆菌、乙型溶血性链球菌、葡萄球菌及铜绿假单胞菌等。病变主要累及鼓室，但常波及中耳各部。早期鼓膜、中耳黏膜充血、鼓室内炎性渗出物积聚，逐渐变为黏液脓性或脓性。随后脓液增多，鼓室内压力增大，鼓膜缺血、坏死并穿孔，导致外耳道流脓。

【临床表现】

1. 耳痛　是急性化脓性中耳炎的主要症状，位于耳深部，呈搏动性跳痛或刺痛，小儿可表现为哭闹不休、用手抓耳等。

2. 听力减退及耳鸣　开始感耳闷，继之感听力下降，可伴耳鸣、眩晕，如耳痛剧烈，听力下降常被忽略，鼓膜穿孔后耳聋减轻。

3. 耳漏　鼓膜穿孔后，外耳道有分泌物流出，呈脓血性。随着脓液自外耳道流出，患者体温下降，耳痛减轻，听力改善。

4. 全身症状　可有畏寒、发热、怠倦、食欲减退等。小儿较重，可出现高热、惊厥、呕吐、腹泻等症状。

5. 辅助检查

（1）耳镜检查　鼓膜穿孔前鼓膜松弛部充血，锤骨柄及鼓膜紧张部周边可见放射状扩张的血管，继之鼓膜弥漫性充血、肿胀，向外膨出，正常标志消失，难以辨认，局部可见小黄点。鼓膜穿孔一般开始甚小，不易看清，彻底清洁外耳道后方见穿孔处之鼓膜有搏动的亮点，或见脓液从该处涌出。

（2）听力检查　呈传导性聋。

（3）X线检查　可以显示鼓室周围骨质破坏的程度和范围。

【治疗原则】控制感染，通畅引流，祛除病因。尽早全身应用抗生素，必要时给予支持疗法；积极防治上呼吸道疾病；结合局部治疗措施，如滴耳药、滴鼻药、鼓膜切开引流等。

【护理诊断】

1. 急性疼痛　与中耳黏膜的急性炎症有关。

2. 体温过高　与急性化脓性中耳炎引起全身反应有关。

3. 潜在并发症　急性乳突炎、耳源性脑脓肿等。

4. 知识缺乏　缺乏化脓性中耳炎的预防、治疗知识。

【护理措施】

（1）遵医嘱早期、足量应用有效抗生素。症状控制后仍需坚持用药 5～7 天，务求彻底治愈。一般选用青霉素类、头孢菌素类等药物。

（2）遵医嘱给予退热药，按高热患者护理常规进行护理。重症者给予补液等支持疗法。

（3）注意休息，调节饮食，多饮水，保持大便通畅。

（4）指导患者用1%麻黄碱滴鼻，可减轻咽鼓管咽口肿胀，以利于引流。

（5）指导患者正确应用滴耳药。鼓膜穿孔前，用2%酚甘油滴耳，可消炎止痛。如高热、全身症状严重、鼓膜膨出明显、虽经治疗亦无明显减轻者，或者穿孔太小、引流不畅者，应行鼓膜切开术，以利排脓。

（6）鼓膜穿孔后，用3%过氧过氢清洗外耳道，拭干后用0.3%泰利必妥等滴耳液滴耳，每日2次。

（7）健康指导　加强锻炼，增强机体抵抗力，做好传染病的预防接种工作，及时彻底治疗上呼吸道感染。有鼓膜穿孔或鼓室置管者避免参加游泳等可能导致鼓室进水的活动。指导正确的擤鼻及哺乳的方法。

五、慢性化脓性中耳炎

慢性化脓性中耳炎（chronic suppurative otitis media）是中耳黏膜、骨膜或深达骨质的慢性化脓性炎症，常与慢性乳突炎合并存在。临床上以中耳长期或间歇性流脓、鼓膜穿孔和听力下降为特点。如治疗不当，本病可引起严重的颅内、外并发症而危及生命。

【病因与发病机制】慢性化脓性中耳炎多因急性化脓性中耳炎延误治疗或治疗不当迁延而成；鼻、咽部存在慢性病灶也是重要原因。本病的常见致病菌为变形杆菌、金黄色葡萄球菌、铜绿假单胞菌等，其中革兰阴性杆菌较多；有时可见混合感染。

【临床表现】慢性化脓性中耳炎的主要临床特点是中耳流脓、听力减退和鼓膜穿孔。根据病理改变和临床表现分为以下三型。

1. 单纯型　病情较轻，局限于黏膜，耳漏常为间歇性，脓液常为黏液性或黏液脓性，无臭味；听力损害为轻度传导性聋；鼓膜紧张部有中央性穿孔，鼓室黏膜光滑，鼓室内一般无肉芽组织或胆脂瘤样物质形成。

2. 骨疡型　组织破坏较广泛，病变深达骨质、听小骨、鼓环与鼓窦，均可被破坏，并常伴肉芽组织形成。耳漏常为持续性，脓液黏稠，有臭味，有时耳漏为脓血性。多为鼓膜边缘性大穿孔。检查时通过穿孔可见鼓室内有肉芽组织。患者多有较重之传导性聋。颞骨CT扫描示上鼓室等处有软组织影，可伴轻度骨质破坏。

3. 胆脂瘤型　胆脂瘤并非真性肿瘤，而为一充满脱落角化上皮和胆固醇结晶的囊性结构。胆脂瘤因其对周围骨质的直接压迫，或由于其产生的溶酶体酶、胶原酶等，可使中耳乳突的骨质逐渐被侵蚀和吸收。此种骨质破坏，易使炎症扩散，导致一系列并发症。患者常为持续性耳漏，脓液有异常臭味，鼓膜穿孔常在松弛部，不易被发现。听力损害较重。乳突X线摄片或CT检查有助于诊断。

骨疡型和胆脂瘤型中耳炎如不及时手术治疗，彻底清除病灶，建立良好的引流，常可引起耳源性并发症，故称为危险型。

【治疗原则】消除病因，清除病灶，通畅引流，控制感染，恢复听力。局部或全身应用抗生素，手术清除病灶组织，积极治疗原发病。

【护理诊断】

1. 感知改变　听力下降与局部慢性炎症有关。

2. 焦虑　与局部炎症反复发作及对耳部手术不了解有关。

3. 知识缺乏　缺乏有关慢性化脓性中耳炎治疗、预防知识。

4. 潜在并发症　面瘫及颅内、外感染等。

【护理措施】

（1）指导患者正确使用1%麻黄碱或0.05%盐酸羟甲唑啉滴鼻液滴鼻，以保持咽鼓管引流通畅。

（2）按医嘱应用敏感抗生素。对慢性化脓性中耳炎的患者，应采取中耳脓液做细菌培养和药物敏感试验。

（3）密切观察病情变化，注意有无发热、头痛、眩晕、恶心、呕吐以及剧烈头痛和平衡障碍，一旦出现上述症状，需及时报告主治医师。

（4）对于有颅内并发症者应密切观察生命体征的变化，及时、准确使用降颅内压药物，全身使用抗生素，保持大便通畅，以防治脑疝的发生。疑有颅内并发症者，禁用止痛、镇静类药物，以免掩盖症状，影响诊断和治疗。

（5）需要手术者，积极做好手术前后的护理。

（6）健康教育　加强卫生宣传，广泛宣传慢性化脓性中耳炎的危害，特别是颅内、外并发症的危害。告知患者有鼓膜穿孔或鼓室形成术后短期内不宜游泳，沐浴或洗头时可用干棉球堵塞外耳道，以免污水进入诱发中耳感染。教会患者正确的滴耳和洗耳方法以及注意事项。教会患者正确的擤鼻方法，防止感冒，加强锻炼。行鼓室成形术的患者术后短期内不宜乘飞机以免影响手术效果；告知患者术后3个月内耳内会有少许渗出是正常现象，注意保持外耳道清洁；定期随访。

六、耳源性并发症

急性和慢性化脓性中耳炎，特别是慢性骨疡型和胆脂瘤型中耳炎，可并发多种颅内、外并发症，简称耳源性并发症（otogenic complications）。如处理不当，常危及生命。由于抗生素的广泛应用及对化脓性中耳炎诊疗水平的提高，耳源性并发症的发病率已有明显下降，其预后也有显著改善。但同时也使耳源性并发症的典型症状和体征易被掩盖，导致诊断的困难。

【病因与发病机制】　急、慢性化脓性中耳炎均可引起耳源性并发症，其中以慢性胆脂瘤型中耳炎最为常见，骨疡型中耳炎次之，急性中耳炎少见。此外，耳源性并发症的发生与致病菌毒力和患者机体抵抗力有关。引起耳源性并发症最常见的途径是中耳的骨质破坏与缺损。当化脓性中耳炎引流不畅时，脓液可循破坏、缺损的骨壁向各个方向扩展，从而引起各种颅内、外并发症。感染也可经局部血液循环途径、正常的解剖途径或薄弱点向周围侵犯，导致并发症的发生。

【临床表现】　耳源性并发症大致可分为两类，即：颅外并发症和颅内并发症。常见的颅外并发症有耳后骨膜下脓肿、耳下颈深部脓肿、迷路炎等；颅内并发症有乙状窦血栓性静脉炎、耳源性脑膜炎和耳源性脑脓肿等。

它们都具有下列共同的特点：如有中耳流脓史，脓液突然增多或突然减少，伴耳痛、发热和头痛，并出现嗜睡、恶心、呕吐以及对刺激的敏感性增强。外耳道脓液味臭，鼓膜穿孔多在松弛部或边缘部。鼓室内可见肉芽、息肉、胆脂瘤样物质或见脓性液搏动等。

以下简述各常见耳源性并发症的临床特点。

1. 耳后骨膜下脓肿（postauricular subperiosteal abscess） 患者有发热、恶寒、耳痛并伴有同侧头痛。乳突表面肿痛，甚至有波动感。施行脓肿诊断性穿刺，可抽出脓液。耳廓后沟变浅或消失，耳廓推向前、外方。如脓肿破溃，有脓液排出，形成耳后瘘管，可长期不愈。

2. 耳下颈深部脓肿（Bezold abscess） 患侧颈部上方疼痛，颈部运动受限。胸锁乳突肌上 1/3 部分隆起，表面红肿、压痛明显。同侧有慢性中耳炎急性发作之症状，如发热、寒战、中耳流脓等。乳突 X 线片示有骨质破坏。

3. 迷路炎（labyrinthitis） 即内耳炎，为中耳感染侵入迷路所致。表现为阵发性眩晕、恶心、呕吐和平衡失调。在摇动头部、改变体位和耳内滴药时症状加重。有时可见严重的自发性眩晕。患者双目紧闭，卧床不能活动。眩晕发作时可见自发性眼球震颤。听力损失可表现为患耳传导性聋或混合性聋，甚至为永久性全聋。

4. 乙状窦血栓性静脉炎（sigmoideus sinus thrombophlebitis） 表现为弛张性高热、发热或寒战，体温可达 40℃ 以上，数小时后，体温可降至正常或正常以下。常伴有出汗、颜面潮红、全身中毒症状。头痛剧烈，恶心、呕吐，体温与脉搏一致。体温下降后症状缓解。上述症状可每日发作 1~2 次。同侧颈部可能触及条索状肿块，局部压痛明显，并可出现视乳头水肿等。

5. 耳源性脑膜炎（otogenic meningitis） 是急、慢性化脓性中耳炎所并发的软脑膜、蛛网膜的急性化脓性炎症。主要表现为寒战、持续高热（体温可达 39~40℃）、头痛、呕吐。重者出现嗜睡、谵妄、语无伦次甚或昏迷。晚期出现潮式呼吸（Cheyne - Stokes respiration），瞳孔散大，对光反射迟钝，可因呼吸、循环衰竭而死亡。患者还可出现颈项强直、角弓反张、锥体束征及其他病理反射。视神经乳头水肿，脑脊液压力增高或变混浊，晚期还可出现多组脑神经麻痹。

6. 耳源性脑脓肿（otogenic brain abscess） 是指脑组织内局限性积脓。为化脓性中耳炎的严重并发症，重者危及生命。多发生于大脑颞叶，其次为小脑。起病初期历时数日，症状轻重不一。潜伏期常无明显症状，有时表现为淡漠、嗜睡、抑郁、少语等症状。显症期可出现中毒症状，体温正常或低于正常，面色苍白、乏力、消瘦。如有高热并相对缓脉者，诊断意义较大。颅内压增高是脑脓肿的特有症状，表现为剧烈头痛，呈持续性，腹压增加时头痛加剧，喷射性呕吐和视乳头水肿。患者常低热或无发热，呼吸变慢，脉搏迟缓，与体温不一致。大脑颞叶脓肿患者的定位体征可有对侧肢体偏瘫、对侧中枢性面瘫和命名性失语等；小脑脓肿可表现为同侧肌张力减退、共济失调及中枢性眼震。少数患者直至呼吸、心跳停止亦无定位体征出现。

耳源性并发症如治疗不及时，可使病情恶化。有时数种并发症同时或先后发生，其病情错综复杂，彼此混淆，使诊断、治疗极为困难，病情趋于危重，最终因脑疝及呼吸、循环衰竭而死亡。

【治疗原则】对于耳源性并发症应及时行乳突根治术，应用足量、有效抗生素，加强支持疗法，及时、合理进行对症处理。若局部有脓肿形成时应及时穿刺、冲洗、引流或脓肿切除等。

【护理诊断】

1. 疼痛　剧烈头痛，由耳源性并发症所致。

2. 体温过高　因耳源性并发症引起。

3. 清理呼吸道无效　与耳源性脑膜炎、脑脓肿引起的昏迷有关。

4. 皮肤完整性受损　与耳源性并发症和中耳乳突探查术有关。

5. 绝望　与耳源性脑膜炎、脑脓肿有关。

6. 知识缺乏　缺乏化脓性中耳炎并发症的防治知识。

【护理措施】

（1）耳源性并发症患者需绝对卧床休息，环境要安静，光线宜暗。备好常规抢救药品，如50%葡萄糖注射液、20%甘露醇注射液、强心剂、呼吸兴奋剂、气管插管等。

（2）需施行中耳乳突探查术时，按术前常规准备，并向患者或家属解释手术的目的和意义，减轻思想顾虑，配合治疗和护理。疑有耳源性脑脓肿的患者，需将头发剃净，以备紧急钻颅术。

（3）密切观察病情变化，注意患者的神志、意识、瞳孔、体温、呼吸、脉搏和血压等。注意有无面瘫、偏瘫、头痛、恶心、呕吐和眼球震颤的发生。一旦发生病情变化，立即报告医师采取相应措施。

（4）疑有耳源性并发症时，禁用镇静止痛药，以免掩盖症状，延误诊断。

（5）按医嘱应用广谱抗生素，加强对症治疗，颅内高压时适当控制静脉输液量，酌情使用甘露醇等脱水剂，保持静脉输液通路畅通，以备急救。

（6）便秘患者应给予缓泻剂，避免用力排便；小便失禁者应保持病床干燥，及时更换床单，防止发生褥疮。

（7）给予清淡、易消化、高热量、高蛋白和富含维生素的流质和半流质饮食。

（8）对于昏迷的患者，应按昏迷常规护理。

（9）健康教育　向患者及家属宣传耳源性并发症发生的原因、治疗及预防措施。

七、特发性耳聋

特发性耳聋（idiopathic sudden deafness）是指瞬间突然发生的重度感音性聋。患者多能准确提供发病时间、地点和情形。多数患者单侧发病。

【病因与发病机制】本病病因尚未完全明确，多数认为与内耳供血障碍或病毒感染有关，迷路窗膜或前庭膜破裂也是致病原因之一。此外还可能与自身免疫、代谢障碍、小脑桥脑角肿瘤等原因有关。

【临床表现】听力损失大多发生在一侧，多数患者能够准备地说出耳聋发生的时间、地点和当时的情形。听力损失的性质为感音性聋。耳鸣和耳聋几乎同时发生且非常顽固，给患者带来许多烦恼和痛苦，有部分患者同时伴有眩晕、恶心、呕吐和眼球震颤，持续数日乃至数周，此种患者听力恢复常较为缓慢。特发性耳聋亦可能是小脑桥脑角肿瘤的早期表现，应注意鉴别诊断。

耳科检查应包括耳镜检查、纯音听力计检查、声导抗测试、听性脑干诱发电位等。疑有蜗后病变应用颅脑 CT 扫描。应注意：听性脑干诱发电位对小脑桥脑角肿瘤的早期诊断较为灵敏。

【治疗原则】早期治疗可以选用血管扩张剂、抗血栓形成剂和纤维溶栓剂、维生素类、改善内耳代谢药物、糖皮质激素等药物。亦可配合抗病毒药、高压氧治疗、控制眩晕的药物等治疗。

【护理诊断】

1. 感知改变 听力损失，与突发性听力损失有关。

2. 舒适改变 眩晕，与突发性耳聋有关。

3. 焦虑 与眩晕和听力障碍有关。

4. 知识缺乏 缺乏预防特发性耳聋的知识。

【护理措施】

（1）主动安慰患者，尊重和同情患者，使患者了解本病的大致病情及治疗方法，并说明本病具有不治自愈的可能性。即使耳聋无法完全恢复，可配戴助听器加以矫正。尽最大可能减轻患者的思想顾虑，消除其焦虑情绪，使其充分休息，主动配合治疗和护理。

（2）合理安排患者的各项治疗措施，如 5% 葡萄糖注射液加罂粟碱、低分子右旋糖酐加能量合剂静脉滴注，辅之以糖皮质激素和适量镇静剂；怀疑病毒感染时，应用抗病毒药物等。另外，应酌情安排患者进行高压氧或混合氧（95% O_2 加 55% CO_2）治疗。在保证治疗的前提下，尽可能使患者充分卧床休息 7~10 天。

（3）怀疑迷路窗膜破裂时，让患者呈 30° 半卧位，患耳向上，使窗膜保持在水平位。24h 后行纯音听力测定，观察听力恢复情况。

（4）禁烟、酒，禁用各种耳毒性药物，观察有无高血压，以及心、肺、肝、肾等脏器有无病变。必要时应做听性脑干反应测听、颅脑 CT 扫描、经颅多普勒等特殊检查，以除外小脑桥脑角肿瘤和因椎 – 基底动脉缺血而致的听力损失和眩晕。

八、梅尼埃病

梅尼埃病（Meniere disease）是膜迷路积水所致的内耳疾病。其主要症状为发作性眩晕，波动性听力下降，耳鸣伴耳内胀满感。多发于青壮年，一般为单耳发病。

【病因与发病机制】本病病因迄今尚未明确，可能与内耳微循环障碍、病毒感染、变态反应、代谢与内分泌异常、膜迷路机械性阻塞及内淋巴吸收障碍等有关。病理变化主要表现为膜迷路积水膨大，蜗管和球囊较椭圆囊和壶腹明显。内淋巴囊和膜半规管不膨大。多数仅罹及一耳。

【临床表现】

1. 眩晕 多呈突发性旋转性眩晕，患者感觉自身或周围物体沿一方向或某一平面旋转、摇晃或漂浮，同时伴有恶心、呕吐、面色苍白、出冷汗、脉搏迟缓、血压下降等自主神经症状，睁眼与转头时症状加剧，闭目静卧时略为减轻。患者神志清醒，但异常恐惧，如患大病。眩晕持续短暂，数分钟、数十分钟或数小时后症状自然缓解，转入间歇期，但眩晕常为反复发作。

2. 耳鸣 多出现在眩晕发作之前。初为持续低音调吹风声或流水声，后转为高音调的蝉鸣或汽笛声。眩晕间歇耳鸣稍有减轻，但不能完全消失。在眩晕发作期耳鸣常被眩晕所掩盖。

3. 耳聋 一般为单侧性，在眩晕发作期加重，间歇期好转，呈明显波动性变化。患病初期常不自觉耳聋，多次发作后始感明显。

4. 耳内胀满感 发作期患侧头部或耳内有胀满、沉重感。

5. 辅助检查

（1）耳镜检查 鼓膜正常，咽鼓管功能良好。

（2）前庭功能检查 发作期可观察到节律整齐、强度不一的眼球震颤，多为自发性、水平性或位置性。眼球震颤持续时间一般不超过24h。

（3）平衡试验 闭目直立试验（Romberg test）多向患侧倾倒。闭目行走试验多向患侧倾斜，动静平衡功能多有紊乱。

（4）听力检查 呈感音性聋，纯音听力计检查患耳气、骨导听阈均升高。

（5）甘油试验 1.2～1.5g/kg 的甘油盐水空腹服下，纯音听阈可有改善。

【治疗原则】对初次发作或间隔1年、数年再次发作者，应积极对症处理；对于频繁发作者，可考虑手术治疗。发作期可以选用脱水剂、抗组胺药、镇静剂或自主神经调节药物等。间歇期可试用血管扩张药、抗组胺药、中短效利尿剂、钙拮抗剂、前庭功能破坏剂、维生素类等药物治疗。目前常用内淋巴囊手术、前庭神经切断术、鼓索神经切断术等手术方法。

【护理诊断】

1. 舒适改变 眩晕和耳鸣，与内耳积水有关。

2. 感知改变 听力损失，与梅尼埃病有关。

3. 恐惧 与眩晕反复发作有关。

4. 知识缺乏 缺乏避免和减少发作的相应知识。

【护理措施】

（1）要求环境安静、舒适，光线宜稍暗。向患者讲解本病的有关知识，消除其紧张、恐惧心理，使之心情愉快，精神上得到放松，卧床休息，并主动配合治疗和护理。

（2）禁烟、酒，禁用耳毒性药物，给予低盐饮食，适当限制水分摄入。适当使用镇静剂，如异丙嗪，使眩晕和自主神经症状得以控制和缓解。

（3）可按医嘱给予利尿剂，或静脉推注50%葡萄糖注射液和维生素C，以利消除或减轻内耳膜迷路积水。

（4）给予低分子右旋糖酐加丹参注射液，或山莨菪碱口服，以达到改善内耳微循环或解除内耳微血管痉挛的目的。

（5）待眩晕和自主神经反应缓解后，可做一些必要的检查，如听性脑干反应测听、颅脑 CT 扫描，以排除小脑桥脑角肿瘤。

（6）指导患者出院后要低盐饮食，保持心情愉悦、精神放松。合理地安排工作和休息，做到有张有弛，避免复发。

九、耳部手术前、后的护理

耳部常规手术包括耳前瘘管摘除术、乳突手术、鼓膜修补术、鼓室成形术、人工镫骨植入术、电子耳蜗植入术、颞骨切除术等，护理常规如下。

【术前护理】

1. 心理护理 了解患者的心理状态，有针对性地向患者及家属介绍手术的目的和意义、术中可能出现的情况、如何配合及术后注意事项等，让患者及家属有充分的思想准备，增加治愈疾病的信心。

2. 耳部准备 对于慢性化脓性中耳炎耳内有脓的患者，入院后根据医嘱给予 3% 过氧化氢溶液清洗外耳道，并滴入抗生素滴耳液，每日 3～4 次。术前 1 天剃除患侧耳廓附近头发，一般距发际 5～6cm，清洁耳廓及周围皮肤，术晨将女患者的头发梳理整齐，以免污染术野。需植皮去脂肪者，应备皮。

3. 一般准备

（1）术前检查各项检查报告是否正常，包括血、尿常规，出、凝血时间，肝、肾功能，胸片，心电图等，了解患者是否患有糖尿病、高血压、心脏病或其他全身性疾病，有无手术禁忌证等。

（2）局部各项检查要齐备，包括电测听、前庭功能、耳部 CT、面神经功能等；根据需要完成药物皮肤敏感试验，预计手术中可能需输血者应做好血型测定和交叉配血试验。

（3）术前 1 日沐浴、剪短指甲，做好个人卫生。

（4）术前晚可服镇静剂，以利于休息。

（5）术晨更衣，局麻者不穿高领内衣，全身麻醉者病服贴身穿。取下所有贵重物品和首饰交给家属保管。取下活动义齿，不涂口红，不戴角膜接触镜。

（6）按医嘱术前用药，做好宣教工作。

（7）局麻患者术晨可进食少量干食，禁烟、酒及刺激性食物。全麻者术前 1 天晚上 10 时开始禁食、禁水。

（8）术前有上呼吸道感染者及女患者月经来潮均应暂缓手术。

【术后护理】

（1）全麻患者按全麻护理常规护理至患者清醒。

（2）全麻清醒后，可选择平卧或健侧卧位或半卧位，如无发热、头痛、眩晕等症状，次日可起床轻微活动。人工镫骨手术需要绝对卧床48h。

（3）观察辅料的渗血情况及是否松脱，如渗血较多，应及时通知医生更换辅料重新加压包扎。

（4）饮食护理 患者术后如无恶心、呕吐，全麻清醒后6h可进流质或半流质饮食，3~5天后根据病情改为普通饮食，以高蛋白、高热量、高维生素及清淡饮食为宜。

（5）注意观察有无面瘫、恶心、呕吐、眩晕、平衡失调等并发症，对于开颅手术患者应注意有无高热、嗜睡、神志不清、瞳孔异常变化等颅内并发症发生。

（6）嘱患者防止感冒，教会患者正确的擤鼻方法，擤鼻切勿用力。应用呋麻液滴鼻，保持咽鼓管通畅。

（7）根据医嘱应用抗生素，预防感染，促进愈合。

（8）注意与患者的沟通方式，如大声说话、语速减慢，必要时用图片、写字或用简单的手语。避免患者烦躁不安、情绪波动。

（9）术后6~7天拆线，2周内逐渐抽出纱条，拆线后外耳道内应放置挤干的酒精棉球，保持耳内清洁并能够吸收耳内渗出液。洗头、洗澡时避免污水进入外耳道。

（10）嘱患者出院后定期随访，按时清洁外耳道。

第五节 耳、鼻、咽、喉、气管及食管异物患者的护理

一、鼻腔异物

鼻腔异物可分为内生性和外生性两大类。内生性异物有死骨、凝血块等。外生性异物又可分为植物性、动物性和非生物性。鼻腔异物在2~3岁儿童中最常见。

【病因与发病机制】儿童时期由于好奇或玩耍时，常有意将豆类、果核、玻璃球、纽扣等异物塞入鼻内。另外，热带地区水蛭或昆虫可爬入鼻内。战伤和工伤时的弹片、石块、木块等也可进入鼻腔。手术或外伤时形成的死骨、凝血块、痂皮、结石等潴留鼻内。

【临床表现】根据异物大小、性质、形状及所在位置不同其症状不一，如异物较大患者可感觉鼻阻塞，如尖锐或粗糙的异物可引起鼻黏膜的损伤而出血。检查可见外鼻腔有异物堵塞。

【治疗原则】根据异物大小、形状、部位和性质可采用不同的方法取出。

【护理诊断】

1. 急性疼痛 与异物、创伤等有关。

2. 潜在并发症 鼻炎、鼻窦炎、破伤风等。

3. 知识缺乏 缺乏鼻腔、鼻窦异物防治的相关知识。

【护理措施】

（1）协助医生取出异物，按医嘱应用抗生素。

（2）观察异物是否有移位，直到患者不要将脱落的异物咽下而导致食管异物或形成气管异物。

（3）健康指导 告知患者注意自我防护，不要将异物塞入鼻腔内。

二、咽与食管异物

咽与食管异物是耳鼻咽喉科常见病。疾病可发生于任何年龄，最小者见于出生婴儿，年长者有八九十岁的老者。

【病因与发病机制】咽与食管异物的发生与年龄、性别、饮食习惯、精神状态及食管疾病等因素有关。异物以动物性常见，如鱼刺、鸡骨等，其次为金属类，如硬币、针、钉子等，其他如义齿、塑料瓶盖等。咽部异物多见于扁桃体、舌根、会厌谷及梨状窝、下咽部或环后区等；食管异物停留的部位以环咽肌下方最多，中段次之，贲门部最少。

【临床表现】经口进入的咽部异物由于引起疼痛，不敢吞咽，患者多即刻来诊，延误诊断的尖锐异物，如针等可穿透咽壁可形成咽后间隙脓肿，或到达颈部软组织内。

食管内尖锐异物可引起疼痛、吞咽障碍，巨大异物致吞咽困难，可压迫气管引起呼吸困难。异物停留时间较长，不能进饮食，可发生脱水、酸中毒，有继发感染可出现不同程度的全身症状。颈部肿胀、皮下气肿、触痛对诊断颈部食管异物有重要价值。

间接喉镜检查、X线检查、食管镜检查等可以发现咽、食管内有异物存留。

【治疗原则】应及时进行间接喉镜或食管镜检查，以便明确异物所在位置，及时取出。可以采用间接喉镜、直接喉镜、硬质食管镜、纤维食管镜等方法取出异物，若以上方法不能取出，可以使用颈侧切开术或开胸术等。若疑有食管穿孔者，应鼻饲饮食；确定食管穿孔应请胸外科协助处理。若发生食管周围脓肿或咽后壁脓肿，则应行颈侧切开引流。适当应用抗生素预防或控制感染。

【护理诊断】

1. 疼痛 与异物刺激有关，舒适性改变与局部异物有关。

2. 有感染危险 与异物停留时间过久引起继发感染有关。

3. 恐惧 与担心疾病的预后有关。

4. 潜在并发症 食管周围脓肿、咽后壁脓肿、食管穿孔、出血等。

5. 知识缺乏 与缺乏有关手术及预防咽与食管异物的知识有关。

【护理措施】

1. 术前护理

（1）应嘱患者立即禁食、禁水，并告知其重要性。

（2）心理护理 判断患者恐惧程度，讲解疾病的治疗、预后，关心患者，保持病室安静、舒适。

（3）协助做好辅助检查，如血常规，出、凝血时间，心电图，胸片，食管钡剂检查等。

（4）术前半小时遵医嘱给予术前用药。

2. 术后护理

（1）继续进行禁食、禁水，给予补液支持治疗。检查证明异物完整取出，食管壁无穿孔、无损伤后，方可进食。

（2）按医嘱及时应用足量抗生素。

（3）观察病情　观察生命体征，有无体温升高，若出现局部疼痛加重、吞咽时呛咳及大量呕血或便血等应及时通知医生处置。

（4）若有食管穿孔或局部有脓肿形成，应鼻饲流质饮食，维持水、电解质平衡。

3. 健康教育　向患者及家属进行有关预防咽及食管异物发生的健康教育。如进食要细嚼慢咽，不宜过于匆忙；损坏的假牙要及时修复，以免进食时松动脱落；教育小儿改正口含物品玩耍等不良习惯；误咽异物后，切忌自行吞咽大食团、馒头等，以免加重损伤。

三、喉、气管与支气管异物

喉、气管与支气管异物是耳鼻喉科常见危重症之一，本病多发于 5 岁以下儿童。因异物的性质和所致阻塞的程度不同，可引起不同的后果。轻者可致喉、气管、支气管和肺部损害，重者可能因窒息死亡。

【病因与发病机制】本病患者多为 5 岁以下儿童，偶见于成人。其发病原因为：①小儿牙齿发育不完善，不能将花生、瓜子、豆类等硬物嚼碎，加之喉的防御反射功能不甚健全，易将异物吸入气道；②进食时嬉笑或哭闹，含于口内的食物可与嬉笑和哭闹之中因深吸气而吸入气道；③玩耍或工作时若口中含有小物品，由于嬉笑、追逐、跌倒、惊吓等原因而被误吸入气管、支气管，如笔帽、铁钉等；④全麻或昏迷患者，由于咽反射消失，未取下的义齿或呕吐物易被误吸入气道。

【临床表现】

1. 喉异物　常为进食时异物突然进入喉腔，引起剧烈咳嗽、呼吸困难、发绀及呕吐，若异物未将喉腔堵塞，可有声哑及咽喉疼痛等，较大异物堵塞声门，可在短时间内引起窒息、死亡。

2. 气管异物　异物吸入气管后，立即发生剧烈的呛咳、面红耳赤，并有憋气、呼吸不畅等症状。此后，若异物贴附于气管壁，症状可暂时缓解或稳定；若吸入之异物较轻而光滑如西瓜子等，常随呼吸气流在气管内上下活动，并引起阵发性剧烈呛咳、呼吸困难。当异物随气流上下撞击声门下区时，则产生拍击声。在咳嗽时或呼气末期常可闻及，以听诊器在颈部气管前可清楚听到，或用手在颈前可触到撞击感。

3. 支气管异物　其早期症状与气管异物相似。当异物进入支气管后，因其活动减少，咳嗽症状略减轻。如为植物性异物，支气管炎症多较明显，常有发热、咳嗽、多痰等症状。呼吸困难程度与异物存留部位及大小有关。如两侧支气管内均有异物堵塞，呼吸困难多较严重。肺部听诊时，患侧呼吸音减低或消失。

非金属的气管、支气管异物患者，X 线胸部检查常无明显异常发现。对于透光性支气管异物，根据其阻塞程度不同而产生肺气肿或肺不张，胸部 X 线检查有不同的发现。阻塞性肺气肿在 X 线胸透时，患侧肺部透亮度增加，膈下降，活动度较差，有时见纵隔摆动现象。阻塞性肺不张在胸部 X 线透视时，见病变处肺组织密度增高，膈上抬，心脏及纵隔移向患侧，且呼吸时位置保持不变。

【治疗原则】喉、气管、支气管异物能够危及生命，及时取出异物是惟一有效的方法。因此应及时诊断，尽早行异物取出术。根据异物所在部位、形状、大小等的不同，可以采用间接喉镜下异物取出术、直接喉镜下异物取出术、支气管镜下异物取出术、纤维支气管镜下异物取出术，甚至开胸异物取出术等。

【护理诊断】

1. 有窒息的危险　与异物较大，阻塞气管或声门有关。

2. 有感染的危险　由于异物刺激气管、支气管黏膜，或阻塞其远端肺叶的引流而发生继发感染。

3. 潜在并发症　喉炎、肺炎、肺不张、肺气肿、气胸、心力衰竭、破伤风等。

4. 知识缺乏　缺乏喉、气管、支气管异物的预防知识。

【护理措施】

1. 术前护理

（1）心理护理　评估患者及家属的恐惧程度，讲解疾病的治疗方法、预后情况，使其积极配合治疗、护理，给予患者适当的安慰。

（2）保持护理道通畅　严密观察患者的呼吸情况，如有呼吸困难，立即报告医生，及时处理。持续检测血氧饱和度，必要时准备好气管切开包、吸引器、氧气等急救物品，做好气管切开准备。

（3）病情许可，应为患者做好术前检查，全麻患者需禁食、禁水 6h。如病情紧急，直接进行手术。

2. 术后护理

（1）了解术中的情况，异物有无完全取出。密切观察呼吸情况，检测血氧饱和度，如再次发生明显呼吸困难则可能发生喉水肿，根据医嘱及时使用地塞米松，严重者可行气管切开术。

（2）手术后 24h 内应尽量卧床休息，少讲话，小儿患者应尽量避免哭闹，防止并发症产生。

（3）遵医嘱使用抗生素和激素，以控制感染，防止喉水肿，观察有无感染征象。如体温升高、痰量增多等则应及时报告医生处理。

（4）全麻患者 6h 后可进食流质或半流质饮食，不可过热。

3. 进行卫生宣教　向患者及家属讲解防止呼吸道异物发生的保健知识，如婴幼儿避免进食花生、瓜子、豆类等带硬壳的食物，小儿进食时应安静，不可嬉笑、哭闹、追逐，纠正小儿口中含物的不良习惯，以免异物误吸入呼吸道。

四、外耳道异物

外耳道异物是指外界小物体或昆虫进入外耳道。多见于儿童，也可见于成人。

【病因与发病机制】小儿将生活中的小物体如石子、豆、纸团等塞入耳道。也见于成人自己挖耳时无意中将火柴梗、牙签等断端或棉签上的棉花塞在耳道内。医生诊治时偶将小棉球或小纱条遗留耳道内。夏、秋季节昆虫间接进入耳道。战伤或劳动工伤所致者较为少见。

【临床表现】因异物大小、性质、位置而异。患者可有耳堵、耳鸣、耳痛、听力减退、眩晕等症状，检查可见外耳道有异物堵塞。

【治疗原则】根据异物的大小、位置的不同分别用不同的方法取出。靠近外耳道口的异物，可以用耵聍钩直接钩出；活动性昆虫类应先麻醉或致死后再取出；异物较大且位置较深则应在麻醉下取出；伴有感染者使用抗生素治疗。

【护理诊断】

1. 疼痛 与外耳道异物有关。

2. 知识缺乏 与自我保健知识缺乏有关。

【护理措施】

（1）了解病史及异物种类、大小、形状，密切观察耳痛等症状。

（2）积极配合医生尽快取出外耳道异物。

（3）必要时遵医嘱应用抗生素，预防感染或治疗外耳道感染。

（4）健康指导 教育儿童不要将异物自行塞入外耳道，指导家长加强对儿童的管理，一旦发生及时到医院就诊，切勿自行取出，以免将异物推到外耳道深处或发生损伤鼓膜等严重结果。

（迟立萍）

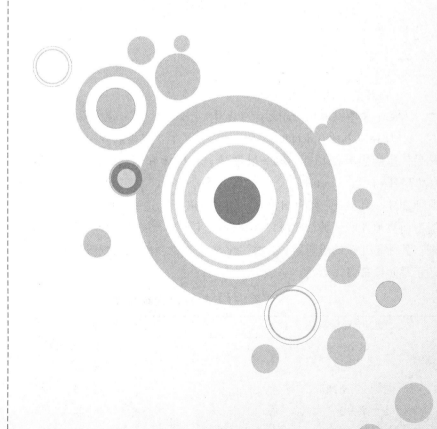

第三篇

口腔科护理学

第七章 | 口腔颌面部的应用解剖生理

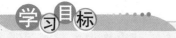

1. 掌握乳、恒牙的名称、萌出时间及记录方式。
2. 熟悉牙的形态和组织结构及牙周组织的功能。
3. 了解人体口腔颌面部的组成、解剖形态结构及生理特点。

口腔颌面部位于头颅前下方，上界起自额部的发际处，下界至舌骨水平，左右达颞骨乳突垂直线，有眼、耳、鼻和口腔等重要器官，是机体的主要暴露部分。

第一节 牙及牙周组织的应用解剖生理

一、牙

（一）牙的名称及萌出时间
人的一生中共萌出两副牙齿（teeth，dentes），即：乳牙和恒牙。

1. 乳牙 乳牙（deciduous teeth）共 20 个。出生后 6～7 个月开始萌出乳中切牙，然后依次萌出乳侧切牙、第一乳磨牙、乳尖牙和第二乳磨牙，大约在 2 岁全部萌出（表 7－1）。上、下颌的左、右侧各有 5 个乳牙，从中线开始其名称依次为乳中切牙、乳侧切牙、乳尖牙、第一乳磨牙、第二乳磨牙。儿童自 6～7 岁至 12～13 岁，乳牙逐渐脱落而被恒牙所代替，此时口腔里既有乳牙又有恒牙，称为替牙时期，又称混合牙列期。乳牙是儿童的咀嚼器官，对消化和营养物质吸收、刺激颌骨正常发育、引导恒牙的正常萌出都极为重要。

表 7－1 乳牙萌出时间和顺序

乳牙名称与萌出顺序	萌出时间（月）
乳中切牙	6～8
乳侧切牙	8～10
第一乳磨牙	12～16
乳尖牙	16～20
第二乳磨牙	24～30

2. 恒牙 恒牙（permanent teeth）共32个。即上、下颌的左、右侧各8个恒牙，由正中线开始名称依次为中切牙、侧切牙、尖牙、第一前磨牙、第二前磨牙、第一磨牙、第二磨牙、第三磨牙（俗称：智齿）（表7-2），如恒牙无疾病或无意外受损伤不脱落，脱落后也再无其他牙萌出替代。12~13岁以后已全部为恒牙所替换，称之为恒牙时期。智齿的萌出时间一般在18~25岁之间，但也有先天缺失者。人类因进化而使颌骨发育逐渐退化变小，导致牙量与骨量不相适应，故常因间隙不足，而致第三磨牙萌出困难或位置不正，称为智齿阻生。

表7-2 恒牙萌出时间和顺序

恒牙名称与萌出顺序	萌出时间（岁）	
	上颌	下颌
第一磨牙	5~7	5~7
中切牙	7~8	6~7
侧切牙	8~10	7~8
尖牙	11~13	10~12
第一前磨牙	10~12	10~12
第二前磨牙	11~13	11~13
第二磨牙	12~14	11~14
第三磨牙	17~26	17~26

（二）牙位的记录方法

为便于记录牙位，临床上常用"十"符号区分上、下、左、右，将牙弓分为四个区。纵线左侧代表患者的右侧，纵线右侧代表患者的左侧，横线上方代表上颌，横线下方代表下颌。通常乳牙牙位用罗马数字表示（图7-1），恒牙牙位用阿拉伯数字表示（图7-2），如左侧下颌乳尖牙记录为 $\overline{\mathrm{III}|}$ ，左侧上颌第二磨牙记录为 $\underline{|7}$ 。

上

右 $\dfrac{V\ IV\ III\ II\ I\ |\ I\ II\ III\ IV\ V}{V\ IV\ III\ II\ I\ |\ I\ II\ III\ IV\ V}$ 左

下

图7-1 乳牙牙位的记录方法

上

右 $\dfrac{8\ 7\ 6\ 5\ 4\ 3\ 2\ 1\ |\ 1\ 2\ 3\ 4\ 5\ 6\ 7\ 8}{8\ 7\ 6\ 5\ 4\ 3\ 2\ 1\ |\ 1\ 2\ 3\ 4\ 5\ 6\ 7\ 8}$ 左

下

图7-2 恒牙牙位的记录方法

（三）牙的形态

从外形上看，牙体由牙冠、牙根及牙颈三部分组成（图7-3）。

1. 牙冠　牙冠是牙体外层由牙釉质覆盖的部分，是牙齿发挥咀嚼功能的主要部分，大部分显露在口腔中。牙冠由五个面构成：唇面或颊面、舌面、近中面和远中面、𬌗面或切缘。

2. 牙根　牙根是牙体外层由牙骨质覆盖的部分，也是牙体的支持部分，有单根、双根、多根。牙根的尖端部有小孔通过牙髓血管、神经，叫根尖孔。

3. 牙颈部　牙颈部位于牙冠与牙根的交界处，呈弧线，又称为牙颈、颈缘或颈线。

（四）牙的组织结构

从结构上看，牙齿由牙釉质、牙本质、牙骨质和牙髓组成。

1. 牙釉质　是位于牙冠表面，呈乳白色、有光泽、半透明的组织，含无机盐达96%以上，是人体内钙化程度最高、最硬、最耐磨的组织，起着保护牙本质和牙髓的作用。

2. 牙本质　是构成牙齿的主体，颜色呈浅黄色类骨组织，含70%左右的无机盐，较硬，硬度低于牙釉质。牙本质内有牙本质基质和牙本质小管。牙本质小管中的神经末梢因牙本质暴露后受到外界冷、热、酸、甜刺激会产生酸痛。

3. 牙骨质　是牙根表层的色泽较黄的硬组织。接近牙颈部处的牙骨质较薄，根分叉处及根尖部的牙骨质较厚。

4. 牙髓　是位于牙髓腔内的疏松结缔组织，含有丰富的细胞、血管、淋巴和神经纤维。其功能是形成牙本质和营养牙体组织（图7-4）。

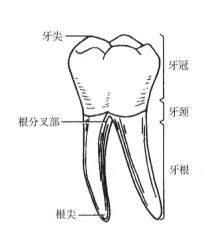

图7-3　牙体形态

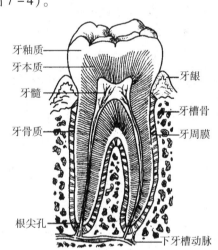

图7-4　牙体组织和牙周组织

（五）牙齿的功能

牙齿的主要功能是咀嚼功能，其次是协助语言和维持面部的正常形态。切牙有切断作用，尖牙和前磨牙起撕裂和捣碎的作用，磨牙主要是将食物嚼碎和磨细。

二、牙周组织

牙周组织包括牙周膜、牙槽骨和牙龈，又可称为牙支持组织。

1. 牙周膜（periodontal membrane） 介于牙根和牙槽骨之间的致密纤维结缔组织，将牙齿固定在牙槽窝内，多数牙周膜纤维排列成束，纤维的两端分别埋于牙骨质和牙槽窝骨壁里，使牙齿固位于牙槽窝内，并有一定的生理动度。牙周膜含有丰富的神经、血管、淋巴和上皮细胞。牙周膜能调节牙齿所承受的咀嚼压力，并有形成和营养牙骨质的功能。

2. 牙槽骨（alveolar bone） 又称牙槽突，颌骨包绕牙根的突起部分，通过牙周膜与牙根紧密相连。此处骨质较疏松，且富于弹性，它是支持牙齿的重要组织。牙槽骨容纳牙根的骨窝叫牙槽窝，牙根之间的骨板叫牙槽中隔，牙槽骨的游离缘叫牙槽嵴，当牙齿脱落后，牙槽骨则发生萎缩。

3. 牙龈（gingiva） 是附着在牙颈和牙槽突部分的口腔黏膜组织，呈粉红色，有光泽，质地坚韧。表面有呈橘皮状之凹陷小点，称点彩，当发炎水肿时，点彩则消失。两邻牙之间突起的部分称龈乳头，牙龈的边缘称为游离龈，游离龈与牙齿间的空隙称龈沟，正常深度约 1~2mm。龈沟过深表示有牙周病变。

第二节 口腔的应用解剖生理

口腔（oral cavity）是消化道的起始端，是由牙齿、颌骨、唇、颊、腭、舌、口底和涎腺等组织、器官所组成，主要生理功能有摄食、吸吮、咀嚼、味觉、消化、吞咽、语言以及辅助呼吸等。当上、下颌牙齿咬合时，以牙列为界又将口腔分为前外侧部的口腔前庭和后内侧部的固有口腔两部分，口腔前庭可借第三磨牙后方与固有口腔相通。牙关紧闭或颌间固定的患者可经此通道输入营养物质。

一、口腔前庭

口腔前庭（oral vestibule）是唇、颊与牙列、牙龈及牙槽骨弓之间的蹄铁形的潜在腔隙。由唇颊移行至牙槽的黏膜穿窿部，称为前庭沟或唇沟、颊沟。口内脓肿多从此切开引流；亦为拔牙的局部浸润麻醉部位。与上颌第二磨牙相对的颊黏膜上突起的肉阜为腮腺导管开口处。在前庭沟的正中线，上、下中切牙间，由唇至牙龈的扇形带状黏膜皱襞称唇系带。一般上唇系带比下唇系带明显。若唇系带过宽、附着过低，伸入两中切牙牙间乳头，则易造成两中切牙间隙过大影响牙齿的排列。前庭沟的两侧，相当于上、下双尖牙区的扇形或带状黏膜皱襞称为颊系带，其数目不定，一般上颊系带较明显。

1. 唇 唇（lips）分上唇和下唇，其间是口裂，上、下唇联合处为口角。唇红部组织内有唇动脉通过。唇红与皮肤交界处为唇红缘，上唇中央有一纵形的浅沟称人中（philtrum）。唇从外到内依次有皮肤、浅筋膜、肌层、黏膜下组织、黏膜五层，肌层主要为口轮匝肌，肌层与皮肤之间的浅筋膜层较疏松，在口唇感染时常出现明显水肿。黏膜下层含多数黏液腺，直接分泌黏液润滑口腔，当腺管阻塞时，可发生黏液囊肿。唇部的皮肤有丰富的汗腺、皮脂腺和毛囊，是疖、痈之好发部位。

2. 颊　颊（cheek）位于面部两侧，构成口腔的外侧壁，主要由皮肤、颊部表情肌、颊脂垫、颊肌和颊黏膜组成，此处组织疏松而富有弹性。大张口时，因颊脂垫的衬托而在颊黏膜呈现底在前方的三角形突起。其尖端称颊脂垫尖，尖顶略高于下颌孔的水平，向后接近翼下颌皱襞（翼下颌韧带）前缘，临床上常将此尖作为下牙槽神经阻滞麻醉的进针标志。

二、固有口腔

固有口腔（oral cavity proper）是口腔的主要部分，其范围上界为硬腭和软腭，下界为舌和口底，前界和两侧界为上、下牙弓，后界为咽门。

1. 腭　腭（palate）由前 2/3 的硬腭（hard palate）和后 1/3 的软腭（soft palate）形成口腔的上界和后界并借之与鼻腔和鼻咽部分隔开。硬腭覆盖有致密的黏骨膜，在两中切牙后方的突起称切牙乳头，其下为切牙孔，是鼻腭神经阻滞麻醉时进针的标志。在硬腭后缘前约 0.5cm 及从腭中缝至第二磨牙腭侧缘的外、中 1/3 交界处，左右各有一孔称为腭大孔，内有腭前神经、血管通过，向前分布于尖牙腭侧以后的黏膜骨膜和牙龈。腭大孔是阻滞麻醉的常用部位。软腭前与硬腭相连，后为游离缘，其中份有一小舌样物体，称为悬雍垂（腭垂）。软腭两侧向下外方形成两个弓形黏膜皱襞，在前外方者称为腭舌弓，在稍后内方者称为腭咽弓，两弓之间容纳有扁桃体。软腭较厚，主要由黏膜、黏膜下层、腭腱膜和腭肌构成。正常情况下通过软腭和咽部肌肉的协调运动，来完成腭咽闭合，以行使其语言、吞咽等功能。

2. 舌　舌（tongue）附着于口底，几乎充满固有口腔，以呈倒"V"形人字沟为界分为舌体部和舌根部，舌前 2/3 为舌体部，活动度大，其前端为舌尖，上面拱起称舌背，下面为舌腹，两侧为舌缘，舌后 1/3 为舌根部，活动度小，尖端向后有一凹陷处是甲状舌管残管称舌盲孔。具有味觉功能，能协助完成语言、咀嚼、吞咽等重要生理功能。此外，还可以通过观察舌了解某些全身疾病，不少病理变化可在舌黏膜反映出来。

舌体主要由横纹肌组成，肌纤维呈纵横、上下交错排列，因此舌体非常灵活，能前伸、后缩、卷曲等多方向活动。舌的感觉神经：舌前 2/3 为舌神经分布；舌后 1/3 为舌咽神经分布；舌的运动为舌下神经；舌的味觉神经为面神经的鼓索支，其加入到舌神经内，分布于舌黏膜。舌尖部对甜、辣、咸味敏感，舌根部对苦味敏感，舌缘对酸味敏感。舌背黏膜有丝状乳头、菌状乳头、轮廓乳头及叶状乳头等多种乳头分布。舌腹黏膜平滑而薄，正中有一黏膜皱襞与口底相连称舌系带。临床上常见舌系带过短，限制舌的活动和影响舌尖部肌肉发育而致发音不清。舌根部黏膜有许多圆形淋巴滤泡突起，其间有浅沟分隔，整个淋巴滤泡称为舌扁桃体。

3. 口底　口底（floor of the mouth）指舌体以下和下颌骨体以内的口腔底部，表面为黏膜覆盖，在舌系带两侧各有一呈乳头状突起的舌下肉阜，之中的小孔为颌下腺导管开口。舌下肉阜往后为颌舌沟。舌下腺在沟的前内侧，沟底的黏膜皱襞内有颌下腺导管和舌神经行经其间，做口底手术时注意避免损伤或误扎此导管。因口底组织比较疏松，在外伤或感染时容易形成较大的血肿、水肿或脓肿，将舌推向上后容易堵塞呼吸道而造成呼吸困难或窒息，应特别警惕。

第三节　颌面部的应用解剖生理

口腔颌面部位于头颅下前方，是机体的主要显露部分，由颌骨、颞下颌关节、涎腺及周围的软组织构成，有呼吸、咀嚼吞咽、消化、言语、表情等功能。

一、颌骨

（一）上颌骨

上颌骨（maxilla）为颜面部中 1/3 最大的骨，左、右各一，互相对称，它与邻骨连接，参与眼眶底、口腔顶、鼻腔底及侧壁、颞下窝和翼腭窝前壁、翼上颌裂和眶下裂的构成。上颌骨外形极不规则，由一体（上颌骨体）及四突（额突、颧突、牙槽突、腭突）所组成。

1. 上颌体（一体）　占上颌骨的中央部，分前外、后、上、内四个面。体内的空腔为上颌窦。

（1）前外面　又称脸面，稍向前上方。上界眶下缘，眶下缘中点下方约 0.5 ~ 0.8cm 左右为眶下孔，眶下孔的下方骨面呈浅凹即尖牙窝，该处骨壁菲薄，上颌窦的手术常由此凿孔进入术野。眶下孔是眶下神经阻滞麻醉的进针部位。

（2）上面　又称眶面，平滑呈三角形，构成眶下壁之大部。其中份有由后方眶下裂向前行之眶下沟，并形成眶下管，开口于眶下孔。上牙槽前、中神经由眶下管内分出。经上颌窦前壁和外侧壁分布到前牙和双尖牙。

（3）后面　又称颞下面，常以颧牙槽嵴作为前壁与后壁的分界线，其后方骨质微凸呈结节状，称上颌结节。上颌结节上方有 2 ~ 3 个小骨孔，上牙槽后神经、血管在此通过。颧牙槽嵴和上颌结节是上牙槽后神经阻滞麻醉的重要标志。

（4）内侧面　又称鼻面，构成鼻腔外侧壁，上颌窦开口于内面的中鼻道。上颌窦囊肿摘除及根治术即在下鼻道开窗引流。

上颌骨骨质疏松，血运丰富，因此上颌骨骨折出血较多，但较下颌骨易于愈合。上颌骨骨髓炎远较下颌骨少见，且多局限（图 7 - 5）。

2. 四突

（1）额突（frontal process）　为坚韧细长的骨板，自上颌体的前内上部突向后上方，分别与额骨、鼻骨、泪骨和筛骨相连接。

（2）颧突（zygomatic process）　为锥体形，自上颌体的前、后面之间突向外上方。与颧骨相接，向下至第一磨牙部分，形成颧牙槽嵴。

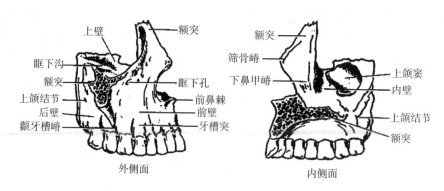

图7-5　上颌骨

（3）牙槽突（alveolar process）　又称牙槽骨。自上颌体向下方伸出，系上颌骨包在牙根周围的突起部分，厚而质松，前部较薄，后部较厚，每侧牙槽突上有7~8个牙槽窝容纳牙根。两侧牙槽突在中部结合形成马蹄型的牙槽骨弓。

（4）腭突（palatine process）　为水平骨板，前部较厚，后部较薄，两侧腭突在正中线相接，形成腭正中缝，参与口腔顶及鼻腔底的构成。突后缘呈锯齿状与腭骨水平部相连，构成腭横缝。

（二）下颌骨

下颌骨（mandible）颌面部惟一可活动的、最坚实的、两侧对称的骨骼，在正中线融合成弓形。下颌骨分水平部和垂直部。水平部为下颌骨体，垂直部为左、右两下颌支。

1. 下颌体　下颌体呈弓形，有内、外两面及上、下两缘。

（1）外面　在外侧面正中联合之处为颏部，两旁靠近下缘处，各有一隆突称颏结节。相当于第二前磨牙的下方在骨体上、下缘之间有一孔，称颏孔。为下颌管的出口，有颏神经、血管通过。

（2）内面　在正中联合的下份有四个小骨棘，称颏棘，上、下分别有颏舌肌、颏肌附着，颏棘下方两侧各有一椭圆凹为二腹肌前腹附着处，从正中联合斜向后方斜线相对应之骨粗糙线为内斜线，又称下颌舌骨线，为颌舌骨肌附着处，此线前段上方之骨面光滑部，为舌下腺窝；下方之光滑面处为颌下腺窝。

（3）上缘　上缘骨质疏松，称为牙槽突，内有排列整齐、容纳牙根的牙槽窝，是颌骨牙源性感染的好发部位。

（4）下缘　骨质致密而圆厚，是颌面部表面解剖主要标志之一。

2. 下颌支　下颌支或称下颌升支，是从下颌体的后端向后上方伸出的内外扁平的长方形骨板，分内、外两面，上、下、前、后四缘和两突（髁状突和喙突）。

（1）内面　中央有一呈漏斗状的骨孔，称为下颌孔，是下颌管的近心端，与下颌磨牙𬌗面等高，有下牙槽神经、血管进入。下颌孔下方为颌舌沟，沟后方的粗糙面为翼内肌附着处。

（2）外面　外面扁平，大部分为嚼肌所附着。

（3）上缘　前为喙突，有颞肌附着；后为髁状突，分头、颈两部，颈部有翼外肌附着。髁状突与颞骨之关节凹构成颞下颌关节。喙突与髁状突之间有深的切迹称下颌切迹。

（4）下缘　下缘与下颌骨体的下缘连续；往后与后缘相交而成下颌骨，角前凹陷处称角前切迹，颌外动脉在此绕过。

（5）前缘　上起喙突，向下分连下颌骨的内、外斜线，其间形成磨牙后三角。

（6）后缘　由髁状突向下，上段骨缘圆而厚，下段薄而粗糙，有茎突下颌韧带附着。

下颌骨是颌面部体积最大、面积最广、位置也最突出的骨体，髁状突颈部、下颌角、颏孔、正中联合等比较薄弱处，为骨折的好发部位。骨折后，由于周围肌肉的收缩牵拉，常造成骨折片的明显移位；下颌骨血运主要由下牙槽动脉供应，较上颌骨差，骨皮层较厚，不易引流，故发生骨髓炎较上颌骨多见且严重，下颌骨骨折的愈合也较上颌骨慢（图7-6）。

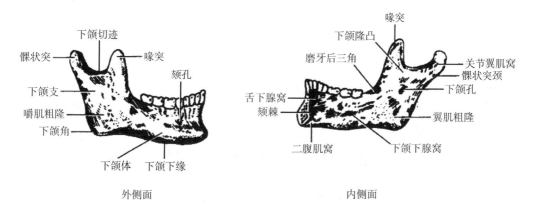

图7-6　下颌骨

二、肌肉

与口腔颌面部有关的面部肌肉可区分为浅部表情肌、深部的咀嚼肌两部分，其主要功能为管理人体的咀嚼、语言、表情和吞咽动作。

（一）表情肌

面部表情肌一般薄而短小，收缩力较弱，起自骨壁和筋膜浅面，止于皮肤。肌肉纤维多围绕面部孔裂，如眼、鼻和口腔，排列成环形或放射状。主要肌肉有眼轮匝肌（orbicularis oculi）、口轮匝肌（orbicularis oris）、上唇方肌、额肌、笑肌、三角肌和颊肌等。在肌纤维收缩时，牵引额部、眼睑、口唇和颊部皮肤活动，显露各种表情。因表情肌与皮肤连接紧密，故当外伤或手术切开皮肤和表情肌后，通常创口裂开较大，应考虑肌纤维行走的方向给予逐层缝合，以避免引起术后内陷瘢痕。面部表情肌均由面神经支配运动，若面神经受到损伤，则可引起表情肌瘫痪而造成面部畸形。

（二）咀嚼肌

咀嚼肌主要附着在下颌骨上，管理开口、闭口和下颌骨的前伸与侧方运动。可分为闭口肌群和开口肌群两组，此外还有翼外肌（lateral pterygoid）。其神经支配均来自主管运动的三叉神经下颌神经的前股纤维。

1. 闭口肌（升颌肌）　主要附着在下颌角和下颌升支的内、外两面。有咬肌（masseter）、颞肌（temporalis）、翼内肌（medial pterygoid）组成。这组肌肉强大而有力。当收缩时，使下颌骨上升，口腔闭合，上、下牙齿𬌗面接触。

2. 开口肌（降颌肌）　由二腹肌、下颌舌骨肌、颏舌骨肌组成。各肌分别附着在舌骨和下颌骨体上，是构成口底的主要肌。当其收缩时，使下颌骨体下降，口腔张开，上、下牙齿𬌗面分离。

3. 翼外肌　起端有上、下两头，上头起于蝶骨大翼之颞下嵴及其下之骨面，下头起于翼外板之外面，二头分别止于下颌关节盘前缘和髁状突颈部。其功能较特殊，下头收缩时有开口作用，以及下颌前伸及侧方运动，上头收缩时起闭口作用；双侧收缩时下颌前伸，单侧收缩下颌向对侧运动；同时有稳定关节盘的作用。

三、血管

1. 动脉　颌面部血液供应主要来源于颈外动脉的分支舌动脉、颌外动脉、颌内动脉、颞浅动脉和甲状腺上动脉。各分支之间都有吻合，且两侧动脉之间也有吻合，因此面颈部的血液供应极为丰富，手术与外伤均可引起较大量的出血；压迫止血时，还必须压迫供应动脉的近心端，才能暂时止血。同时，血运充足又能促进伤口愈合和提高组织的抗感染能力。

2. 静脉　口腔颌面部的静脉系统分支较多且细小，彼此之间常常互相吻合，大多数静脉与同名动脉伴行，其静脉血主要通过颈内、外静脉回流至心脏。常分为两个静脉网。浅静脉网由面前静脉和面后静脉组成，深静脉网主要为翼静脉丛。面部静脉的特点是静脉瓣少或缺失，不能阻挡回流，当肌肉收缩或挤压时，易致血液反流。故颌面部的感染，特别是鼻根与两侧口角连线三角区内的感染，若处理不当（如挤压、手术等），则易逆行传入颅内，引起海绵窦血栓性静脉炎等严重并发症。通常将此三角称为面部的危险三角区。

四、淋巴

口腔颌面部的淋巴组织很丰富，淋巴管（lymphatic vessel）组成网状结构，间有环形组和纵形组两大淋巴结群，构成了颌面部的重要防御系统。淋巴结（lymph nodes）收纳淋巴液。正常情况下，淋巴结小而柔软，不易触及；但当其淋巴结所收容的范围内有炎症或肿瘤时，相应的淋巴结就会发生肿大，硬而可被触及。急性炎症时伴有明显压痛。故而淋巴结对炎症、肿瘤的诊断、肿瘤的转移、治疗以及预后均有极其重要的临床意义。

五、神经

与口腔颌面部有关的神经，主要分为运动神经和感觉神经两组。

（一）运动神经

与口腔颌面部有关的运动神经主要有面神经（facial nerve）、舌下神经（hypoglossal nerve）和三叉神经（trigeminal nerve）第三支的前股纤维。

1. 面神经

（1）运动纤维　起自脑桥的面神经核。面神经的颅外段穿过腮腺分布于颜面。其分五支，即颞支、颧支、颊支、下颌缘支和颈支。各支在腺体内吻合成网，出腺体后呈扇形分布，支配面部表情肌的活动。由于面神经与腮腺的关系密切，腮腺病变可影响面神经，使之发生暂时性或永久性的麻痹。在做面部手术时，应了解面神经各支的走行，以免损伤后造成面部畸形的严重后果。

（2）味觉纤维　面神经的鼓索支含味觉纤维，分布于舌前 2/3 的味蕾，司味觉。

（3）分泌纤维　来自副交感的唾液分泌纤维，起自脑桥的上涎核，到蝶腭神经节及颌下神经节，交换神经元后分别至泪腺、舌下腺、颌下腺、腭及鼻腔黏膜的腺体。

2. 舌下神经　是第Ⅻ对脑神经，分布至所有的舌肌，支配舌的运动。

3. 三叉神经　是第Ⅴ对脑神经，起于脑桥臂，司颌面部的感觉和咀嚼的运动。

（二）感觉神经

与口腔颌面部有关的感觉神经主要是三叉神经。三叉神经的感觉神经自颅内三叉神经半月节分出三大支：第一支为眼神经；第二支为上颌神经；第三支为下颌神经。其中上、下颌神经与口腔科关系最为密切。

上颌神经的分支为颧神经、蝶腭神经、上牙槽后神经、上牙槽中神经和上牙槽前神经。下颌神经的前股较小，主要为运动神经，分别至嚼肌、颞肌和翼内外肌。其惟一的感觉神经是颊长神经。后股较大，多为感觉神经，主要分支有颞神经、舌神经和下牙槽神经（图 7-7）。

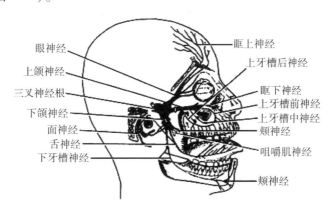

图 7-7　三叉神经

六、涎腺

涎腺又称唾液腺，分浆液腺、黏液腺和混合腺三类。功能有湿润口腔黏膜、消化食物、杀菌、调和食物便于吞咽以及调节机体水分平衡等。分大、小两种。小唾液腺又称无管腺，主要为黏液腺，分布在唇、舌、颊、腭等处的黏膜固有层和黏膜下层。大的唾液腺有三对，即：腮腺（parotid gland）、颌下腺（submandibular gland）和舌下腺（sublingual gland），分别有导管开口于口腔。

1. 腮腺 是涎腺中最大的一对，为浆液腺。位于两侧外耳前下方和颌后窝内。腺体呈不规则的楔形，有多个突起。导管长约5～7cm，管腔直径约为3mm，在腺体前缘近上端发出，行走至嚼肌前缘时呈直角向内穿过颊肌，开口于正对上颌第一、二磨牙牙冠处颊黏膜上的腮腺导管乳头。

2. 颌下腺 为混合腺，呈扁椭圆形，位于颌下三角内。腺体深层延长部经下颌舌骨肌后缘进入口底，导管行走方向从后下向前上，长约5cm，开口于舌系带两旁的舌下肉阜。

3. 舌下腺 为混合腺。位于口底舌下，由若干小腺所构成，各小腺泡均有其单独的短小导管，直接开口于口底。亦有少数导管汇入颌下腺导管。由于管口较小，不易发生逆行感染，是潴留性囊肿的好发部位。

（范珍明 易平良）

第八章 | 口腔科护理概述

1. 了解口腔科护理的工作的基本特征。
2. 熟悉口腔科常用检查方法、护理评估及护理诊断。
3. 熟悉口腔科门诊护理管理、四手操作技术及口腔科手术前后护理常规。
4. 掌握口腔卫生保健的基本方法。

第一节 口腔科护理工作的基本特征

1. 口腔科疾病的特征

（1）**发病率高** 口腔科疾病大多是常见病、多发病，并且患者在性别、年龄、职业上没有明显限制，男女老幼均可发病。其根本原因与患者缺乏预防、保健知识有关。

（2）**多与全身性疾病相关联** 从口腔科疾病的发病原因上看，病因常与全身性疾病因素有关。例如，白血病可出现牙龈出血的症状，维生素 C 缺乏可发生牙龈炎，维生素 B_2 缺乏可发生复发性口疮或口角炎等。

（3）**局部易损伤** 口腔颌面部处在人体的暴露部位，因交通事故或其他原因都很容易受损伤，且往往损伤广泛，伤情复杂，特别是出现出血、淤血、肿胀、缺损等情况时时，会影响患者张口、呼吸及语言功能，严重时还可并发颅脑损伤、呼吸道梗阻、休克、感染等。

（4）**手术创口易感染** 因手术造成的组织缺损会使口腔的自洁功能受到影响与限制，所以许多颌面部手术尤其是以口腔作为必经途径的手术，都有感染的潜在危险。另外，口腔中的分泌物及食物的残渣也加重了口腔的不洁，更易造成手术创口的感染。

2. 口腔科护理的特征

（1）**重视口腔疾病的预防** 充分利用各种宣传媒介，如板报、宣传册、传单、电视、网络等普及与宣传口腔疾病防治知识，以减少发病患者群。

（2）**顾及患者整体的护理** 护理口腔科患者应根据患者的整体情况，认真分析，制订出切实可行的护理措施，控制或减少引起口腔疾病的各种相关的全身因素。

（3）**加强患者的全程护理** 提高口腔患者的术前、术中、术后全程护理质量，可降低口腔感染的发生率,预防并发症。

(4) 增强急救意识　提高观察能力与判断能力,在急救时要及时、迅速解决一些突发问题。

第二节　口腔科护理评估及常用护理诊断

一、护理病史评估

对口腔科患者进行护理评估是确定护理诊断、制订护理计划、采用科学而合理的护理措施的必要手段和重要依据。在进行护理评估时,既要了解患者的身体健康状况,同时也要关心其心理、社会、文化及经济等状况,这样才能作出全面而正确的评估。作为口腔科护士除应按照护理模式掌握收集资料的技巧和方法外,还应掌握身体各系统体格检查的方法,收集到准确的第一手资料,从而发现患者在生理、心理、社会等方面现存的或潜在的健康问题,为护理诊断、护理计划及护理措施提供完整、系统、可靠的资料。

二、口腔科患者常见临床表现评估

1. 牙痛　牙痛常是口腔科患者的主要症状和就诊原因。疼痛的特点主要有自发性钝痛、自发性剧痛、激发痛和咬合痛等。疼痛是一种主观感觉,因个体敏感性及耐受性的不同,必须对牙痛患者仔细地询问病史,根据患者的主诉和疼痛的特点,做进一步检查,然后根据主诉、病史、症状、临床表现及检查结果综合考虑,作出正确的诊断和评估。

引起牙痛的原因很多,常见原因有:①牙体疾病:如深龋、各种牙髓炎及牙齿的非龋疾病等。②牙周组织疾病:如外伤、冠周炎、急性或慢性根尖周炎、龈炎、牙周脓肿、牙槽脓肿、坏死性龈炎及干槽症等。③邻近组织疾病:如颌骨骨髓炎、急性化脓性上颌窦炎,因炎症侵犯神经末梢,牙齿可发生类似牙髓炎疼痛。上颌窦或颌骨肿瘤压迫或侵犯神经、急性化脓性中耳炎等均可引起牙痛。④全身性疾病:如流行性感冒、神经衰弱、癔症、月经期或绝经期等都可引起牙痛,心脏病可引起心源性牙痛等。⑤神经系统疾病:如三叉神经痛,正常的牙齿有时也可出现剧烈的疼痛,称为非典型牙痛。

2. 牙龈出血　牙龈出血的常见原因有:①口腔疾病:各种牙龈炎、牙周炎、坏死性龈炎、食物嵌塞、牙龈肿瘤、不良修复体的刺激等。②全身性疾病:如维生素 C 缺乏症、严重贫血、血液病、肝硬化、脾功能亢进、系统性红斑狼疮等。

3. 口臭　是可出现很多疾病的一种常见症状。主要原因有:①口腔疾病引起的口臭:口腔不洁、牙垢和牙石过多及嵌塞于牙间隙和龋洞内的食物发酵腐败,是产生口臭的主要原因。常见的疾病有口腔黏膜糜烂、溃疡、龋齿、残根、牙周炎、牙龈炎、智齿冠周炎及干槽症等。②鼻咽部疾病:如化脓性上颌窦炎、萎缩性鼻炎、扁桃体炎、小儿鼻腔内异物等均可发生口臭。③全身性疾病：如肺部感染、胃肠疾病、消化不良、急性肝炎、发热、白血病引起的牙龈和黏膜的坏死等。④味觉异常：如患者自我感觉口臭，经医生检查无臭味。

4. 张口受限 成人正常张口度约 3.7cm。凡不能达到正常张口度者，均称为张口受限。包括局部因素和全身因素：①口腔颌面部炎症：如下颌智齿冠周炎、颌面部蜂窝织炎及牙源性颌骨骨髓炎等。②颞颌关节疾病：凡是能引起颞下颌关节强直、关节盘脱位、关节炎症及下颌关节功能紊乱等的疾病均可引起张口受限。③口腔颌面部外伤：如颌面部软组织损伤、颌骨骨折和颞下颌关节挫伤等。④口腔颌面部肿瘤：凡能累及颞颌关节或闭口肌群的恶性肿瘤均可引起张口受限。⑤因外伤而患破伤风的患者，也可见于癔症发作的患者。

5. 牙齿松动 正常情况下，牙齿只有极轻微的生理动度约 0.02mm，超过生理动度的，通常是病理性原因所致。常见原因有以下几类。

（1）牙周病 是牙齿松动乃至脱落的最主要原因。

（2）外伤 主要发生在前牙，因受外力大小不同，可造成牙齿松动、牙齿折断、牙齿脱位甚至与牙槽窝全部脱离。

（3）牙周炎症 急、慢性根尖周炎及急性牙槽脓肿均可引起牙齿松动。

（4）颌骨骨髓炎 牙源性感染所致颌骨骨髓炎可引起多个牙齿迅速松动，当转为慢性期时，病源牙必须拔除，其邻近的松动牙可逐渐恢复稳固。

（5）颌骨内肿物 良性肿物或囊肿在缓慢的生长过程中可压迫牙齿移位或造成牙根吸收，因致牙齿逐渐松动。恶性肿物则使颌骨广泛破坏，在较短时间内即出现多个牙齿松动和移位，最常见的有上颌窦癌。

6. 牙齿着色和变色 正常牙齿呈乳黄色或乳白色，有光泽。

（1）牙齿着色 是指牙齿表面有外来的色素沉积。着色是外来的，经洁治、磨光等物理性处理后大都能除去。

（2）牙齿变色 分个别牙变色和全口牙变色两种。个别牙变色常见于局部原因，如外伤或用亚砷酸失活牙髓过程中，牙髓有出血，并逐渐坏死分解，其中血红蛋白分解产物可渗入牙本质小管，将牙齿染成青灰色、褐色或粉红色。全口牙变色常因在牙齿发育期间受环境和全身情况的影响所形成，如四环素牙和氟斑牙等。

三、口腔科常用检查

口腔科检查应按顺序由外向内，即先检查颌面部然后再做口腔检查。主要检查牙齿、牙周、口腔黏膜、舌、系带、腭、口底及涎腺等。诊室要安静、整洁，在光源充足、调整椅位合适的情况下进行检查。要求操作时动作轻柔、细微、细致、主次分明。

（一）常用检查器械

口腔内检查常用器械为口镜、镊子和探针（图 8 - 1）。

1. 口镜 通过镜面反光和映像作用检查直视不到的部位，如牙齿的远中面、舌腭面；还可牵拉口角、唇、颊等软组织及推压舌体，口镜柄还可用于叩诊牙齿。

2. 镊子 是口腔科专用镊子。用来夹持药物及敷料、腐败组织及小块异物；也可夹持牙齿测量其松动度；镊柄也用作叩诊牙齿用。

3. 探针 一头尖细，一端呈弧形，另端呈尖角形。用来检查牙各面的沟裂、点隙、缺陷、龋洞以及敏感区部位；探测牙周袋的深度和是否有龈下牙石；检查充填物及修复体的密合程度、皮肤或黏膜的感觉功能。另外，还有一种钝头圆杜形有刻度（以毫米计）的专用于检查牙周袋深度的探针。

4. 其他器械 除了上述的三种最基本器械外，挖匙也是在检查口腔和牙齿时常用的器械。口腔用的挖匙较小，两端呈弯角，

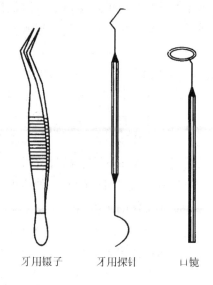

牙用镊子　　牙用探针　　口镜

图 8 - 1　口腔检查常用器械

头部呈匙状，用来挖除龋洞内异物及腐质，以便于观察龋洞的深浅。

（二）检查方法

1. 一般检查 先对患者做一般观察，如患者意识及精神状态、体质、发育、营养状况是否正常，身体及颌面部有无畸形、皮肤色泽等。一般观察后，则可进行问诊和其他客观检查。

（1）问诊　主要是针对患者的主诉、现病史、既往史和家族史等进行询问，全面了解疾病的发生、发展、病因、诊治经过、效果及与本次疾病有关的病史。

（2）视诊　通过眼睛观察获取与疾病有关信息。观察患者的表情、神态、发育、营养、颜色、性质、形状、质地、功能性活动等。首先要观察主诉部位的情况，再依次检查其他部位。

（3）探诊　利用探针检查和确定病变部位、范围、程度、疼痛反应等。探诊可确定龋洞部位、深浅、牙髓暴露情况、充填物边缘密合程度、有无继发龋，还可用钝头刻度探针检查牙周袋深度和瘘管方向。

（4）叩诊　利用口镜柄、牙用镊子柄在牙齿𬌗面或切缘轻轻垂直叩打。应先叩正常牙作为对照。叩诊的主要目的为检查牙周膜的炎症反应，叩痛的程度用（＋）、（＋＋）、（＋＋＋）表示。有时牙周病变在一侧，也可采用侧方叩诊。正常牙齿叩诊呈清脆音，当根尖有较大病变或牙周膜普遍破坏时，叩诊音则呈浊音。

（5）扪诊　是用手指或器械按压或触摸检查部位，用来观察病变部位、范围、大小、形状、硬度、压痛、波动、溢脓、热感、振动的大小等。

（6）嗅诊　某些口腔疾病患者口腔中有特殊臭味，如坏疽性牙髓炎及坏死性龈炎具有特殊腐败臭味，可以凭嗅觉协助诊断。

（7）咬诊　主要用于检查牙隐裂，如果有牙隐裂则会产生疼痛。急性根尖周炎时咬诊也可能出现疼痛。

2. 辅助检查

（1）牙髓活力检查　正常牙髓能够耐受一定量的温度刺激或电流刺激而无不适感。正常情况下，牙髓对 20～50℃ 的温度刺激不产生反应。一旦发生炎症，则对温度刺激反应敏感，如发生变性或坏死，则反应迟钝或消失。通常有冷试法、热试法和电流检查三种。

冷试法可用冷水、冷气、氯乙烷、无水乙醇、冰棒等。临床上简便易行的方法是用冷水，即用水枪喷试。

热试法可用 50～60℃ 热水喷注患牙或用热牙胶置于受检牙上，测试时应以对侧同名牙或相邻牙作为对照。

电流检查用电牙髓检测器（亦名电牙髓活力计）来进行测试。电流检查时同样要以对侧同名牙或相邻牙作为测试对照。

（2）X 线检查　分口内牙片、口外摄片及造影等，主要用于牙体、牙周、关节、涎腺和颌骨等疾病，以了解其病变部位、范围及程度。此外还有全景 X 线片检查及 CT 等方法。

（3）局部麻醉检查　牙髓炎时，难以确定患牙位置，有时将上、下颌牙误指。此时可用 2% 普鲁卡因或 2% 利多卡因做三叉神经痛阻滞麻醉，以确定患牙是上颌还是下颌，然后再根据各种体征确定患牙部位（普鲁卡因应做皮试）。

此外，还有细胞学检查、活体组织检查、殆力测定、实验室检查等方法。

（三）口腔检查

口腔检查主要包括唇、颊、牙龈、系带、舌、腭、口底等。

1. 唇　应主要检查皮肤、黏膜、形态的改变，有无肿胀与疱疹，口角有无糜烂、色素沉着、白斑及增生物等。正常唇呈粉红色，若唇苍白或青紫多为疾病所致。

2. 颊　主要检查颊部的色泽、对称性，有无肿胀、压痛、慢性瘘管、感觉障碍与过敏等。在检查颊部黏膜时应从色、形、质三方面检查。应注意颊黏膜有无角化异常、表面发白的情况，特别要注意腮腺导管乳头有无充血、水肿、溢脓及触痛。

3. 牙龈　主要检查牙龈组织的色、形、质的改变，是否有色素沉着，有无瘘管存在，牙龈有无出血，龈缘有无红肿、出血、增生、萎缩、溃疡、坏死和窦道等。正常牙龈呈粉红色，有点彩。牙龈炎、牙周病最常见表现为点彩减少或消失。

4. 系带　是口腔内一种带状的纤维结缔组织，依其所在部位不同而命名为唇系带、颊系带、舌系带。检查时应注意其数目、形状、位置及附着情况、对牙位及口腔功能有无影响等。

5. 腭　硬腭黏膜正常呈粉红色，黏膜下有骨质，软腭黏膜略呈暗红色，黏膜下无骨质。主要观察有无畸形、肿块、充血、水肿、溃疡、伪膜、白色斑块等异常变化。

6. 舌　正常舌质淡红，舌体柔和、滋润、有光泽，舌背表面覆盖有薄层白苔，无裂隙。舌腹部黏膜薄而平滑。检查时应注意舌质的色泽、舌苔的变化，舌背是否有裂纹，舌乳头是否充血、肿大、有无肿物，舌的运动与感觉功能是否有障碍，以协助诊断机体全身性疾病。

7. 口底 主要检查舌系带是否过短，舌下肉阜有无异常分泌物，导管乳头有无红肿，口底有无肿胀、包块及其硬度和活动度等情况。

（四）牙齿检查

1. 视诊 先检查其主诉部位，再检查牙齿的数目、形态、颜色、位置、萌出替换情况、牙体牙周组织及咬合关系等。

2. 探诊 用牙科探针或牙用镊子检查并确定病变部位、范围和反应情况。包括检查牙有无龋坏，确定其部位、深浅，有无探痛以及牙髓是否暴露。探查充填物边缘与牙体是否密合及有无继发龋。当牙本质过敏时，可以探测敏感部位。还可用探针检查牙龈是否出血、牙周袋的深度、龈下结石的分布以及窦道（瘘管）的方向等。牙周袋的深度必要时可用钝头牙周探针进行检查。

3. 叩诊 用口镜或镊子柄垂直或从侧方叩击牙齿有无疼痛，用以检查是否存在根尖周或牙周病变。正常叩诊音清脆，根尖有损害或牙周膜有破坏时则叩诊音变混浊。应先叩健齿再叩患齿对比反应。

4. 触诊（扪诊） 手指轻压牙周组织进行触诊，轻压龈缘处观察是否有脓液溢出，触诊根尖部的牙龈注意有无压痛和波动感。

5. 牙齿松动度的检查 一般可用牙科镊子操作。前牙用镊子夹持牙冠的唇、舌面，后牙将镊子合拢置于牙的殆面，摇动镊子，做颊（唇）舌（腭）面的、近远中的、上下的双向推动或摇动。记录分为三级：1级（Ⅰ度）微大于生理动度，相当于1mm以内；2级（Ⅱ度）从正常位置向任何方向摇动，动度相当于1~2mm；3级（Ⅲ度）是指从正常位置向任何方向摇动，动度大于2mm或出现垂直向松动。

（五）颌面部检查

颌面部检查主要用视诊和触诊。视诊时首先注意观察颜面表情与意识状态，颜面部外形与色泽，即颜面部外形与轮廓的对称性、丰满度，颜面皮肤的色泽、皱纹、弹性等。

对颜面部的畸形、缺损、肿块、瘘管及肿胀，应结合触诊进一步检查病变范围、大小、形态、深度、硬度、温度、能否移动、有无触痛、波动感等以及皮肤和深层组织的关系。

（六）颞下颌关节检查

对颞下颌关节的检查应包括下述内容：观察对比面部左、右两侧发育状况、协调性、对称性、颏部中点是否正中位。检查髁状突的活动度、有无弹响及摩擦音、有无压痛等。还要检查殆关系有无过早接触，正中关系位于正中殆位是否协调，正中接触是否平衡。检查前伸及侧向运动有无障碍，充填体、冠桥和托牙是否合适，牙齿的磨损程度等。

（七）张口度检查

张口度检查是用卡尺测量上、下切牙缘间距离，或用手指宽度表示。临床上如有张口度异常时可参照以下标准。

1. 轻度张口受限 上、下切牙切缘间距离可置入两横指，约2~3cm。

2. 中度张口受限 上、下切牙切缘间距离可置入一横指，约 1～2cm。

3. 重度张口受限 上、下切牙切缘间距离不足一横指，不足 1cm。

4. 张口过度 张口度超过 4.5cm。

（八）涎腺检查

涎腺检查主要是对腮腺、舌下腺、颌下腺这三对大涎腺的检查。

1. 视诊 两侧对比，了解形态变化，注意导管口有无分泌物等。

2. 触诊 腮腺的触诊以示指、中指、无名指三指平触为宜，颌下腺及舌下腺的触诊常用双合法检查。触诊导管时，了解导管的质地，排除导管结石。用手轻轻按摩和推压腺体，观察导管排出物的性质和量，必要时双侧进行对比。

3. 探诊 用钝头探针探测涎腺导管或注入造影剂及药物。探时动作要轻柔、准确，态度认真、耐心，以免损伤导管乳头或将药液注入软组织中。在未触及结石时，方可进行探诊，以免出现将结石推向腺体的可能。

四、常用护理诊断

1. 疼痛 与龋病、炎症、肿胀、外伤、骨折、溃疡有关。

2. 语言沟通障碍 与唇腭裂畸形、疼痛、口腔敷料填塞、术后禁发音等有关；还与口腔颌面部炎症引起局部肿胀、张口困难有关。

3. 口腔黏膜改变 与手术、外伤、溃疡等有关。

4. 营养失调 低于机体需要量，与颌面部损伤、张口受限、咀嚼吞咽困难、缺乏营养知识等有关。

5. 体温过高 与炎症有关。

6. 自我形象紊乱 与面神经麻痹、面部畸形、外伤等引起颌面部外表的变化有关。

7. 知识缺乏 缺乏疾病相关知识。

8. 有感染的危险 与颌骨骨折、颌面部组织损伤、不易清洁口腔、营养不足及机体抵抗力降低等有关。

9. 焦虑 与缺乏有关医学知识、担心预后不佳、环境改变等有关。

10. 潜在并发症 出血与手术、伤口感染等有关。

11. 组织完整性受损 与化学的、温度的、机械的刺激等有关。

12. 婴儿喂养困难 与唇裂、腭裂畸形有关。

第三节 口腔科护理管理

一、合格的口腔科护士的素质要求

（1）有良好职业道德和敬业精神。

（2）有扎实的专业基础知识和熟练的专科操作技能。

（3）有较强的有菌意识和无菌观念。

（4）有丰富的人文知识和心理护理知识。

（5）有良好的心理素质及人际沟通技巧。

（6）有敏锐的疾病观察能力。

（7）有健康的体魄和良好的职业形象。

二、门诊护理管理

由于大部分口腔疾病在门诊进行治疗，因此做好门诊护理工作尤为重要。口腔门诊护理的主要任务是做好开诊前准备、安排患者就诊、椅旁护理、协助医师进行检查治疗、搞好健康教育与护理指导等。

1. 诊室环境 应保持清洁、整齐、通风、明亮；准备好消毒洗手液、肥皂、毛巾等。

2. 诊室内物品 检查医疗电脑，使其处于工作状态。备好物品、药品和消毒检查器械，包括无菌纱球、棉球、弯盘、牙钻窝洞消毒药物、丁香油、牙胶类、复合树脂、氧化锌粉、磷酸锌粉、火柴、酒精灯、漱口杯及漱口水等。同时，备好文具、处方笺、病历纸、住院证、各种检查化验及治疗单等办公用品。

3. 就诊秩序 对患者初步问诊后进行分诊，优先安排急、重症及年老体弱、残疾人就诊，维持候诊秩序。

4. 做好椅旁护理 安排患者坐在牙科椅上，根据治疗部位调整好光源、椅位高低、靠背和头枕位置。在诊治过程中，应主动、及时地配合医师操作。如调拌各种材料和药剂，做到及时、适量、质好，保证治疗成功率。

5. 预约登记 做好检查、治疗、门诊手术、复诊患者的预约登记工作。

6. 设备的维护 做好牙科综合治疗台等设备的维护与保养，按规定清洁消毒备用。

7. 健康教育 利用壁报、板报、传单、电视等形式，宣传常见口腔疾病的防治知识。

三、消毒隔离制度

口腔科是医院感染管理的重点部门，口腔疾病的诊治绝大部分在口腔内进行，而口腔的各腔窦内寄居了大约300多种微生物，是体内多种疾病的感染和多种传染性疾病的传播途径，如乙型肝炎、获得性免疫缺陷综合征（艾滋病）等就是通过血液和体液（如唾液）传播的，因此对医护人员双手和器械物品必须建立严格的消毒隔离制度，防止交叉感染的发生。

1. 医护人员双手消毒 接触患者前后应用肥皂和流动清水充分清洗双手，必要时应在高效消毒液浸泡后再洗手。

2. 器械物品消毒 尽量采用物理灭菌法处理，门诊最好配用快速压力灭菌器。凡被患者的血液、唾液等污染的器械，均应执行双消毒法，即先用高效消毒液浸泡，如0.2%过氧乙酸溶液或含氯消毒剂消毒，再刷洗，后再分类进行第二次消毒灭菌。机头、钻头每次用后必须灭菌。要做到诊疗器械、漱口杯一人一份，一用一消毒。提倡使用一次性牙科检查器械。污染后的敷料，应装入密封袋后集中焚烧处理。

3. 做好诊室环境消毒 因气枪、水枪、高速蜗轮机钻的使用，对环境污染比较严重。开诊前后做好空气消毒，诊室桌椅、地面用 0.2% 过氧乙酸溶液或含氯消毒剂消毒。

四、口腔四手操作技术

口腔四手操作技术是为保护口腔科医生、护士的体力及健康，缩短单个患者诊疗时间，提高医疗质量而逐步完善发展起来的国际标准化牙科操作模式，其发展得益于社会经济的突飞猛进，人们生活质量的不断提高，口腔设备、器械不断更新。"四手操作"即是指在口腔治疗的全过程中，医生和护士的双手同时操作，完成整个口腔治疗。这种操作方法大幅度减少了操作者体位的改变次数，并使医生、护士均可采取舒适的座位，患者采取放松的仰卧位，从而达到降低工作强度、提高医疗质量的目的（图 8 - 2）。

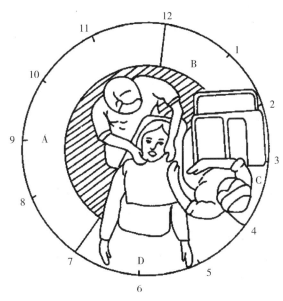

图 8 - 2 四手操作时医生、护士、患者的位置关系
A. 医生工作区；B. 静态区；
C. 护士工作区；D. 传递区。

常规口腔操作是一个护士同时为多名患者服务，由于护士穿梭于各治疗椅之间，医生以独立操作为主，整个治疗过程中，大量琐碎、重复、费时的工作由医生一人完成，又由于器械或材料不能及时到位，占据大量时间，这不但增加了护士的劳动量，延长了医生的治疗时间，而且工作效率低，医疗质量和服务质量难以保证。四手操作技术是在口腔疾病治疗过程中，医护各有分工，密切配合，经过他们的双手共同完成口腔疾病的治疗工作。

口腔四手操作的原则：①医护人员在治疗时操作姿势正确；②医疗小组的医护人

员默契配合；③治疗程序标准化；④最大程度地简化工作过程。

实施四手操作法必须具备精良的设备，护士主要负责安排患者、准备治疗用品、调制材料、传递和回收器械，所有器械和材料均由护士传递给医生，及时用吸引器排除口水和废屑。护士应具有较高的素质，自觉地做好治疗前、后的一切准备工作；熟悉专业知识，并能熟练应用四手操作法，主动配合，参与治疗，做好有关疾病的健康教育工作；熟悉现代口腔医疗设备、器械性能、操作步骤、注意事项和维护保养；并掌握口腔材料的调制、局部常用药物的作用等知识。

四手操作技术是一种现代化的牙科操作和治理系统，具有许多优点：①提高工作效率和医疗质量；②减少医生、护士精神的压力和体力上的疲劳；③良好的医护配合可使患者减少紧张、增加舒适感；④缩短了患者的诊疗时间；⑤促进医、护、患之间的沟通。在口腔治疗过程中，让医生和护士始终处于一种自然、轻松、自如的位置，不仅可以使患者感到舒适，也能提高匮生的治疗质量，极大地提高医疗效率和质量，同时还可以使工作变得更加轻松、愉快。

五、手术前、后的护理管理

1. 术前护理

（1）一般准备 ①心理护理：根据患者的文化背景，恰当地介绍治疗方案、手术过程、预后及术前、术后注意事项。认真倾听患者的主诉，消除其疑虑和恐惧心理，保持良好的心理状态。②注意口腔卫生：清洁口腔，洁牙，药液含漱。③帮助患者戒烟，根据手术需要练习床上使用便器，小儿应训练使用汤匙或滴管喂食。④协助完成常规检查。

（2）术前 ①搞好个人卫生，如洗澡、理发等。②做普鲁卡因、青霉素过敏试验，并记录结果。阳性者应通知医师。③根据手术需要，按医嘱配血。④按手术区域，做好皮肤准备。⑤术前晚保证患者最佳睡眠，必要时可服用安眠药。

（3）术日晨 ①全麻患者禁食、禁水要求：成人术前 8h 禁食、4h 禁水；小儿患者术前 6h 禁食、2h 禁水；6 个月以下婴儿 3h 禁奶、2h 禁水。②遵医嘱执行术前用药。③嘱患者术前排空大、小便。

2. 术后护理

（1）迎接手术患者回病房时，应向麻醉师及手术室护士了解手术过程中的情况。要求交接清楚，连接好各种引流管。

（2）在患者全麻未清醒时，按全麻术后常规护理。设专人护理，将患者置去枕平卧位，头偏向健侧，及时消除口、鼻、咽腔及气管呕吐物、分泌物或血液，以保持呼吸道通畅。严密观察体温、脉搏、呼吸、血压、神态、瞳孔变化，血压每 15～30min 测 1 次，待全麻清醒或血压平稳后可酌情减少测量次数。

（3）注意保持各种引流管畅通，严密观察各种引流物量、色、性质，如有异常变化及时报告医师处理。

（4）饮食护理原则是提高营养价值，促进和保障伤口愈合。可分为流食、半流食、软食和普食。应根据手术不同情况和医嘱，决定饮食类型及进食方法，如自食、管喂、匙喂、鼻饲等。全麻清醒6h后无呕吐者，可给少量温开水或流质饮食。

（5）密切观察手术创口渗血情况，如渗血较多应及时报告医师处理。

（6）保持口腔卫生，每日口腔护理2次。

（7）其他按一般外科术后护理，各不同病种按病情要求进行专科护理。

第四节　口腔卫生保健

口腔既是许多慢性疾病危险因素的进入渠道，又是许多传染病的传播途径。口腔疾病引起的病理改变，口腔的不健康、不卫生状况对人类整个健康造成的危害与影响很大，已越来越多地受到关注。

一、口腔卫生

口腔卫生的重点在于控制菌斑、消除软垢和食物残渣，增强生理刺激，使口腔和牙颌系统有一个清洁健康的良好环境，从而达到发挥其生理功能、增进口腔健康的目的。采取的主要措施有以下几个方面。

1. 刷牙　刷牙是每一个体常规的自我口腔保健措施，是机械性祛除菌斑和白垢最常用的有效方法。至少要做到早、晚各刷牙1次。最好能够做到每餐后刷牙，如果做不到，则应饭后漱口。特别强调晚间睡前刷牙，因睡后口腔内唾液分泌少，口腔内自洁作用差，如有食物残渣残留，口腔内微生物更易滋生繁殖，故睡前必须刷牙，保持较长时间的口腔清洁。同时要注意正确刷牙方法和刷牙质量，刷牙时间每次以3min为宜，因时间太短不足以清除菌斑，且一定要刷到三个牙面（唇颊、腭舌及𬌗面）。

竖刷法是一种比较方便合理的刷牙方法。刷牙时先将牙刷头斜向牙龈，刷毛贴附在牙龈上，稍加压力，顺牙间隙刷向冠方。刷上牙时，从上往下刷；刷下牙时，从下往上刷；牙的唇、颊面及舌、腭面要分别刷到。在刷上、下颌前牙腭（舌）面时，可将牙刷竖起，上前牙由上向下拉动，下前牙由下向上提拉。刷上、下颌后牙𬌗面时，牙刷可压在𬌗面来回刷动。

横颤竖向移动刷牙法是在竖刷法的基础上加上短距离的水平向颤动，即进行竖刷法时，牙刷不单纯顺牙间隙刷动，同时还做短距离的水平方向颤动。这样既起到按摩牙龈的作用，又不损伤牙体硬组织，还能剔除牙间隙中的食物残渣。此法虽较竖刷法复杂些，但经过练习，并不难掌握。

刷牙虽然是维护口腔卫生的有效方法，但有报道称单纯的刷牙平均只能清除菌斑的50%左右，特别是难以消除邻面菌斑。因此，除了刷牙外，还需采用一些特殊的牙间清洁器具，如牙签、牙线等帮助祛除牙间隙的菌斑及白垢。

2. 牙线　牙线可用棉、麻、丝、尼龙或涤纶制成，不宜过粗或太细。有含蜡或不含蜡牙线，也有含香料或含氟牙线。含蜡牙线一般用来祛除牙间隙的食物残渣和白垢，但不易祛净菌斑。不含蜡牙线上有细小纤维与牙面接触，有利于祛除牙菌斑。

3. 牙签　在牙龈乳头退缩或牙周治疗后牙间隙增大时，可用牙签来清洁邻面和根分叉区。常用的牙签有木质和塑料的。

使用方法：将牙签以 45°角进入牙间隙，牙签尖端指向殆面，侧面紧贴邻面牙颈部，向殆方剔起或做颊舌向穿刺动作，清除邻面菌斑和嵌塞的食物，并磨光牙面，然后漱口。

注意事项：①勿将牙签压入健康的牙龈乳头区，以免形成人为的牙间隙；②使用牙签时动作要轻，以防损伤龈乳头或刺伤龈沟底，破坏上皮附着。

4. 牙龈按摩　适当地按摩牙龈，可使上皮增厚、角化增强，还能加强牙龈组织的血液循环，改善营养及氧的供给，有利于组织的代谢和恢复，增进牙龈组织的健康。按摩可用手指或专门的牙间按摩器或清洁器进行。对未做牙周洁治术的牙龈炎和牙周炎患者，暂不宜做牙龈按摩。

5. 龈上洁治术　龈上洁治术是使用龈上洁治器械祛除龈上牙石和菌斑，并磨光牙面，防止菌斑和牙石再沉积，防治牙周病的措施。根据所使用的器械不同，龈上洁治术分为手用器械洁治法和超声波洁牙机洁治法。超声洁治不宜用于放置有心脏起搏器的患者，亦不宜用于肝炎、肺结核、艾滋病等传染性疾病患者。对牙龈炎患者，每 6 ~ 12 个月做 1 次洁治，可有效地维护牙周健康。

6. 漱口　漱口能清除食物碎片、部分软垢及口内易被含漱力冲落的污物，故漱口应着重在饭后进行。漱口时，一般用清洁水即可，为了预防口腔疾病的发生，也可根据不同目的，选用不同药物的漱口水漱口。

（1）含氟漱口液　使用含氟漱口液是一种局部用氟防龋的方法。含氟漱口液漱口是一种使用方便、容易掌握、价格低廉、实际可行、适用于低氟区及适氟区，预防学校儿童龋病的牙科公共卫生措施之一，适用于中等或高发龋病地区。对龋活跃性较高或易感患者、牙矫正期间戴固定矫治器的患者以及不能实行口腔自我健康护理的残疾患者，均可推荐使用含氟漱口液漱口。

一般推荐使用中性或酸性氟化钠配方，0.2% NaF（900mg F⁻/kg）溶液每周使用 1 次，0.05% NaF（230mg F⁻/kg）溶液每天使用 1 次。5 ~ 6 岁儿童每次用 5ml，6 岁以上每次用 10ml，含漱 1min 后吐出，半小时内不进食或漱口。

（2）氯己定　又称洗必泰，化学名称为双氯苯双胍己烷，系 2 价阳离子表面活性剂，常以葡萄糖酸洗必泰的形式使用。

氯己定主要用于含漱、涂擦和冲洗，它能较好地抑制龈上菌斑形成和控制龈炎。使用 0.12% 或 0.2% 氯己定液含漱，每天 2 次，每次 10ml，每次 1min。

（3）甲硝唑　甲硝唑又称灭滴灵，属抗厌氧菌感染药，对牙周病致病菌有明显的抑制和杀灭作用。每天含漱甲硝唑 2 ~ 3 次，对防治牙龈炎、牙龈出血、口臭、牙周炎均有良好效果，且对口腔黏膜无刺激反应。

二、口腔保健

口腔保健是整体健康保健的组成部分。1981 年 WHO 制定的口腔健康标准是"牙清洁、无龋洞、无疼痛感、牙龈颜色正常、无出血现象"。对口腔健康所下的定义虽然各不相同，但不能缺少的内容至少有以下三方面，即：应具有良好的口腔卫生、健全的口腔功能以及没有口腔疾病。为了达到这一目的，人们需有预防为主的思想，创造有利于口腔预防保健的条件，纠正有碍口腔卫生的不良习惯，清除一切可能致病的因素，从而加强口腔防御能力，提高口腔健康水平。在疾病发生前或发现有发病趋势时，立即给予适当防护，以预防和控制口腔疾病的发生。

1. 定期口腔健康检查 定期进行保健检查，了解被检查者的口腔卫生状况及口腔常见病流行情况，达到"有病早治，无病预防"的目的。检查时限可根据需要及客观条件决定。

对于口腔癌，定期检查是为了早期发现并提高早期治愈率，一般有较长的存活期和较好的生存质量。早发现、早治疗对降低口腔癌的死亡率是十分有意义的。

提高对口腔癌前病损或口腔癌警告标志的认识，以便加以警惕，及早就医。其警告标志为：①口腔内的溃疡，2周以上尚未愈合；②口腔黏膜有白色、红色或发暗的斑；③口腔与颈部有不正常的肿胀和淋巴结肿大；④口腔反复出血，出血原因不明；⑤面部、口腔、咽部和颈部有不明原因的麻木与疼痛。

2. 纠正不良习惯 口腔不良习惯，亦为影响口腔健康的重要因素之一，其种类很多，影响各异。主要是影响牙的正常排列和颌骨的正常发育，以及丧失生理性刺激。生理状态是舌向外推，唇与颊向内收，三者形成均势，牙与颌骨在这种均势条件下正常发育。如某种不良习惯破坏了这种均势，牙颌系统的发育就会出现异常。下列一些不良习惯危害较大，必须及早予以纠正。

（1）不当喂奶法 长期偏一侧喂奶，可造成婴儿颌骨发育不均衡。

（2）单侧咀嚼 长期只用一侧牙咀嚼食物，由于两侧的生理刺激不均衡，可造成非咀嚼侧组织衰退，发育不良，且缺乏自洁作用，易堆积牙石，导致牙周疾病的发生。

（3）口呼吸 长期用口呼吸会造成上牙弓狭窄，腭部高拱，上前牙前突，唇肌松弛，上、下唇不能闭合，形成开唇露齿，导致口腔黏膜干燥和牙龈增生。

（4）吮唇、咬舌、咬颊 常吮下唇可形成深覆𬌗，吮上唇可形成反𬌗。咬舌可形成开𬌗。咬颊可影响后牙牙位及上、下颌的颌间距离。所有这些都可导致错𬌗畸形。

（5）咬笔杆、咬筷子、吮指 这些不良习惯可使上前牙向唇侧移位，下前牙移向舌侧，造成牙位不正，也是错𬌗畸形的病因。

（6）其他 如长期一侧性睡眠、硬物作枕，儿童睡前吃糖果、饼干等都可造成不良后果，应及早纠正。

3. 消除影响口腔卫生的不利因素 牙面的窝沟、点隙为龋病的好发部位，应及时涂布窝沟封闭剂，预防龋病发生。额外牙（又称多生牙）、阻生牙及错位牙等，可造成错𬌗畸形及其他病变，应根据情况予以拔除或矫正。乳牙过早缺失所遗留的空隙，应及时做间隙保持器，保持其近、远中距离，以免引起邻牙移位及相对牙过度伸长，造成恒牙错位萌出或阻生。缺失牙应及时修复；口内残根、残冠应及时拔除，以免形成慢性不良刺激。

4. 合理营养 从保证口腔健康、预防口腔疾病的角度要求，应注意以下营养问题。

（1）加强牙颌系统生长发育期的营养 在胎儿期、婴幼儿期、少儿期要特别注意钙、磷、维生素及微量元素的供应。

（2）注意食品的物理性质 应多吃一些较粗糙和有一定硬度的食品，以增加口腔自洁作用和对牙龈的按摩作用；同时强化通过咀嚼所产生的生理性刺激，以增强牙周组织的抗病能力。

（3）适当控制吃糖和精制的糖类 两者都是龋病发生必不可少的底物，多吃对防龋不利。教育儿童在两餐之间应少吃或不吃糖果、糕点，特别在睡前应禁吃甜食。

5. 改善劳动环境 对接触酸雾、铅、汞等有害物质的工人，必须为之改善劳动环境，如增添密封设备、定向通风、穿防毒隔离衣、防护面罩和手套等，以隔绝或减少有害物质与人体的接触，维护口腔及全身的健康。

（范珍明 唐艳萍）

第九章 | 口腔内科患者的护理

1. 学会口腔常用小器械的准备与消毒。
2. 掌握龋病、牙髓病、牙周病等的护理诊断及护理措施。
3. 熟悉常见黏膜病的主要护理措施。
4. 了解老年口腔患者的特点及护理要点。

第一节　口腔内科常用小器械的准备与消毒

口腔内科常用的器械包括牙体牙髓常用器械和牙周病常用器械。口腔内科的小器械比较多，口腔颌面部存在的腔窦多，细菌容易在此寄生繁殖，治疗过程中同时有唾液及血液的存在，因此，在临床中，对于口腔内科的小器械要进行严格的消毒灭菌。

一、口腔内科常用小器械

1. 牙体牙髓常用器械

（1）检查器械　包括口镜、探针、镊子。

（2）充填器械　包括挖器、黏固粉充填器、黏固粉调拌刀、银汞充填器、成型片和成型片夹、银汞合金输送器、雕刻刀、银汞抛光器、牙胶充填器械。

（3）根管治疗器械　包括拔髓针、光滑髓针、根管扩大针、根管锉、根管充填器、根管长度测量器械。

（4）各型车针　包括高速车针（裂钻、球钻、倒锥钻）、低速车针（裂钻、球钻、倒锥钻）、打磨类车针。

（5）橡皮防水障系统　包括橡皮障、橡皮障支架、打孔器、橡皮障夹、橡皮障夹钳。

2. 牙周病常用器械

（1）牙周洁治器　包括镰形洁治器和锄形洁治器。

（2）牙周刮治器　包括匙形器、锄形器和锉。

（3）牙龈切除刀　包括斧形刀、柳叶刀、龈乳头刀。

（4）其他　包括牙周探针、橡皮杯等。

二、口腔内科小器械消毒

口腔内科小器械中能耐高温、高湿的器械常采用压力蒸汽灭菌。压力蒸汽灭菌有下排气压力灭菌器和预真空压力蒸汽灭菌器两种。灭菌效果可靠。口腔科常用预真空压力蒸汽灭菌器灭菌。对于锐利的有刃器械或不能用高温灭菌的器械，选用杀菌谱广、无刺激、毒性低、无腐蚀性的化学消毒剂浸泡。常用的化学消毒剂有：2% 碱性戊二醛、碘仿、75% 乙醇、过氧乙酸等。

第二节　龋病、牙髓病、牙周病患者的护理

一、龋病

龋病是在以细菌为主的多种因素影响下，牙体硬组织发生慢性进行性破坏的一种疾病。患龋病的牙齿称为龋齿。它的发病率很高且普遍，不分民族、地区、性别、年龄均可发病，成为全人类最普遍的疾病之一，已被世界卫生组织列为继癌症、心血管疾病之后的第三大重点防治的疾病。龋病不仅使牙齿崩溃缺损，还能继发牙髓组织和根尖周围组织的疾病，甚至使颌骨受感染引起骨髓炎等并发症，以至影响全身健康。

【病因与发病机制】龋病是一种多因素疾病，主要是细菌、宿主、饮食以及一定的作用时间等因素相互作用致病，即龋病发生的四联因素（图 9 - 1）。

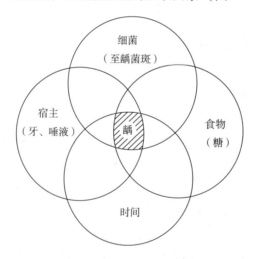

图 9 - 1　龋病发病的四联因素

1. 细菌因素　主要是变形链球菌，另有嗜乳酸杆菌、放线菌等。

2. 饮食因素　食物的化学性作用，精制的糖类在口腔内经细菌发酵作用产酸，往往引起龋齿发生。食过多的糖，而缺少钙、磷、维生素 A、维生素 D、B 族维生素等皆可引起龋病患病增高。

3. 宿主因素　主要是牙齿和唾液。牙齿本身的窝沟、牙釉质发育不良、含氟量低易患龋；牙齿排列拥挤、错位、阻生等容易滞留食物，引起细菌生长繁殖也是龋病发生的条件；唾液质与量的改变、缓冲能力的大小以及抗菌系统变化都与龋病发生有着密切的关系。

4. 时间因素　龋病的发生和发展是个缓慢的病变过程，从牙齿变色到发展为临床龋洞大约需要 2 年的时间。

【临床表现】龋病最好发于磨牙，特别是下颌第一、二磨牙，其次为上颌第一、二磨牙，再次为上、下颌双尖牙和上颌侧切牙。临床上可见龋齿有色、形、质的变化，而以质变为主，色、形变化是质变的结果，随着病程的发展，病变由釉质进入牙本质，组织不断被破坏、崩解而逐渐形成龋洞，临床上常根据龋坏程度分为浅、中、深龋三个阶段。

1. 浅龋　一般指牙釉质龋和牙骨质龋。初期于平滑面表现为脱矿所致的白垩色斑块，以后因着色而呈黄褐色，窝沟处则呈浸墨状弥散，一般无明显龋洞，仅探诊时有粗糙感，后期可出现局限于釉质的浅洞，无自觉症状，探诊也无反应。

2. 中龋　龋坏已达牙本质浅层，临床检查有明显龋洞，可有探痛，对外界刺激（如冷、热、甜、酸和食物嵌入等）可出现疼痛反应，当刺激源祛除后疼痛立即消失，无自发性痛。

3. 深龋　龋坏已达牙本质深层，一般表现为大而深的龋洞，或入口小而深层有较为广泛的破坏，对外界刺激反应较中龋为重，但刺激源祛除后，仍可立即止痛，无自发性痛。

【治疗原则】龋病治疗的目的在于终止病变过程，阻止其继续发展并恢复牙齿的固有形态和功能。由于牙齿结构特殊，虽有再矿化能力，但对实质性缺损无自身修复能力。除少数情况可用药物外，均需采用手术治疗即充填术。药物治疗是在磨除龋坏的基础上，应用药物抑制龋病发展的方法，适用于恒牙尚未成洞的浅龋，乳前牙的浅、中龋洞。常用药物包括氨硝酸银和氟化钠等。对已形成实质性缺损的牙齿，充填术是目前应用最广泛且成效较好的方法，其基本过程可分为两步：先祛除龋坏组织和失去支持的薄弱牙体组织，并按一定要求将窝洞制成合理的形态。然后以充填材料填充或其他特定方式恢复其固有形态和功能。常用充填材料包括银汞合金、玻璃离子粘固粉和复合树脂等。

【护理诊断】

1. 组织完整性受损　因龋坏导致牙体缺损所致。

2. 知识缺乏　与疾病的发生、发展及防治知识缺乏有关。

3. 潜在并发症　进一步发展可导致牙髓病、根尖周病等。

4. 舒适改变　与龋洞及牙本质外露有关。

【护理措施】

（一）一般护理

耐心解释病情，介绍治疗方法，提高患者的口腔保健意识，预防龋病的发生。

（二）专科护理

1. 药物治疗护理　即用药物使龋损终止的方法。常用的药物有10%硝酸银或氨硝酸银溶液，用丁香油或10%甲醛溶液作还原剂，可生成黑色的还原银；若用2.5%碘酊作还原剂，则生成灰白色的碘化银。注意所用药物都有较强的腐蚀性，应防止灼伤软组织。

2. 配合医生进行牙体修复术　充填龋洞是最常用的治疗方法。

（1）术前准备　需要准备的器械有检查盘、充填器、成型片、手机、银汞合金或复合树脂充填材料及其配套设备。

（2）术中准备　安排患者就诊，调好椅位、光源、系上胸巾，做好患者的心理护理，协助医生做好下列工作：①制备洞形：用挖匙或牙钻清除龋坏组织，并制成一定的抗力形和固位形。②隔湿和消毒：采用橡皮障、吸水棉卷和纱球，根据龋洞情况用小棉球蘸消毒剂置于窝洞内杀灭残余的细菌。③垫底：根据龋损情况用氧化锌或氢氧化钙进行单层和磷酸锌黏固粉双层垫底。④充填：选用银汞或复合树脂充填已准备好的窝洞。

（3）术后护理　整理物品，消毒备用。健康指导：告知患者银汞合金充填24h才完全固化稳定，在这段时间之内勿用充填牙齿咀嚼食物。

（三）健康教育

1. 保持口腔卫生　使患者懂得如何保持口腔卫生，用保健牙刷正确刷牙，养成早、晚刷牙、餐后漱口的习惯。有条件的可使用牙线。

2. 合理饮食　少吃糖果、饼干等精制糖类，鼓励多吃富含纤维食物，如水果、蔬菜等。

3. 定期进行口腔检查　定期做口腔检查，以便早期发现、早期治疗。

二、牙髓病

牙髓病是指牙髓组织的疾病，是口腔科最常见的疾病之一，也是临床上牙痛的主要原因。其中牙髓炎最常见。由于牙髓组织处于牙体硬组织包绕之中，只通过根尖孔、侧副根管与外界联系，牙髓炎症时，血管充血、渗出物积聚，导致髓腔内压力增高，使神经受压，加上炎性渗出物的刺激而使疼痛极为剧烈。临床上按临床表现和治疗预后牙髓炎分为可复性牙髓炎和不可复性牙髓炎。

【病因与发病机制】

1. 感染因素　细菌感染是导致牙髓病的主要因素，细菌感染的主要途径有：①经牙体缺损处感染：如深龋、牙外伤、重度磨损等严重牙体缺损，细菌及毒素通过牙本质小管或穿髓点侵入牙髓。②经牙周感染：细菌及毒素经过牙周袋，通过根尖孔、侧副根管而侵入牙髓。

2. 物理因素　创伤性咬合、磨牙症、充填物过高等引起的慢性咬合创伤和牙的急性创伤可影响牙髓的血供，引起牙髓病变。牙体治疗时温度过高、电流及机械压力等物理刺激可刺激牙髓发生病变。

3. 化学因素 龋病治疗时消毒药物刺激性过强、垫底和充填材料选择不当均可引起牙髓病变。

【临床表现】

1. 可复性牙髓炎 也称为牙髓充血，患牙受到冷、热温度刺激或酸、甜化学刺激时，立即出现疼痛反应。但刺激一旦祛除，症状仅持续数秒即缓解。患牙无自发痛。

2. 急性牙髓炎 发病急，剧烈疼痛。其特征是自发性、阵发性疼痛，夜间痛、温度刺激疼痛加剧，放射痛特点如下：①疼痛常突然发作，早期呈间歇性，一般约持续数分钟，随后数小时间歇期，患者尚可指患牙。随病情发展，发作期延长，间歇期缩短，逐渐转变为持续性剧痛，并沿同侧三叉神经分布区放散（如上牙向颞部、耳前、颧颊部；下牙向耳下、耳后、下颌部放散），往往不能明确指出患牙部位。②疼痛往往夜间较剧，卧倒时尤甚。③早期冷、热刺激均可激发或加剧疼痛，以冷刺激痛较明显；后期或化脓时，热刺激疼痛，冷刺激仅可使疼痛暂时缓解。后期患者常含冷水，或吸冷空气以减轻疼痛，此种症状对诊断有一定帮助。④检查时常可见患牙穿髓，探痛明显。

3. 慢性牙髓炎 由于龋病等大多是慢性病变，对牙髓有长期持续的刺激，可使牙髓发生慢性炎症的过程。在慢性牙髓炎发展过程中，如多形核白细胞增多，则释放的溶酶体酶也增多，而使炎症加剧，临床上即可出现急性发作的症状。牙体慢性损伤、牙周病、牙本质化学刺激都可使牙髓呈现慢性炎症的过程。慢性牙髓炎临床上分为三类：慢性闭锁性牙髓炎、慢性开放性牙髓炎及慢性增生性牙髓炎。慢性开放性牙髓炎又叫做慢性溃疡牙髓炎。慢性增生性牙髓炎又称牙髓息肉。慢性牙髓炎诊断要点：①可以定位患牙的长期冷、热刺激病史和（或）自发痛史；②可查到引起牙髓炎的牙体硬组织疾病或其他病因；③患牙对温度测验的异常表现；④叩诊反应可作为很重要的参考指标。

4. 残髓炎 发生在经牙髓治疗后由于残留了少量炎症根髓或多根管遗漏了未做处理的根管。临床上症状与慢性牙髓炎的疼痛特点相似，因炎症发生于近根尖孔处的根髓组织，因此患牙多有咬合不适感或轻微咬合痛，患牙均有牙髓治疗史。

5. 逆行性牙髓炎 可表现为急性牙髓炎症状，也可为慢性牙髓炎的表现。患牙均有长时间的牙周炎病史。患牙有深达根尖区的牙周袋或较为严重的根分叉病变。患牙对叩诊的反应为轻度疼痛至中度疼痛。X线片显示患牙有广泛的牙周组织破坏或根分叉病变。诊断要点：①患牙有长期的牙周炎病史；②近期出现牙髓炎症状；③患牙未查出有引起牙髓病变的牙体硬组织疾病；④患牙有严重的牙周炎表现。

【治疗原则】治疗初期慢性牙髓炎可采用间接盖髓术。其他情况的慢性牙髓炎后牙采用根管治疗术，前牙则采用去髓术。年轻人特别是牙根尚未发育完成的恒牙可采用牙髓切断术。慢性牙髓炎急性发作时先应急处理，方法是局麻下开髓引流、药物止痛等。待剧痛缓解后，选择以祛除牙髓、保存患牙为目的的治疗方法，如根管治疗术等。残髓炎重新按牙髓治疗术祛除残髓，进行彻底完善的根管治疗。逆行性牙髓炎采用去髓术合并牙周治疗。

【护理诊断】

1. 疼痛（牙痛） 与牙髓炎症及髓腔压力增大有关。

2. 组织完整性受损（牙体的改变） 与龋损所致牙体缺损有关。

3. 潜在并发症 治疗不当可演变为根尖周炎和间隙感染。

4. 知识缺乏 与疾病的发生、发展及防治知识缺乏有关。

【护理措施】

1. 应急止痛治疗

（1）遵医嘱用药 口服止痛药，以暂时缓解疼痛。龋洞处理后放入丁香油、樟脑酚等消炎镇痛药。

（2）开髓减压 在局部麻醉下用牙钻或挖匙使牙髓暴露，髓腔内渗出物得以引流，从而降低髓腔的压力，可使疼痛减轻，甚至可以完全止痛。

（3）针刺或指压止痛 一般取合谷、人中、内关、颊车等穴位针刺或指压止痛。

2. 保存患牙的治疗

（1）保髓治疗 牙髓炎早期（可逆性牙髓炎），可选择保留活髓为目的的治疗方法，如采用直接盖髓术、间接盖髓术和牙髓切断术。

（2）保存患牙 晚期（不可逆性牙髓炎），选择祛除牙髓、保存患牙为目的的治疗方法，如根管治疗等。

3. 健康教育

（1）注意口腔卫生保健，预防龋病及牙周病的发生。

（2）早期对龋病、牙周疾病进行治疗。

（3）牙髓炎经应急治疗疼痛缓解后，需做进一步的治疗，否则疾病可发展为根尖周病和颌骨病变。

三、牙周病

牙周病是指发生在牙齿周围组织的疾病。我国牙周病的患病率为 50%～60%，随着年龄的增加，患病率增加。它是牙列缺失的主要原因。根据病变侵犯的部位分为牙龈病和牙周炎两类。牙龈病的病变主要发生在牙龈组织。牙周炎的病变则同时侵犯牙龈、牙周膜、牙槽骨和牙骨质。本病在早期多无自觉症状，易被忽视，往往在发展较为严重时才被发现。因此，定期检查、及早发现、早期治疗有重要意义。

【病因与发病机制】牙周病的病因比较复杂，分为局部和全身两方面的因素。局部因素具有相当重要的作用，全身因素可影响牙周组织对局部刺激的反应，两者之间有密切关系。局部因素包括牙菌斑、牙垢、牙结石、食物嵌塞、不良修复物、咬合创伤等因素，也促使牙周组织的炎症过程。全身因素影响牙周病的发生，局部因素是主要的。全身因素包括营养不良、代谢障碍、长期慢性疾病、内分泌失调等机体防御能力减弱而诱发。

【临床表现】

1. 牙龈炎 牙龈炎种类很多，以慢性边缘性龈炎与增生性龈炎最常见。边缘性龈炎病变局限于牙龈边缘，一般自觉症状不明显，偶有牙龈发胀、发痒等不适感或有口臭。当有局部刺激时如刷牙、咬硬食物和吮吸等，可出现牙龈出血。患者往往因此就诊。检查可见有牙石附着于牙颈部。牙龈颜色由淡红色变为深红色。牙龈质地松软并可有轻度肿胀，以致使牙龈边缘变厚，龈乳头变圆钝。探诊时牙龈易出血。增生性牙龈炎多见于青年女性，前牙唇侧龈好发，表现为牙龈肿胀，增生肥大，质地松软，颜色暗红，触之易出血。病程较久的增生性龈炎，纤维组织较多则颜色粉红或苍白，质地坚硬，增生性龈炎可覆盖牙面形成假性牙周袋。

2. 牙周炎 早期自觉症状不明显，患者常只有激发性牙龈出血或口臭的表现，与龈炎症状相似。检查时可见龈缘、龈乳头和附着龈的肿胀、质松软，呈深红色或暗红色，探诊易出血。随着炎症的进一步扩散，出现下列症状：①牙周袋形成：由于炎症的扩展，牙周膜被破坏，牙槽骨逐渐吸收，牙龈与牙根分离，使龈沟加深而形成牙周袋。可用探针测牙周袋深度。X线检查时可发现牙槽骨有不同程度的吸收。②牙周溢脓：牙周袋壁有溃疡及炎症性肉芽组织形成，袋内有脓性分泌物存留，故轻按牙龈，可见溢脓，并常有口臭。③牙齿松动：由于牙周组织被破坏，特别是牙槽骨吸收加重时，支持牙齿力量不足，出现牙齿松动、移位等现象。此时患者常感咬合无力、钝痛，牙龈出血和口臭加重。当机体抵抗力降低、牙周袋渗液引流不畅时，可形成牙周脓肿。此时牙龈呈卵圆形突起，发红、肿胀，牙齿松动度增加，有叩痛。患者感局部剧烈跳痛，有时同时出现多个部位的脓肿，称多发性牙周脓肿。此时患者可有体温升高、全身不适、颌下淋巴结肿大及压痛等症状。

【治疗原则】牙龈炎的治疗主要是清除附着在牙体表面的菌斑、牙石，使牙面光滑减少刺激；矫治食物嵌塞；局部冲洗上药；牙龈增生明显可行牙龈切除术；全身疾病引起者，应以治疗全身疾病为主。牙周炎的治疗以局部治疗为主、全身治疗为辅的原则，采取一系列综合治疗。局部治疗有：祛除局部刺激，包括清除软垢、菌斑、牙石，通常采用龈下刮治和根面平整术；清理牙周袋；固定松动牙、拔牙等。全身治疗有：抗感染；增加营养，改善代谢障碍；积极治疗全身系统性疾病，以阻止其对牙周的局部组织产生的不良影响。

【护理诊断】

1. 口腔黏膜改变 与牙龈肿胀、牙龈增生、牙周脓肿有关。

2. 牙龈出血 牙龈炎症所致。

3. 疼痛（牙痛） 与牙周脓肿形成有关。

4. 知识缺乏 缺乏口腔卫生知识。

【护理措施】

1. 祛除局部刺激因素 进行龈上洁治术和龈下刮治术，清除菌斑、牙石及软垢，调整咬合、祛除不良修复体等。

2. 遵医嘱用药

（1）抗生素控制感染可用罗红霉素、甲硝唑等。

（2）牙周袋用3%过氧化氢冲洗，上碘甘油等。

3. 落实围术期护理

（1）对深牙周袋，牙槽骨吸收较多者，可考虑手术治疗。根据病情可选用龈切除术、牙周翻瓣刮治术、骨移植术等。

（2）向患者介绍各种手术的适应证及优、缺点，医生将根据不同病情选择不同的手术方法，使患者放心并密切配合治疗。

4. 治疗全身性疾病 对内分泌病、骨质疏松等患者要进行相应的治疗，加强营养，补充维生素、钙剂等。

5. 松动牙的处理

（1）对有保留价值的松动牙，经治疗后可用牙周夹板或根管内固定。

（2）对重度松动、无法治疗的牙应及时拔除，以免波及邻牙。

6. 健康教育

（1）保持口腔卫生，掌握正确的刷牙方法，教会患者使用牙线及特殊牙刷。

（2）定期复查，及时发现早期病变，及时治疗。

第三节　口腔黏膜病及老年口腔护理

一、口腔黏膜病

口腔黏膜病是指除肿瘤以外，发生在口腔黏膜和软组织的疾病。这类疾病病种较多，患病率较低，病损及临床表现多种多样，病因复杂，大部分疾病的发生、发展与全身健康状况密切相关。

（一）复发性阿弗他溃疡

复发性阿弗他溃疡又称复发性口疮或复发性口腔溃疡，是口腔黏膜病中最常见的一种疾病，患病率高达 20% 左右，居口腔黏膜病之首。本病具有自限性，但反复发作。

【病因与发病机制】本病的病因和发病机制目前尚不清楚，可能与免疫功能异常、遗传、胃肠功能紊乱、内分泌失调（有些妇女发病与月经周期有关）、精神紧张、睡眠不足、某些维生素和微量元素缺乏、感染等有关。

【临床表现】本病青壮年女性多见，好发于口腔内角化较差的区域，如唇、颊、舌、口底，牙龈及硬腭少见。病损开始为小充血点，局部有烧灼感，随后病变扩大，形成表浅溃疡。典型溃疡为圆形或椭圆形，直径 2～5mm，稍凹下，表面覆盖一层淡黄色假膜，周围黏膜充血呈红晕状，疼痛明显，影响说话、进食。溃疡一般持续 7～10 天可不治自愈，愈合后不留瘢痕，但间隔一段时间又复发，间歇期之长短，各人不一。溃疡数目不多，约 1～5 个孤立散在。一般无全身症状。

【治疗原则】消除致病因素，减轻症状，促进愈合，减少复发，目前没有特殊的治疗药物。

【护理诊断】

1. 疼痛 与口腔溃疡、局部炎症有关。

2. 口腔黏膜改变 与口腔内溃疡形成有关。

3. 知识缺乏 与缺乏口腔黏膜病的防治知识有关。

【护理措施】

1. 心理护理　让患者了解复发性阿弗他溃疡具有自限性，虽然不能根治，但通过适当、长期的治疗可以控制。告诉患者该溃疡可自然愈合，是无传染性、无恶变的良性病损。耐心解释，做好疏导工作，减轻患者的心理负担。

2. 遵医嘱用药

（1）全身用药　遵医嘱使用肾上腺皮质激素及其他免疫抑制剂、免疫增强剂、中药，必要时补充维生素、微量元素等。

（2）局部用药　用含抗生素、表面麻醉剂、皮质激素等药物制成的药膜贴于溃疡创面，可保护溃疡面，有止痛、减轻炎症反应、促进愈合的作用。也可局部应用散剂、软膏、糊剂等。还可用含漱液、含片或 50% 三氯醋酸、10% 硝酸银烧灼溃疡，促进溃疡愈合。

3. 健康教育

（1）注意口腔卫生，吃完食物要随时漱洗干净。

（2）避免吃太硬或纤维太粗的食物，以免刺激伤口，加重疼痛。

（3）不要进食口味过重的食物，如太酸咸、太辛辣的食物，以免刺激黏膜。

（4）少饮酒及碳酸饮料等，以免刺激伤口。

（5）避免吃太烫或太冰的食物，以免加重口腔溃疡的疼痛感。

（6）提倡健康的生活方式，如保证良好的睡眠与休息，不过度劳累，不酗酒。

（二）雪口病

雪口病又称鹅口疮，是由假丝酵母菌所致的口腔真菌感染，是一种急性假膜型念珠菌病。多发生于哺乳期的婴幼儿。近年来，由于抗生素和免疫抑制剂在临床上广泛应用，造成菌群失调和免疫力下降，使口腔念珠菌的发生率增加。

【病因与发病机制】病原为白色念珠菌，常寄生在正常人的口腔、肠道、阴道和皮肤等处，平时此菌与口内其他微生物存在拮抗作用，保持平衡状态，故不发病。该菌在酸性环境下易于生长，当口腔不洁、长期使用广谱抗生素致使菌群失调、长期使用免疫抑制剂或放射治疗使免疫机制受抑制、原发性免疫功能缺陷、糖尿病或恶病质等全身严重疾患、假牙下方 pH 偏低等情况时该菌就会大量繁殖而致病。婴儿雪口病，常是在分娩过程中为阴道白色念珠菌感染所致，也可通过被白色念珠菌污染的哺乳器或母亲乳头而引起感染。

【临床表现】本病多见于婴幼儿、体弱多病或长期应用皮质类固醇激素者，好发于唇、颊、舌、腭黏膜。其特征是病损区黏膜先有充血、水肿，随即出现许多白色小点。小点略为高起，状似凝乳，可融合成白色绒面状假膜，边界清楚，状若铺雪，此膜不易拭去，勉强撕去时，可见出血面，不久再度形成白色假膜。一般患者不感到疼痛，全身症状亦不明显。个别小儿可有低热、哭闹、拒食、口腔干燥等症状。

【治疗原则】用抗真菌药使症状和病损消失，病原体检查阴性。

【护理诊断】

1. 疼痛（黏膜灼痛）　与口腔黏膜的炎症及糜烂有关。

2. 口腔黏膜改变　黏膜表面出现凝乳状白色斑点、糜烂。

3. 知识缺乏　与缺乏口腔黏膜病的防治知识有关。

【护理措施】

1. 护理治疗

（1）全身应用抗真菌药。

（2）局部药物治疗　局部用2%～4%碳酸氢钠溶液清洗口腔，使碱性环境不利于念珠菌生长，然后涂2%甲紫（龙胆紫）液。也可用每毫升含10万U制霉菌素溶液或甘油局部涂布。亦可涂5%克霉唑软膏。喂乳时要注意乳头清洁，哺乳器消毒，以免交叉感染。

（3）增强机体免疫力，注意均衡饮食，也可使用胸腺素及转移因子等辅助治疗。

2. 健康教育

（1）为防止交叉感染，告知家长注意对喂养用具的消毒，母亲的乳头在哺乳前、后要用2%～4%碳酸氢钠溶液清洗。

（2）指导家长正确给患儿清洗口腔。

（3）不要滥用抗生素及激素。

（4）加强孕妇的卫生保健，预防婴儿从产道感染疾病。

二、老年口腔护理

随着人们生活水平的不断提高，世界各国人口出现了寿命延长和老年人比例增多趋势。人到了老年，牙齿及口腔组织就会出现许多明显的改变，如口腔感觉迟钝，进食缓慢，牙龈自然萎缩，牙缝增宽，牙根逐渐外露，甚至牙齿松动，唾液分泌减少出现口干现象，牙齿本身的磨耗加重，又变得脆弱易碎，容易发生牙颈部或根面龋坏等。因此，老年人保持口腔健康十分重要。

（一）老年口腔疾病特点

（1）龋病、牙周病、缺牙是老年人最常见的口齿疾病，尤其是龋病，牙齿磨耗、牙齿酸痛敏感、食物嵌塞、牙齿松动等则是老年人最常见的口腔临床症状。

（2）随着年龄的增加，老年人并存病的发生率相对增加，在口腔科老年患者中，影响口腔科治疗的主要并存病为高血压、冠心病及糖尿病。

（3）老年人的心理特点发生一系列变化：一是性情固执，不易接受他人劝告，对医疗治疗不理解；二是存在紧张或恐惧心理即牙科恐惧症。而这些心理上的变化常常导致就诊的延误。

（4）老年人行动不便，许多患者在疾病早期未能来医院就医，拖延甚至放弃治疗，错过了治疗的最佳时期，使得疾病的治疗变得困难，不能达到最佳疗效。

（二）老年口腔护理

1. 心理护理　老年人治疗前多有紧张心理，主要是对治疗的不理解及受医务人员服务态度的影响，故首先应以良好的态度对待，对治疗过程进行必要解释，减轻患者的精神压力。

2. 行动不便的帮助　老年人行动迟缓，可帮助搀扶其至牙椅上，同时由于老年人腹肌力量差，起坐比较困难，治疗时可使用吸液器或将牙椅调至坐位以便于吐唾液或漱口。

3. 治疗前护理　老年人颞下颌关节韧带松弛，治疗中应控制张口度，老年人咽部反射迟钝，应注意防止吸入或吞入异物，可将牙椅调成与地面成30°~50°角度。

4. 治疗中的护理　治疗中保证良好的麻醉效果可有效地减低患者的紧张心理，同时术中可适当转移患者的注意力。老年人身体耐受性差，容易疲劳，治疗中可适当让患者休息片刻，以减轻长时间张口所致的疲劳。

5. 术后护理　预先讲解术后可能出现的一些常见现象及注意事项。

6. 高血压患者的护理　在治疗前应测量血压并记录，严格掌握手术禁忌证，轻、中度的高血压并不影响口腔治疗，但可于治疗前给予镇静剂，如果血压高应使用降压药，待血压降至合适后再行治疗。局麻药应避免选用含血管收缩作用药物，可选用利多卡因。在注射局麻药后应严密观察血压变化。对于治疗时间较长患者，治疗结束后应缓慢坐起，防止直立性低血压的发生，观察10min后无不适症状后方可离开。

7. 冠心病患者的护理　对于近期曾有心绞痛或6个月以内心肌梗死病史的患者，口腔科治疗应适当延缓，先期内科检查及治疗。对于无禁忌证的冠心病患者，在接受口腔科治疗时，需常规配备心血管扩张药物、氧气与必要的抢救设备和药物。

8. 糖尿病患者的护理　由于糖尿病患者对手术的耐受性差，易出现水、电解质平衡失调及酸中毒，术后易并发感染。门诊手术治疗患者应在术前检查了解血糖水平，控制血糖，常规给予抗生素。护理操作应严格无菌操作，防止不必要感染的出现。部分患者治疗前若空腹，治疗中需注意预防低血糖的发生。

9. 健康教育

（1）养成良好的漱口和刷牙习惯，保持口腔卫生。特别要注意饭后漱口和睡前刷牙，最好使用含氟牙膏。刷牙时，注意避免采用多数人习惯的长距离水平像拉锯式的横刷法。应采用短横刷法，刷毛只在牙面及牙间隙中做前后短距离的颤动，或采用竖刷法。

（2）每天早、晚用牙刷或手指按摩牙龈，并做叩齿：每天早、晚空口咬合数十次，以增加口腔的自洁作用，发挥咀嚼运动所形成的生理性刺激，增强牙齿的抵抗力。

（3）缺牙应及时修复，以免两侧邻牙倾斜移位及对颌牙伸长，引起食物嵌塞，口腔咀嚼功能下降。

（4）每3个月或6个月应做1次全面的口腔检查。口腔常见病如龋病、牙周疾病等多属于慢性病，早期症状不明显，容易被人们忽视。因此，通过定期检查就可以早发现、早诊断、早处理。

（5）疑有口腔病变、肿瘤应及时诊断、治疗。如久治不愈的口腔溃疡、口腔黏膜出现白色或红色的斑点、面颊部或颈部出现肿块及不明原因的疼痛、麻木等均应及时到医院检查、治疗。

（6）对生活不能自理的老人，应进行口腔护理，用生理盐水棉球清洗牙齿及口腔，以保持良好的口腔卫生，防止龋病的发生。

（7）戒烟、戒酒。进食时宜细嚼慢咽，多食用有助于清洁牙齿和按摩牙龈的纤维性食物，如水果、蔬菜等。

（易平良）

第十章 | 口腔颌面外科患者的护理

学习目标

1. 熟悉口腔颌面外科手术的特点及护理要求。
2. 掌握颌面部损伤的临床特点及急救护理措施。
3. 熟悉拔牙术的护理措施。
4. 熟悉冠周炎、颌面部蜂窝织炎、颌骨骨髓炎的相互关系及护理措施。
5. 了解口腔颌面部常见肿瘤的主要护理措施。
6. 了解先天性唇、腭裂的病情特点及护理要点。

第一节 口腔颌面外科手术的特点及护理要求

口腔颌面外科学（oral and maxillofacial surgery）是一门以研究口腔诸器官、面部软组织、颌面诸骨、颞下颌关节、唾液腺及颈部某些疾病防治为主要内容的学科。它是一门较年轻却发展迅速的学科，随着口腔颌面外科学及治疗学的不断发展，对其相关的护理工作的要求也越来越高。

口腔颌面外科临床治疗方案主要是以手术为主。护理人员认识口腔颌面外科的手术特点有助于制订出一套完整的治疗前、中、后的护理计划，积极参与和配合医生对患者的治疗。

口腔颌面外科手术特点归纳起来主要体现在以下方面。

1. 患者年龄分布范围广 在口腔颌面外科治疗中，一些发育性疾病的患者年龄较小，如唇、腭裂，出生3个月即可进行手术治疗，而口腔颌面肿瘤患者的年龄常偏大，多在50岁以上。这些患者由于机体各器官功能尚未发育完全或因年老已有衰退，麻醉及手术中较易发生心、肺功能障碍等意外情况，手术及麻醉护理人员应熟悉这方面的知识，术前准备好抢救所需的设备及药物，以备发生意外情况积极配合抢救。

2. 手术种类多，手术方式多 口腔颌面外科的患者病情差异较大。大部分患者仅在口腔颌面外科门诊即可完成手术治疗，如拔牙术、牙槽修整术、系带矫正术及一些小唾液腺手术。这些手术都可在局部麻醉下完成，这就要求护理人员能够熟悉所需要的手术器械及局部麻醉的相关知识，配合医生熟练地进行"四手操作"。还有较多患者必须在病房通过全身麻醉来完成手术，如唇腭裂手术、肿瘤根治术、颌面部整形手术等。由于全身麻醉和手术方式的多样化，对护理工作的要求也相应提高，一方面，要求护理人员要事先参加术前讨论，或向手术医生了解手术方式，以便准备好可能需要的器械，利于术中操作；另一方面，要求护理人员熟悉全身麻醉及术中患者生命体征变化，并对可能出现的意外情况能及时进行抢救，以利于手术顺利进行。

3. 口内、外相通手术及口内手术多　由于手术涉及口腔，使得术区环境复杂，消毒难以彻底。因此在术前都应进行常规的口腔护理，保持口腔的清洁、湿润及维持口腔的正常功能。术中注意口腔内、外伤口处理时的器械隔离，以防止或减少口腔伤口的感染。另外在口腔内进行手术，狭小的空间也增加了手术的难度。

4. 手术中出血较多　血运丰富是颌面部的一个重要特点。不管是手术还是外伤，出血较多也是口腔颌面外科手术的一个重要特点。手术护理人员在术前做好必要的止血措施，备好止血器械，如电刀、电凝器，必要时建立好理想的输血通道。

5. 手术对颌面部形态有影响　在有些手术中，如唇裂修复术，可能会出现与患者意愿不相符的效果，而有些整形手术也往往会由于患者对手术疗效的期望过高而致手术不理想。因此护理人员应了解这类患者的心理特点，帮助医生对患者及家属解释手术特点和可能出现的问题，防止意外情况发生。

6. 术后并发症较多　由于口腔颌面部特有的解剖位置，使得患者术后易出现一些并发症，常见的有感染、面部麻痹、呼吸障碍等。作为病房护理人员就应当对术后的护理引起足够的重视。

作为口腔科的护理人员，不仅要理解口腔颌面外科手术的特点，还要对一些相关疾病的病因、发病机制进行了解，知道一些治疗学方面的新进展，以更好地履行一个护理人员的职责。

第二节　口腔颌面部损伤患者的护理

一、口腔颌面部损伤的特点和急救

口腔颌面部是位于人体上端的重要暴露突出部分，可因平时的工伤、交通事故和生活中的意外而致损伤，也可因战时的火器所伤。由于口颌系统特殊的解剖生理特点及功能的要求，人体遭受损伤后，受伤部位可出现肿胀、疼痛、出血、功能障碍和相应的全身反应等损伤的共同特点，同时颌面部损伤后还有其特殊性，急救措施也有特点。

（一）口腔颌面部损伤的特点

1. 易并发颅脑损伤　颌面部骨骼向上连接颅脑，上颌骨或面中1/3部位损伤时常伴发颅脑损伤，包括脑震荡、脑挫裂伤、颅内血肿和颅底骨折。颌面部下连颈部，有大血管和颈椎所在，下颌骨损伤时易并发颈部伤。口腔颌面部分布的唾液腺、面神经及三叉神经可受损而出现涎瘘、面瘫、麻木感等。

2. 易发生窒息　呼吸道上端位于口腔颌面部，外伤时可因软组织水肿、移位、舌后坠、血凝块和分泌物的堵塞而导致呼吸困难或引起窒息。

3. 易发生感染 外伤后，创口常与口腔颌面部存留有大量病原菌的腔窦相通，加之异物的污染，极易发生感染。

4. 易致颜面部畸形和功能障碍 颌面骨折或颞下颌关节损伤均可影响咀嚼、吞咽、呼吸、语言及表情等重要功能。口腔颌面部是构成外貌的重要部分，损伤后引起的组织移位、缺损或面神经损伤，都可造成颜面的畸形及功能的障碍，给患者的精神和生活带来极大痛苦。

5. 口腔颌面部血液循环丰富在损伤时的意义 颌面部血运丰富，血管吻合支多，且颌面部皮下组织疏松，筋膜间隙较多，不利之处是损伤后容易引起大量出血或形成组织内血肿，使得表面伤情与实际伤情不完全一致，影响诊治；同时又因血运丰富，有利之处是组织的愈合能力和抗感染能力均较强，初期缝合的时限可适当放宽，创口易于愈合。

（二）口腔颌面部损伤的急救

应及时抢救口腔颌面部损伤伤员出现的可能危及生命的并发症，如窒息、出血、休克及颅脑损伤等。

1. 窒息的急救 防治窒息的关键在于及早发现、及时处理，把救治工作做在窒息发生之前。

（1）解除阻塞 用手指或器械伸入口腔咽喉部，迅速取出堵塞物，用口吸橡皮管或用吸引器吸出分泌物、血液、血凝块等。如有舌后坠时，应立即将舌拉出并固定在口外。

（2）改变患者体位 先解开颈部衣扣，使伤员的头部偏向一侧或采取俯卧位。

（3）环甲膜穿刺或气管切开 以上方法都不能使呼吸道维持畅通时，应迅速用粗针头，由环甲膜刺入气管内，或行紧急环甲膜切开术，暂时解除窒息。随后，再改行常规气管切开术。

2. 出血的急救

（1）压迫止血 ①指压止血法：用手指压迫出血部位供应动脉的近心端，可达到暂时止血的目的。②包扎止血法：用于毛细血管、小静脉及小动脉出血；③填塞止血法：用于开放性、洞穿性创口或口底出血。

（2）结扎止血 对较大的出血点，可用血管钳夹住做结扎止血或连同止血钳包扎后转送。

（3）药物止血 局部应用云南白药、吸收性明胶海绵或止血粉等。全身性止血药物也可应用，如维生素K、酚磺乙胺、仙鹤草素等。

3. 休克的急救 注意休克早期和休克期的全身变化。休克的处理原则为安静、镇痛、止血和输液，可用药物协助恢复和维持血压。对失血性休克，则以补充血容量为根本措施。

4. 合并颅脑损伤的急救 应卧床休息，严密观察神志、呼吸、脉搏、血压及瞳孔的变化，减少搬动，暂停不急需的检查或手术。对烦躁不安的患者，可给予适量的镇静剂，但禁用吗啡。如有颅内压增高现象，应控制液体入量，并静脉推注或滴注20%甘露醇200ml。

5. 预防与控制感染 在条件允许时，要尽早进行清创缝合术；如没有条件，也应早期包扎创口。受伤后要及时注射破伤风抗毒素，及早使用广谱抗生素。

6. 包扎和运送

（1）包扎 包扎有止血、固定等作用，是急救时不可缺少的治疗措施。常用的包扎方法有：四尾带包扎法和"十"字绷带包扎法等。

（2）运送 运送伤员时应保持呼吸道通畅。一般伤员可采取侧卧位或头侧向位，昏迷伤员可采用俯卧位，颈部垫高，使鼻腔悬空。运送途中，应随时观察伤情变化，防止窒息或休克发生。

二、损伤的分类与护理

口腔颌面部损伤的类型很多，临床上以软组织损伤，牙、牙槽骨损伤及颌骨骨折为常见。

【临床表现】颌面部损伤大多是因突如其来的外伤、暴力或交通事故所致。

1. 口腔颌面部软组织损伤 可分为闭合性损伤与开放性损伤。前者以挫伤和血肿较常见，表现为皮肤变色及皮下瘀血、肿胀、疼痛等。后者常见有擦伤、刺伤、切割伤、撕裂或撕脱伤、咬伤、火器伤等。损伤部位有不同程度的疼痛、伤口出血、肿胀，甚至咀嚼功能障碍等。严重的头皮撕脱或撕裂伤可导致出现休克症状。

2. 牙及牙槽骨损伤 牙及牙槽骨损伤多发生在前牙区。程度不等，轻则牙体松动，重则发生牙脱位、牙折断，以至伴发牙槽骨骨折。牙槽骨骨折主要表现为1个或相邻多个牙松动或脱位、牙折，并常伴嘴唇和牙龈的肿胀和撕裂伤，若骨折片移位则可引起咬合紊乱。

3. 颌骨骨折 颌骨骨折包括上颌骨骨折、下颌骨骨折及上、下颌骨联合骨折等。最常见的是下颌骨骨折，骨折线易发生在解剖结构较薄弱的部位，如颏部、颏孔区、下颌角部、髁突等处。骨折后出现错位、咬合关系紊乱等。表现为局部出血、肿胀、疼痛和骨折处压痛，咬合错乱。下颌骨骨折伴有下牙槽神经损伤时，还会出现下唇麻木。

一般根据临床表现及X线片显示骨折部位、骨折片移位情况可确诊。

【治疗原则】抢救患者的生命是首要原则，先进行止血、防窒息、抗休克等措施，生命体征稳定后，对开放性损伤应尽早施行清创缝合，对有颌骨骨折者应尽快行骨折复位固定术，恢复正常的咬合关系与功能，促进愈合，减少并发症的发生。

【护理诊断】

1. 急性疼痛 与外伤导致皮肤黏膜破损、骨折有关。

2. 口腔黏膜改变 与损伤、下颌制动致口腔护理障碍有关。

3. 吞咽困难 与疼痛、咬合紊乱、咀嚼功能障碍及下颌制动有关。

4. 营养失调 低于机体需要量，与张口受限、咀嚼及吞咽困难有关。

5. 潜在并发症　主要是出血、感染、窒息等。

【护理措施】

1. 一般护理

（1）饮食护理　可遵医嘱给予流质、半流质、软食或普食，注意营养搭配。特殊患者应由医生特殊制订，如腮腺或颌下腺损伤者不宜食酸性饮食；而腮腺导管损伤者在导管吻合或导管再造术治疗期间应多食酸性饮食。进食方法应根据伤情轻重及口腔情况选用，对伤情较重不宜经口腔进食者，可采用鼻饲法或静脉补充营养；若伤员的唇、颊、腭部等处有损伤，不能吸吮时应进行喂食。

（2）口腔护理　颌间固定的患者在每次进食后，均应用冲洗器、棉签或小牙刷进行口腔清洁，并用漱口剂含漱。患者一般取仰卧、头偏向一侧体位。出血不多及合并颅脑损伤的患者，可采取半卧位。及时清除口、鼻腔内分泌物、呕吐物、异物及血凝块，以预防窒息。

2. 治疗配合

（1）遵医嘱做皮试，如青霉素、普鲁卡因、破伤风抗毒素等皮肤试验，及时注射破伤风抗毒素。

（2）根据伤情准备急救用品，如氧气、吸引器、气管切开包、急救药品、输液架等。

（3）经急救处理，伤员情况好转后，协助医生及早对局部创口进行清创术。

3. 病情观察

（1）观察生命体征　测量体温、脉搏、呼吸、血压，密切观察神志及瞳孔的变化。

（2）局部观察　颌骨骨折用夹板或颌间栓结丝固定的患者，应定期检查栓结丝有无松动、是否刺伤黏膜。

4. 心理护理　根据患者不同的心理问题及时加以疏导，鼓励患者说出使其不安及担忧的问题，给予耐心解释及安慰，使患者树立战胜伤痛的信心和勇气。

5. 健康指导　鼓励全身状况良好的口腔颌面部损伤患者早期下床活动和及时进行功能训练，以改善局部和全身的血液循环。对颌骨骨折患者，应指导其掌握张口训练的时机与方法，逐渐恢复咀嚼功能，减少并发症的发生。

第三节　牙槽外科与唇、腭裂患者的护理

一、牙槽外科

牙槽外科最常见的是接受牙拔除术的患者。牙拔除术是口腔颌面外科最基本的手术，是治疗某些牙病和由其引起的局部或全身一些疾病的手段，也是应用最广泛的手术。它与其他外科手术一样，能造成局部组织不同程度的损伤，如出现出血、肿胀、疼痛等反应，甚至出现全身反应。应按照无菌操作原则实施牙拔除术。

【临床表现】临床上主要表现为疼痛、牙松动。检查可见需要拔除的牙齿主要是各

种残冠、残根、多生牙、阻生牙等。

1. 拔牙适应证

（1）龋坏过大，不能治疗者。

（2）牙周病所致牙齿松动明显，而且影响咀嚼功能者。

（3）因外伤劈裂或折断至牙颈部以下，或根折不能治疗或修复者。

（4）阻生牙反复引起冠周炎或颌面部间隙感染或造成邻牙龋坏者。

（5）错位牙及多生牙影响正常咬合、妨碍咀嚼功能、影响美观，应根据正畸治疗的需要确定是否拔牙，或引起食物嵌塞，造成龋坏者。

2. 拔牙禁忌证　拔牙术是择期手术，患者身体存在下列状况时应暂缓拔牙：患有严重的心脏病、血压过高、血友病、血小板减少性紫癜、白血病、恶性贫血、口腔恶性肿瘤、糖尿病，严重的肝、肾疾病，严重的甲状腺功能亢进症等疾病。疲劳过度、饥饿、紧张恐惧、妇女月经期宜暂缓拔牙。

【护理诊断】

1. 急性疼痛　与牙拔除及牙周感染有关。

2. 语言沟通障碍　与疼痛、张口受限有关。

3. 知识缺乏　缺乏牙病的早期诊断和及时治疗的知识。

4. 潜在并发症　术后出血、感染等。

【护理措施】

1. 一般护理　患者忌空腹拔牙，术后不宜进食过热、过硬的食物，可进凉食、软食。

2. 治疗配合

（1）术前准备　遵医嘱做必要的药物过敏试验，选择合适的拔牙器械，并备好所需的敷料。复杂拔牙术还要做好口腔护理，用 1∶5000 呋喃西林或 0.05% 氯己定溶液漱口。

（2）术中配合　再次核对要拔的牙齿并配合医生保持手术视野干净、清晰，随时根据医生所需传递器械。复杂拔牙时协助医生劈牙，必要时做好缝合准备。缝合时，协助医生牵拉患者患侧口角、止血和剪线等。

（3）术后护理　嘱患者咬纱布 30min 后吐出，若出血较多可延长至 1h，但不能留置太长时间，以免引起感染和出血；嘱患者注意保持口腔卫生；拔牙后不要用舌舐吸伤口或反复吐唾液、吮吸。遵医嘱给予止痛剂、抗生素，并做好用药指导。

3. 病情观察　麻醉时仔细观察患者注射麻药后的反应，牙拔除后应观察患者的创口情况。

4. 心理护理　向患者说明手术中和手术后可能出现的反应及并发症，鼓励患者有牙病应早就诊治疗，使其消除对拔牙的恐惧心理，以配合手术。

5. 健康指导　向患者宣传牙病早发现、早治疗对保存患牙的重要意义，拔除无保留价值的患牙并及时修复对身体健康十分有利。讲清拔牙创愈合的时间，指导患者尽早镶牙，以恢复和完善口腔功能。

告知患者牙缺失后只能用镶牙的方法修复。目前常用的修复方法有：活动修复、固定修复、种植牙，它们都各有优、缺点。活动义齿卫生，基本上不影响口内剩余牙，但咀嚼功能差，每天都要取戴，比较麻烦；固定义齿咀嚼功能好，但要磨患者的健康牙，卫生相对较差；种植牙被称为是人类第三副牙齿，但费用昂贵。

二、先天性唇裂

先天性唇裂与腭裂是常见的先天性畸形，它不仅是口腔、颌面部骨骼及软组织形态、结构的异常，而且对咀嚼、吞咽、呼吸、语言等功能造成很大影响。目前主要采用手术整复的治疗方法，以达到接近正常功能和形态的目的。

唇裂（cleft lip）是口腔颌面部最常见的先天性畸形，唇裂可以单独发生或同时伴有腭裂畸形。

根据唇裂发生部位不同可分为单侧唇裂（图10-1）、双侧唇裂（图10-2）和正中裂；单侧唇裂又可以分为不完全唇裂（Ⅰ度、Ⅱ度）和完全唇裂（Ⅲ度）；双侧唇裂可分为不完全唇裂、完全唇裂和混合唇裂。根据唇裂裂隙的程度分三度：Ⅰ度唇裂，只限于红唇部裂开；Ⅱ度唇裂，上唇部分裂开，但鼻底完整；Ⅲ度唇裂，上唇、鼻底完全裂开。

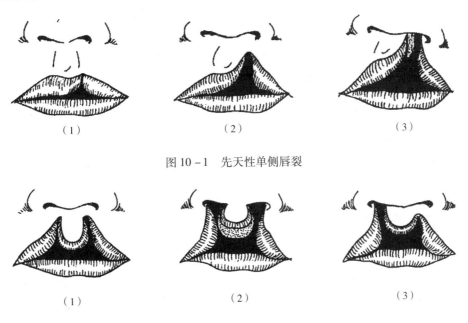

（1）　　　　　　　　（2）　　　　　　　　（3）

图10-1　先天性单侧唇裂

（1）　　　　　　　　（2）　　　　　　　　（3）

图10-2　先天性双侧唇裂

【病因与发病机制】病因目前尚未完全明确，有遗传因素或母体在怀孕期间因营养缺乏、药物、放射、病毒感染、内分泌失调等，导致胎儿的唇部和腭部发育障碍而出现畸形。

【临床表现】患儿因唇部有缺隙，吸吮及进食均有一定困难；加上因唇部裂开，冷空气可直接进入口咽部，极易造成呼吸道感染，常常影响患儿的生长发育，而出现营养和发育不良的体征。临床上根据患者唇部畸形特征即可诊断。

【处理原则】手术整复，以恢复唇的正常解剖形态和生理功能。通常认为最适宜的手术年龄是 3~6 个月，双侧唇裂推迟到 6~12 个月。

【护理诊断与措施】

1. 有窒息的危险 与全麻手术后体位及喂养方式不当有关。

（1）术前 全麻患者应按要求禁食、禁饮。

（2）术后 按口腔外科术后和全身麻醉后护理常规护理，患儿未清醒时应头偏向一侧去枕平卧位，以免呕吐物窒息。

（3）观察患儿呕吐情况，较严重者遵医嘱给予止吐药。

（4）喂养训练 指导患儿父母改变喂养方式，术前 3 天停止母乳或奶瓶喂养，示范并指导小汤匙或滴管喂食法，以便术后患儿能适应这种进食方式。

2. 有感染的危险 与手术创口及患儿不配合有关。

（1）术前 如有感冒或面部皮炎、疖肿等，应建议医生推迟手术时间。

（2）口、鼻腔的清洁护理 应于术前 1 天进行，用肥皂水清洗上、下唇及鼻部，并用生理盐水棉球擦洗口腔。

（3）术后 遵医嘱合理使用抗生素，以防感染。

（4）创口护理 ①患儿清醒后，可用护臂夹板固定双臂，限制肘关节弯曲，以免用手抓唇部创口。术后 1 日，手术区可加压包扎，防止出血。②暴露的唇部创口，每日用 75% 乙醇清洗创口 1~2 次，如有血痂可用 3% 过氧化氢清洗。注意动作应轻柔，切忌用力擦拭。③创口张力较大时，可使用唇弓固定，一般于术后 10 天拆除。唇弓松紧要适度，并密切观察胶布的过敏反应和皮肤压伤。若有上述情况，应马上去除唇弓。④如创口愈合良好，可在术后 5~7 天拆线。⑤术后或拆线后，患儿家长应注意防止患儿因唇部外伤而导致创口裂开。

（5）出院时，指导并示范患儿父母进行唇部及牙槽骨的清洁方法，并定期进行门诊复查。

三、先天性腭裂

腭裂（cleft palate）常与唇裂同时存在，也可单独发生。

临床上通常根据腭裂的程度也可分为三度：Ⅰ度腭裂（软腭裂），只是软腭裂开；Ⅱ度腭裂（软、硬腭裂），裂隙超过软、硬腭交界处；Ⅲ度腭裂（单侧完全腭裂、双侧完全腭裂），自悬雍垂至牙槽突均已裂开（图 10-3）。

【临床表现】因腭裂造成鼻腔与口腔相通，出现吮吸、进食、发音等功能障碍，进食时食物易从鼻腔溢出，发音时呈含橄榄语音。因鼻腔和鼻黏膜暴露，容易受冷空气刺激而发生上呼吸道感染。而鼻咽部慢性炎症导致耳咽管通气不畅，也可引起急、慢性中耳炎。部分患者可伴有上颌骨发育不全，面中 1/3 塌陷，呈刀削脸状。

根据腭裂的典型体征，并有吮吸、进食、发音等方面功能障碍，即可确诊。

【治疗原则】手术整复。利用腭部的邻近组织封闭腭部裂隙，消除口鼻通道，以恢复软、硬腭的正常解剖关系和生理功能。一般认为在 1.5～2 岁之间进行手术，有利于语音的正常矫正。

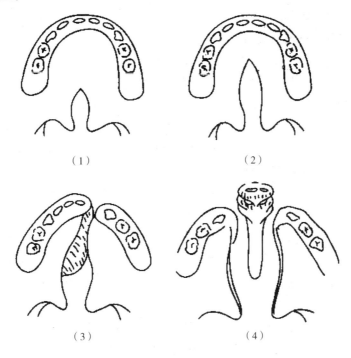

（1）   （2）

（3）   （4）

图 10 - 3   先天性腭裂

【护理诊断】

1. 有窒息的危险   与全麻手术后体位及喂养方式不当有关。

2. 有体温升高的危险   与手术创伤有关。

3. 潜在并发症   创口出血、感染、裂开。

4. 婴儿喂养困难   与腭裂造成鼻腔与口腔相通有关。

5. 焦虑   与担心手术效果有关。

6. 语言沟通障碍   与腭裂及手术有关。

【护理措施】

1. 有窒息的危险

（1）全麻未醒时，应有专人护理，严密观察其生命体征，直到麻醉完全清醒。

（2）置患侧卧位或头偏向一侧去枕平卧位，以利于口腔内分泌物流出，保持呼吸道通畅。在床边备好吸引器、氧气等，以便随时吸出口、鼻腔血性渗出物和呕吐物。患儿清醒后，改为头高侧卧位，以减轻局部水肿。

（3）指导正确的喂养方法。

2. 有体温升高的危险

（1）评估体温变化，并做好记录。

（2）向患者及家属做好解释   术后 3 天内体温偏高与手术吸收热有关。术后要特别注意保暖，预防感冒。如体温超过38.5℃应注意是否有感染征象，并遵医嘱给予抗感染治疗。

（3）物理降温　如酒精擦浴、头部置冰袋，或遵医嘱给予退热药物。

3. 潜在并发症——创口出血

（1）出血是腭裂术后并发症之一，术前应做好血型及交叉配合试验并备血。

（2）术后24h内应严密观察伤口出血情况，注意口、鼻腔内有无渗血。若患者出现频繁的吞咽动作，应立即检查伤口有无活动性出血。如出血较多应立即用无菌纱布压迫止血，同时通知医生做进一步检查和处理。保持腭护板固位，防止松脱。

（3）保持患儿安静，防止哭闹、感冒、咳嗽，以免引起腭部伤口出血。

4. 潜在并发症——创口感染

（1）口腔护理　术前注意口腔卫生，清除牙源性病灶，治疗邻近的耳、鼻、扁桃体和咽喉炎症。适当增加刷牙次数，每次饭后均应刷牙。术前3天开始，用1：5000呋喃西林液漱口，呋喃西林麻黄碱液滴鼻，每日3次。

（2）术后遵医嘱使用抗生素，在纱条抽除或体温恢复正常后可以停用。

（3）鼻腔分泌物较多时，可用0.25%氯麻合剂或呋喃西林麻黄碱合剂滴鼻，每日3次。

（4）术后如患儿合作，应每日用3%过氧化氢液清洗口腔，成人给予漱口剂分次漱口。每次进餐后可喝少量温开水冲洗口腔内食物残渣。

5. 潜在并发症——创口裂开

（1）术前1周制作好腭护板，并试戴合适，以备术后保护创口用。

（2）术后应保持患儿安静，防止因哭闹、咳嗽等而增加腭部伤口张力。

（3）术后应注意患儿的饮食护理，不过早吃过热和粗硬食物，防止伤口裂开。

6. 焦虑　向患儿家属介绍同类疾病的患者治愈后的情况，以缓解其焦虑情绪。

7. 婴儿喂养困难

（1）对吮吸、进食有困难的患儿，应指导并示范其父母采用汤匙或滴管喂饲。

（2）饮食护理　麻醉清醒后观察4h，如无呕吐，可进冷流质饮食。先给予少量葡萄糖水，继而用汤匙或滴管喂饲牛奶。术后10~14天内进食全流质，逐渐改半流质，1个月后进普食。一般术后2周拆线，1~2个月后开始语音训练。

8. 语言沟通障碍

（1）语音训练　腭裂整复术只为正确发音打下了解剖基础，但仍需进行一段时间的发音训练，尤其是年龄较大方行手术的患者，因其已经形成一定的腭裂语音习惯。

（2）腭裂整复术后1~2个月开始进行为期两个阶段的语音训练。

第一阶段：主要是练习软腭及咽部的肌肉，使其能有效地完成"腭咽闭合"动作。常用方法有：①吹气法：用玻璃管吹水泡或肥皂泡，也可练习吹气球或吹笛子、喇叭、口琴等乐器。②练习唇舌部肌肉活动：唇舌的肌肉活动对正确发音有密切关系，腭裂患者在发音时常常要运用唇舌的运动来强行代偿，因此，必须重新训练，来纠正其不正确的发音习惯，使唇舌肌肉变得灵活和协调。

第二阶段：在"腭咽闭合"基本恢复正常后，可开始第二阶段的发音练习。①练习单音。②练习单字的拼音：能够准确发出元音及辅音字母后，就可开始练习单字的拼音。③练习语句，开始讲话：从简单句逐渐过渡到朗读较长的文章，逐渐加快语速。可先由练习唱歌、朗诵、读报等做起，然后再练习谈话。要求练习时语句中的每个单字发音清楚，互不混淆。

【护理评价】经过治疗和护理，评价患者是否能达到：①不发生窒息与呼吸困难；②体温下降，并维持在正常范围；③不发生出血现象；④创口没有感染发生；⑤患儿无哭闹，创口愈合较良；⑥患者及家属情绪均稳定；⑦喂养方法基本正确，患儿体重无变化或有所增加，面色红润、活动有力；⑧患者语言功能有明显改善。

第四节　口腔颌面部感染患者的护理

口腔颌面部感染是由口腔内潜在的细菌或口腔外部环境的细菌侵入引起，前者多为牙源性感染，后者多与腺源性或损伤等有关。

常见的口腔颌面部化脓性感染主要有冠周炎、颌面部蜂窝织炎、颌骨骨髓炎等，各有其特点。冠周炎常以急性炎症形式出现，盲袋及形成盲袋的龈瓣内往往可挤出脓液。颌面部蜂窝织炎均有不同程度的脓肿，扪诊可有波动感或凹陷性水肿压痛点。化脓性颌骨骨髓炎若病情不能及时控制，往往可在病变区形成死骨。颌面部疖痈则是发生在面部毛囊及其附件的急性化脓性感染。

一、冠周炎

冠周炎（pericoronitis）因常发生在下颌第三磨牙，故又称智齿冠周炎或下颌第三磨牙冠周炎，是指下颌第三磨牙牙冠萌出不全，牙冠周围软组织发生的炎症。多发生于 18 ~ 25 岁。

【病因与发病机制】由于下颌骨的牙槽骨长度与下颌牙列的位置不相适应，致使第三磨牙萌出受阻，而远中牙龈瓣未能及时退缩，与覆盖下的牙冠间形成盲袋（图 10 - 4），有利于食物残渣的潜藏和细菌的滋生，加上来自咀嚼的机械性损伤，使龈瓣及周围软组织易受感染。当机体抵抗力下降时，常引起冠周炎急性发作。

【临床表现】常表现为急性炎症过程。初期全身无明显反应，仅感磨牙后区不适，偶有轻微疼痛。炎症加重时局部跳痛并可反射至耳颞区，炎症波及到咀嚼肌则开口受限。炎症继续发展，全身症状逐渐明显，可出现发热、畏寒、头痛等症状。

口腔检查时常见下颌智齿萌出不全，冠周软组织红肿、糜烂、触痛。探针可探及阻生牙并可见龈瓣下溢出脓性分泌物。重者可形成脓肿或感染向邻近组织扩散，患侧颌下淋巴结肿大、触痛。

【治疗原则】在急性期治疗以镇痛、抗感染、切开引流、增强机体抵抗力为主。当急性症状缓解，对于不可能萌出的阻生牙应尽早拔除，以防止再次感染。

【护理诊断】

1. 急性疼痛　口腔颌面部疼痛与冠周炎症有关。

2. 语言沟通障碍　与疼痛、张口受限、不愿交往有关。

3. 知识缺乏　缺乏冠周炎病因及防治的相关知识。

4. 潜在并发症　颌面部间隙感染、颌骨骨髓炎等。

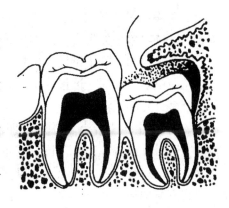

图 10 - 4　阻生牙盲袋

【护理措施】

1. 一般护理　适当休息，避免过度劳累，保持口腔清洁，用高渗温盐水或含漱剂漱口，每口数次。流质饮食，忌刺激性食物，戒烟、酒。

2. 治疗配合

（1）协助医生对冠周炎盲袋用3%过氧化氢液和生理盐水冲洗，拭干患部将碘酚或碘甘油送入盲袋内，每日1次。

（2）需全身治疗者遵医嘱给予抗生素。

（3）脓肿形成应及时切开引流。

3. 病情观察　仔细询问自觉症状，密切观察患者的体温、张口受限情况、有无呼吸困难。

4. 心理护理　耐心地解释本病的发展过程，简单介绍治疗方法，消除焦虑心理，树立治愈的信心，使其积极地配合治疗。

5. 健康指导　向患者宣传冠周炎的病原及早期治疗的重要性，对无保留价值的牙应拔除。

二、颌面部蜂窝织炎

【病因与发病机制】颌面部蜂窝织炎是颜面、颌骨周围及口咽区软组织化脓性炎症的总称。在正常的颌面部解剖结构中，有多个潜在的筋膜间隙，为疏松结缔组织所充满。一旦发生感染，炎症产物充满筋膜间隙，故此类炎症又称间隙感染。因各间隙之间互相通连，炎症可以局限于单个间隙，亦可扩散到相邻间隙，形成弥散性多个间隙感染。

【临床表现】

1. 化脓性炎症种类　最常见为牙源性感染，如下颌第三磨牙冠周炎、根尖周炎等；其次是腺源性感染，多见于幼儿；损伤性及血源性感染少见。

2. 病原菌　主要为葡萄球菌、链球菌及梭形杆菌属，多为需氧菌和厌氧菌引起的混合感染。

3. 症状　疼痛，重者高热、寒战。如咀嚼肌受累，可出现张口受限，进食困难。

炎症侵及喉头、咽旁、口底可引起局部水肿，使咽腔缩小或压迫气管，或致舌体抬高后退，造成不同程度的呼吸和吞咽困难。

4. 体征　局部表现为红、肿、热、痛、功能障碍。腐败坏死性感染者局部红、热不明显，但有广泛性水肿，全身中毒症状严重，或出现严重并发症。浅层间隙感染者炎症局限时可扪及波动感；深层间隙感染者则局部有凹陷性水肿及压痛点。穿刺抽脓检查：化脓性感染的脓液呈黄色或粉红色；腐败坏死性感染的脓液稀薄、污黑且常有恶臭。

5. 实验室检查　可见白细胞计数明显升高。

【治疗原则】　镇痛，抗感染，切开引流，消除病灶，增强机体抵抗力。

【护理诊断】

1. 急性疼痛　颌面部疼痛与炎症有关。

2. 体温过高　与急性炎症有关。

3. 焦虑　与全身不适及担心预后不佳有关。

4. 潜在并发症　窒息。

【护理措施】

1. 一般护理　提供安静舒适的环境，让患者充分休息。给予高营养、易消化的流质饮食，张口受限者采取吸管进食。病情轻者，嘱其用温盐水或漱口液漱口，重者进行口腔护理，用3％过氧化氢液清洗。

2. 治疗配合

（1）遵医嘱给予止痛剂、镇静剂、抗生素。

（2）对于病情严重者给予全身支持疗法、输血、输液、维持电解质平衡。

（3）如肿胀严重引起呼吸困难者，遵医嘱备好气管切开术所必需的物品。

（4）体温超过40℃时，进行降温处理，如头部湿敷、酒精擦浴等。

3. 病情观察　密切观察患者生命体征的变化，特别是收缩压的变化是颅内感染的先兆，要早发现、早治疗。

4. 心理护理　耐心向患者解释病情及治疗计划，减轻紧张情绪，消除顾虑。给予患者充分的同情及理解，鼓励患者说出心理感受，并有针对性地进行心理疏导。

5. 健康指导

（1）向患者介绍口腔颌面部解剖结构特点及重要性，使其认识口腔颌面部感染的危害性。

（2）指导患者进行自我护理，如口腔卫生、进食方式、局部创口的自我保护、预防感染的措施等。

（3）感染控制后，嘱患者及时处理病灶牙，对不能保留的患牙应尽早拔除。

三、颌骨骨髓炎

颌骨骨髓炎是指颌骨全部骨组织包括骨膜、骨皮质、骨髓及其中的血管、神经的炎症。颌骨骨髓炎以化脓性感染为多见。

【病因与发病机制】

（1）病原菌　主要为金黄色葡萄球菌及其他化脓菌，常见混合性细菌感染。

（2）以牙源性感染最多见，常由急性根尖周炎或第三磨牙冠周炎发展而来；外伤后继发骨髓炎或急性血源性感染所致者较少见。

（3）化脓性颌骨骨髓炎一般均由急性转为慢性，最后形成死骨。

（4）炎症如从骨髓向四周发展，破坏颌骨，称之为中央性颌骨骨髓炎；如由骨膜下脓肿损害骨皮质，称为边缘性颌骨骨髓炎。如病情未得到及时控制，少数亦可发展至破坏整块颌骨。

【临床表现】

1. 中央性颌骨骨髓炎　分为急性期与慢性期。

（1）急性期　在感染初期，患者感病变区牙齿持续性剧痛并沿三叉神经分布区放射。牙齿松动、叩击痛、前庭沟丰满、面颊肿胀。若脓液穿破骨壁，炎症可逐渐减轻，否则可形成弥漫性骨髓炎，患者可出现高热、寒战、脱水及中毒表现。下牙槽神经受累则下唇麻木，咀嚼肌受累则张口受限，重者伴发多间隙感染。

（2）慢性期　急性期如未得到及时、合理、彻底的治疗即进入慢性期。患者全身及局部症状缓解，口内或皮肤瘘管长期流脓，有时混杂有小块死骨。重者形成大块死骨或病理性骨折，出现咬合紊乱及面部畸形。死骨不清除，病变可持续数月至数年，一旦瘘管阻塞，炎症又可急性发作。

2. 边缘性颌骨骨髓炎　多见于青年人，好发于下颌支。急性期常被间隙感染症状掩盖。慢性期腮腺嚼肌区出现炎性浸润硬块、压痛、凹陷性水肿和张口受限。可有长期排脓的瘘管。探诊骨面粗糙，瘘管阻塞时，炎症可急性发作。炎症发展至骨髓腔时，可并发中央性颌骨骨髓炎，而有大块死骨形成。

【诊断要点】根据临床表现并结合 X 线检查一般可确诊。

1. 中央性颌骨骨髓炎　2~4 周后 X 线片可见骨质疏松密度减低区，2~3 个月后，显示骨破坏局限，有死骨形成或伴病理性骨折。

2. 边缘性颌骨骨髓炎　下颌支后前位 X 线片，可见骨皮质不光滑，或有小片死骨形成。

【治疗原则】保持局部清洁，减少局部活动度；抗感染、镇痛、切开引流、消除病灶；增强机体抵抗力。

【护理诊断】

1. 体温过高　与感染有关。

2. 焦虑　与病程长、担心预后不佳有关。

3. 营养失调　低于机体需要量与感染造成机体消耗增加及摄入不足有关。

4. 潜在并发症　感染扩散、病理性颌骨骨折等。

【护理措施】

1. 一般护理　为患者提供安静舒适的环境，保证足够的休息及睡眠。进食营养丰富的流质或软食，高热失水者多饮水。尽量少说话，避免不良刺激，提高机体抵抗力。

2. 治疗配合

（1）遵医嘱给予足量的抗生素控制感染；高热失水者给予静脉补液，维持水、电解质平衡。

（2）对病理性骨折或摘除死骨术后用钢丝或夹板固定颌骨的患者，可采用加压冲洗法，即用吊筒盛温生理盐水或 1：5000 呋喃西林溶液，将冲洗头放入口内，边冲洗边用吸引器吸出冲洗液，以达到彻底清洁口腔的目的。

（3）为加速创口愈合，改善局部血运及张口度，术后患者可进行理疗及热敷。

3. 病情观察　密切观察患者的生命体征，对进行引流的患者观察其引流量及脓液性质。

4. 心理护理　给予患者充分的同情及理解。鼓励患者说出心理感受，对焦虑的患者进行心理疏导，介绍认识患同种疾病的恢复期患者，利用现身说法增强患者的信心，恢复自信，积极配合治疗。

5. 健康指导　指导患者在结扎丝及夹板祛除后，练习张、闭口运动，直至功能恢复。练习时要有耐心和毅力，勿吃坚硬食物，保证营养摄入，以利身体恢复。

四、口腔颌面部肿瘤

肿瘤是一类严重威胁人类健康的常见病、多发病。在全身肿瘤中，良性与恶性的比例约为 1：1。口腔颌面部的肿瘤由于包括了囊肿、瘤样病变在内，一般良性比恶性多。

对口腔颌面部肿瘤的治疗，良性肿瘤以手术切除为主，恶性肿瘤根据肿瘤的组织来源、细胞分化程度、生长部位、生长速度、临床分期以及患者的健康状况和精神状态等方面情况，选择适当的治疗方法。常用的治疗方法有：放射、化学药物和中药为主的综合治疗，手术、放射及化学药物的综合治疗和以手术为主、化学治疗为辅的治疗。此外，还有免疫、冷冻、激光治疗等。对肿瘤治疗的护理，护理人员不仅在专业技术上要精益求精，而且对患者要有高度的同情心和责任心，随时观察患者在治疗过程中的病情变化和心理状态，充分调动患者全身的抗病能力，提高战胜疾病的信心和勇气，才能收到良好的治疗效果。

限于篇幅，此处只介绍发生率较高的腮腺多形性腺瘤及舌癌手术治疗的护理基本知识。

（一）腮腺多形性腺瘤

多形性腺瘤（pleomorphic adenoma）又名混合瘤（mixed tumor），是唾液腺中最常见者。其中腮腺又是发病率最高的。发病年龄以 30～50 岁为多见，女性多于男性。

多形性腺瘤由肿瘤性上皮组织和黏液样或软骨样间质所组成。虽然属于良性肿瘤，但处理不当很容易复发。

【临床表现】因腮腺多形性腺瘤病史较长，应仔细询问病史。肿瘤生长缓慢、界限清楚、质地中等，扪诊呈结节状，高起处常较软，可有囊性变，低凹处较硬，多为实质性组织。一般可活动。如果出现肿瘤突然生长加快，并伴有疼痛、面神经麻痹等症状时应考虑恶变。

【护理诊断】

1. 焦虑 与担心术后易复发有关。

2. 有窒息的危险 与全身麻醉有关。

3. 潜在并发症 味觉出汗综合征等，与手术中耳颞神经、面神经损伤有关。

4. 有感染的危险 与局部伤口过大、血性分泌物增加有关。

5. 自我形象紊乱 与面神经麻痹有关。

【护理措施】

1. 术前护理

（1）做好心理护理 针对患者对疾病和手术的焦虑恐惧心理，耐心做好患者的心理护理，鼓励患者战胜疾病的信心和勇气，并介绍同种病例术后恢复期的患者与其交谈，使其减轻恐惧感，以最佳的心理状态接受治疗。对术后可能出现的并发症可先告知患者，使其有充分的心理准备。

（2）做好手术前常规护理 包括做好患者个人卫生，尤其是口腔清洁。做好青霉素、普鲁卡因皮肤过敏试验；测体温、脉搏、呼吸、血压等。如遇术日出现体温升高或月经来潮，应报告医生；术前半小时肌内注射阿托品、苯巴比妥。

（3）术前1日备皮 一般剃去术侧耳廓后上方5cm范围毛发。

（4）做好输血准备。

2. 术后护理

（1）做好口腔颌面外科术后常规护理 包括全麻术后护理，一般患者术后取半卧位；注意口腔卫生，预防感染；术后2~4h进营养丰富易消化的流质或半流质；遵医嘱使用抗生素、止血药物。

（2）注意伤口渗血情况及呼吸情况 如有渗血，加压包扎，但防止加压过紧，需观察包扎有无松动、脱落，以防止积液或发生涎瘘。术后48h后可抽去负压引流或伤口引流条。

（3）遵医嘱术后饭前半小时肌内注射阿托品0.5mg，以抑制腺体分泌。

（4）术后如有面神经麻痹，出现口角歪斜，可局部进行理疗或药物治疗。

（二）舌癌

舌癌（carcinoma of tongue）是常见的口腔癌，多为鳞癌，男性多于女性，但近年来有女性增多及发病年龄更年轻化的趋势。

【临床表现】舌癌多发于舌缘，其次为舌尖、舌背及舌根等处，常为溃疡型或浸润型。一般恶性程度高，生长快，浸润性较强，常波及舌肌而致舌运动受限。有时语言、进食及吞咽均发生困难。晚期舌癌可蔓延至口底及下颌骨，使全舌固定不能运动；向后发展可侵犯到腭舌弓及扁桃体，如有继发感染或舌根部癌肿常发生剧烈疼痛，疼痛可放射至耳颞部及整个同侧的头面部。

因舌体具有丰富的淋巴管和血液循环，加以舌的机械运动频繁，故舌癌早期发生便有淋巴结转移，远处可转移到肺部。

【护理诊断】

1. 恐惧 与预感到肿瘤会导致死亡有关。

2. 有窒息的危险 与术后易发生舌后坠引起呼吸道阻塞有关。

3. 有感染的危险 与术后口腔卫生困难，局部创口血性分泌物增加有关。

4. 营养失调 来源低于机体需要量，与术后张口受限、咀嚼吞咽困难有关。

【护理措施】 舌癌应以综合治疗为主，晚期患者首先采取手术治疗。对波及口底及下颌骨的舌癌应施行一侧舌、下颌骨及颈淋巴联合清扫术。

1. 术前护理

（1）做好心理护理 参照腮腺多形性腺瘤。

（2）做好口腔颌面部外科术前常规护理 参照腮腺多形性腺瘤的护理。如患者病灶过大，需做邻近组织瓣转移或游离组织瓣整复者，用肥皂及热水清洁供皮区，然后用75%乙醇消毒后包扎备用。

（3）修复体准备 需要做一侧下颌骨切除者，术前应为患者做好健侧的斜面导板，并试戴合适，以便于手术后立即佩戴，防止下颌偏位。

2. 术后护理

（1）保持呼吸道通畅 患者因切除一侧舌体及下颌骨后易引起舌后坠而发生呼吸道阻塞，故应密切观察病情变化，及时清除口腔分泌物、呕吐物或血液，防止吸入气管引起呼吸障碍或窒息。

（2）注意伤口渗血情况，保持负压引流管道通畅。术后应严密观察颈部敷料及口内创口有无渗血或出血。行舌颌颈联合根治术装有负压引流者，密切观察引流量，保证引流管通畅。

（3）给予高热量、高营养的饮食，如混合奶、要素饮食（elemental diet）等进行滴管喂食。滴入要素饮食时速度不宜过快，同时静脉补液，以维持和增强机体抗病力。

（4）做好口腔护理 术后因张口受限，咀嚼困难，有时伴有伤口出血，以致漱口不便，必须定时进行口腔护理。可先用1%~1.5%过氧化氢液清除口内分泌物及血痂，然后再用生理盐水冲净。也可根据病情嘱患者用氯己定（洗必泰）或复方硼砂液漱口，每日3~4次，以清洁口腔，减轻口臭，防止伤口感染。

（5）对舌癌切除行游离组织瓣整复者取平卧位，在术后48h内每1~2h观察1次口内皮瓣的颜色，注意有无肿胀，发现异常立即通知医师及时采取必要措施。

（6）遵医嘱应用抗生素，注意观察用药情况，防止感染及并发症，保证创口一期愈合。

（范珍明）

第十一章 口腔修复及正畸科患者的护理

第一节 口腔修复和正畸常用器材的准备和消毒

一、口腔修复常用器材

1. 常用器械准备

（1）常规用物 治疗盘、口杯、手套、纸巾、漱口水等。

（2）牙体预备用物 各型金刚砂车针、金刚砂片、砂石针、橡皮轮等。

（3）制取印模用物 托盘、印模材料、橡皮碗、调拌刀。

（4）蜡颌记录用物 红蜡片、雕刻刀、酒精灯、火柴。

（5）其他用物 咬合纸、红蓝铅笔、颌平面板、直尺、技工钳等。

2. 常用材料 印模材料、蜡型材料、模型材料、粘固材料、树脂材料、研磨材料等。

二、口腔正畸常用器材

1. 器械准备 治疗盘、漱口水、咬合纸、红蓝铅笔、长柄砂石、长柄裂钻、技工钳、固定矫治器专用器械、开口器、吸唾器头、调拌刀、玻璃板等。

2. 材料 分牙铜丝、分牙簧或分牙橡皮圈、托槽、带环、颊面管、各种弓丝、结扎丝、各种规格的弹力牵引橡皮圈、正畸黏接剂等。

三、口腔修复和正畸器材的消毒

1. 严格执行消毒隔离制度 患者在治疗前，牙用灯开关、移动手柄及牙椅应使用一次性塑料薄膜进行隔离，患者诊治完成后更换，或用含氯消毒剂喷洒、擦拭。患者用后的器械及用物严格进行消毒处理。

2. 做好个人防护　口腔是细菌繁多的环境，就诊患者中可能有传染病或病原体携带者，在进行治疗时，极易造成医护人员的双手被唾液和血液污染。因此医护人员必须严格加强自我防护，在诊治患者时戴好口罩、帽子、手套及防护眼镜，每诊治完一个患者后严格认真洗手，并用消毒液浸泡。

3. 严格进行器械消毒　为防止交叉感染，口腔修复正畸治疗使用的各种器械，如手机、钻针、托盘、牙用镊、探针等应一一消毒，最好采用高压灭菌，有条件的使用一次性牙科检查器械，防止交叉感染。

4. 用过物品的消毒　凡接触患者体液、血液的修复、正畸模型等物品，送技工室前必须消毒。

第二节　牙列缺损修复和牙列缺失修复患者的护理

一、牙列缺损修复

牙列缺损是指在上、下颌牙列内的不同部位有不同数目的牙齿缺失，牙列内同时有不同数目的天然牙存在。牙列缺损是口腔修复临床常见的和多发性缺损畸形。牙列缺损采用义齿进行修复，按照固位方式的不同，分为固定义齿和活动义齿两种。固定义齿和活动义齿各有其优、缺点和适应范围，应根据患者的具体情况和患者的意愿进行选择。

（一）固定义齿修复患者的护理

【护理评估】

1. 健康史　了解患者健康状况，有无急、慢性疾病及传染病史，有无药物过敏史。

2. 口腔情况　口腔卫生状况是否良好，如有牙结石，应洁治后再修复。拔牙后伤口是否愈合，缺牙的数目、部位、基牙条件是否合适进行固定义齿修复。

3. 心理及社会因素

（1）评估患者对固定义齿的认知情况。

（2）了解患者对磨除较多的牙体组织有无足够的思想准备，是否存在紧张、恐惧心理。

（3）了解患者是否具有经济承受能力。

【护理问题】

（1）紧张、恐惧。

（2）咀嚼、发音功能改变。

【护理计划】

1. 预期目标

（1）患者消除恐惧心理，平静接受牙体预备。

（2）完成的修复体能满足口腔功能及美观要求。

2. 护理措施

（1）心理护理　多数患者对固定义齿修复需进行必要的牙体预备不了解，对磨牙产生恐惧、紧张心理。治疗前，应向患者进行耐心的解释，让患者了解固定义齿修复的原理和方法及修复后能达到的效果，并告知患者治疗计划，使其确信自己接受正确的、科学的治疗方法，消除紧张、恐惧心理，主动、积极配合治疗操作。

（2）固定义齿制作的护理　包括基牙牙体预备、取印模的护理固定义齿试戴黏固的护理。在护理过程中，首先准备好与固定义齿修复临床操作有关的物品和器械，另外积极主动配合医生完成牙体预备、取印模、固定义齿试戴黏固等临床操作。

（3）健康指导　①金属烤瓷桥戴入后，告诉患者，如有不适及时到医院复诊；②嘱患者不可用修复体咬过硬食物，以免造成瓷体崩裂；③注意口腔清洁，保持口腔卫生。

（二）活动义齿修复患者的护理

【护理评估】

1. 健康史　了解患者健康状况，有无全身性疾病的病史，以辨明全身性疾病在口腔的表现。

2. 口腔情况　询问牙缺失的原因及缺失的时间，如近期有拔牙史者，查看牙槽窝创口愈合情况。了解缺牙的数目、部位、缺牙间隙大小。

3. 心理及社会因素

（1）评估患者对活动义齿的认知情况。

（2）了解患者对活动义齿功能和美观的要求。

（3）了解患者对初戴义齿的不适感有无足够的思想准备。

【护理问题】

（1）发音及咀嚼功能改变。

（2）对义齿期望值高、不适应。

（3）知识缺乏。

【护理计划】

1. 预期目标

（1）患者了解活动义齿结构及使用方法。

（2）患者能正确认识活动义齿功能的恢复程度。

2. 护理措施

（1）心理护理　进行活动义齿修复前应向患者介绍修复体的优、缺点，并应选用与缺失牙相似的修复体标本让患者观看，使其对修复体外观有初步了解。告诉患者活动义齿必备的卡环和基托，只有经过耐心戴用一段时间后才能慢慢适应。活动义齿只能部分恢复口腔功能，不可能完全像真牙一样使用。让患者对修复的义齿有正确的认识。修复前做好必要的解释工作，能使患者对修复体的质量、功能、感觉有足够的心理准备及客观评价，才能使其积极配合修复治疗。

（2）活动义齿制作的护理 包括基牙牙体预备、取印模、确定颌位关系、试戴支架、活动义齿初戴的护理。在护理过程中，首先准备好与活动义齿修复临床操作有关的物品和器械；另外，积极、主动配合医生完成活动义齿制作过程中临床操作。

（3）健康指导 ①告诉患者初戴义齿常有异物感、发音不清、咀嚼不便、恶心等，但经耐心戴用 1 ~ 2 周后即可习惯。②摘戴义齿开始不便，应耐心练习，不宜强力摘戴，以免卡环变形。摘取时最好多拉取基托，不推卡环；戴时不要用牙咬合就位，以免卡环变形或义齿折断。③初戴义齿时，让患者最好不用以吃硬食物，也不宜咬切食物，先练习吃软食物，以便逐渐适应。④初戴义齿后，可能有黏膜压痛现象。如果压痛严重，出现黏膜溃疡时，可暂时将义齿取下浸入冷水中。复诊前 2 ~ 3h 应戴上义齿，以便医生能准确地找到痛点，以利修改。⑤初戴义齿，应养成保持义齿清洁的习惯。一般在饭后及睡前取下义齿刷洗干净。刷洗时要防止义齿掉在地上摔坏。⑥夜间应将义齿取下放入冷水杯中，以利口腔支持组织有一定时间休息。但切忌放入沸水或乙醇等药液中。⑦义齿如发生折断或损坏，应及时修补，并同时将折断部分带来复诊。⑧若戴义齿后有不适的地方，应及时到医院复诊，患者自己最好不要自行修改。⑨义齿戴用 0.5 ~ 1 年，最好复诊 1 次。

二、牙列缺失修复

牙列缺失是指上颌、下颌或上、下颌的天然牙全部缺失。牙列缺失是临床上的常见病和多发病，多见于老年人。造成牙列缺失的常见原因是龋病和牙周病。牙列缺失对患者的面容改变及咀嚼功能产生重大的影响。为牙列缺失的患者制作的义齿称为全口义齿。

【护理评估】

1. 健康史 了解患者的全身健康状况，是否患有慢性疾病，如心血管疾病、糖尿病等。

2. 口腔情况 如有余留牙拔除的患者，询问拔牙的时间、了解伤口愈合及牙槽嵴情况。

3. 心理、社会因素

（1）评估牙列缺失后对患者的心理影响程度。

（2）了解患者对全口义齿的认知情况及期望程度。

（3）了解患者的文化背景及个性特征。

（4）了解患者经济承受力。

【护理计划】

（1）咀嚼功能丧失。

（2）急躁、缺乏耐心。

（3）期望值过高。

（4）知识缺乏。

【护理计划】

1. 预期目标

（1）患者能持之以恒，耐心、主动去适应义齿。

（2）患者对义齿所能达到的功能有所了解。

（3）患者的咀嚼功能得到恢复。

2. 护理措施

（1）心理护理　应耐心向患者介绍全口义齿的特点、固位原理，讲明其与天然牙的区别，告知患者全口义齿不可能与天然牙完全一样，需要患者主动配合及有意识地努力坚持戴用，才能使全口义齿修复获得成功。

（2）全口义齿制作的护理　包括取印模的护理、颌位关系记录护理和全口义齿试戴的护理。在护理过程中，首先准备好与全口义齿临床操作有关的物品和器械；另外，积极、主动配合医生完成各种临床操作。

（3）健康指导　应指导患者正确地使用和保护义齿，这对第一次戴全口义齿的患者尤为重要。①增强使用义齿的信心：鼓励患者要建立信心去练习，尽量将义齿戴在口中练习使用。初戴义齿常有异物感、发音不清、咀嚼不便、恶心等，告诉患者只要耐心戴用，数日内即可消除。②纠正不良的咬合习惯：在初戴义齿时，患者常常不容易咬到正确的正中颌位，而影响义齿的固位和咀嚼功能的恢复。应教会患者练习，先做吞咽动作后用后牙咬合的动作。③进食问题：口腔条件差、适应能力差又有不良的咬合习惯的患者，不宜过早戴用义齿咀嚼食物。初戴的前几天，要求患者练习正中咬合和发音，习惯后再用义齿咀嚼食物。④保护口腔组织健康：饭后摘下义齿，用冷水冲洗或用牙刷刷洗后再戴上，以免食物残渣存在义齿的组织面刺激黏膜，影响健康，睡觉时摘下浸泡于冷水中，使无牙颌承托区组织得到适当的休息有利于组织健康。⑤义齿的保护：义齿每天至少应用牙膏彻底清洗 1 次，最好做到每次饭后都要刷洗。刷洗时要防止义齿掉在地上摔坏。⑥定期检查：义齿戴用一段时间，由于可能出现问题，要及时进行修改，以保护口腔组织的健康和功能恢复。

第三节　口腔正畸治疗患者的护理

口腔正畸治疗是采用科学的方法将牙颌畸形的牙齿排列整齐，通过正畸的治疗，达到美观的外貌、健康的功能、稳定的牙列的目的。牙颌畸形的患病率比较高，随着生活水平和社会文明程度的提高，人们对牙齿保健特别是对儿童牙齿的健康发育越来越重视，正畸的人数和比例有明显上升的趋势。牙颌畸形的矫治主要通过佩戴矫治器来完成，矫治器根据固位方式分为固定矫治器和活动矫治器两类。

一、佩戴活动矫治器

活动矫治器是一种纠正牙颌畸形的矫治装置，可由患者或医生自由摘戴，摘下时该矫治器完整无损，它与牙冠和口腔黏膜表面有接触关系。活动矫治器能矫治常见的牙颌畸形。

1. 佩戴矫治器的护理

（1）根据预约就诊时间，及时安排患者就位于治疗椅，调好椅位和灯光，准备好治疗用器械、材料。按患者的设计卡，找出已制作好的矫治器，并核对患者姓名、性别、年龄、门诊号及矫治设计，无误后取出，消毒后放于治疗盘中。

（2）矫治器由医生进行调整、磨改、垫底等。抛光后戴入患者口内，协助检查有无尖锐突起处，询问患者自我感觉有无压痛，以便及时发现、及时处理，避免因刺激而发生口腔溃疡。

（3）教会患者自行取戴矫治器，可对着镜子练习至熟练为止。

（4）初戴矫治器会有不舒服、不习惯的感觉，一般2～3天内消失。如果疼痛持续并加重，应立即取下矫治器，避免牙体及牙周组织的损伤，并尽快来医院由医生处理，不可自行调整。

（5）佩戴活动矫治器应保持口腔卫生，做到早、晚时将矫治器取下，用牙刷轻轻刷洗干净。坚持饭后漱口预防牙龈炎的发生。

（6）戴用矫治器后出现发音不清、流涎等现象，口腔异物感明显，一般戴用1周后好转。对影响发音的患者，可教其主动练习，直到发音清楚为止。

（7）坚持戴用，活动矫治器矫治应按医嘱24h戴用，否则影响矫治效果，使疗程延长甚至导致矫治失败。

2. 复诊的护理

（1）协助查找病历并安排患者就坐，嘱患者漱口并将矫治器取下清洗干净，然后由医生加力调整。

（2）检查询问佩戴矫治器的情况，有无牙齿疼痛、牙齿松动，有无口腔溃疡的发生，是否按医嘱要求佩戴。

（3）预约复诊时间，一般佩戴活动矫治器的患者，每1～2周复诊1次，嘱患者按预约时间就诊，如有特殊情况可随时就诊。

二、佩戴固定矫治器

固定矫治器是正畸矫治器中的一个主要类型。这类矫治器是黏着或结扎固定在牙齿上，患者自己不能取下，只有医生用器械才能取下。固定矫治器具有固位好、支抗充足、能有效地控制牙齿移动方向的作用。固定矫治器在临床应用广泛。

1. 装配过程及护理　固定矫治器均在患者口腔内直接装配，临床操作复杂，所需时间长，因此要求护士熟知每一个步骤，以保证与医生密切配合。在固定矫治的临床装配过程中，四手操作的应用显得尤为重要。

（1）带环的黏结　黏结前先将预成的带环用酒精棉球擦拭干净、吹干后备用，注意不要残留唾液。彻底隔湿，同样用酒精棉球擦拭牙面吹干以便黏接。磷酸锌水门汀的调拌要迅速、均匀，调拌至拉丝状，用调拌刀将其涂于带环内侧四周即可。

（2）清洁牙面　清洁准备黏贴托槽的牙面，祛除牙石及软垢，可用高压气水枪冲洗牙面。

（3）酸蚀牙面　将50%的磷酸酸蚀剂涂于牙齿表面，酸蚀时间一般为1min，然后用清水彻底冲洗，用吸唾器及时吸去冲洗的水液，要防止唾液污染。冲洗干净后，用气枪吹干牙面至白垩色。

（4）托槽定位　根据矫治的要求，用托槽定位器在牙齿表面测量出所贴托槽的位置。

（5）调拌黏接剂　取等量的A、B组分，按1∶1的比例调拌均匀，用探针的一端将黏接剂置于托槽背面或牙齿唇、颊面，将托槽就位黏接，约1~2min固化。

托槽黏接须注意：调拌器具必须干燥，严禁与酚类药物接触，因酚类药物对其有阻聚作用；在黏接过程中要严格防湿，防止唾液污染，保证黏接面的干燥；材料初凝时不要移动黏接件，否则影响黏接强度；黏接剂的存放应避光、冷藏，严防受热，一般有效期为1年。

2. 注意事项

（1）对佩戴固定矫治器患者要说明，不能随意自行扳动和调整。

（2）初戴时可能会有不舒适的感觉，带环及托槽可能会刺激唇、颊黏膜引起疼痛，一般并不严重，可随戴用时间的延长逐渐减轻消失。在初戴矫治器的几天，牙齿会有酸软的感觉及不适感。此时，可吃软饭或粥之类食物，度过约1周的适应期后可正常饮食。

（3）注意饮食，注意不能吃过硬、过黏的食物，如骨类食物、蟹、坚果类、口香糖等，前牙也不能直接啃咬硬的食物，还要避免吃大块的食物，例如吃苹果时，要把苹果切成小块才吃等，防止因饮食不当致矫正器的附件松脱。

（4）正畸治疗的疗程较长，一般为1~2年。还要定期复诊，固定矫治器每3~4周复诊1次，患者要有充分的思想准备，不能急于求成，要尽量避免半途而废。

（5）患者戴上矫治器后，在绝大多数时间内，矫治力的实施是靠患者的配合，如做牵引、戴头帽颏兜等，所以患者应积极配合，认真执行医嘱，这样才能保证治疗效果。

（6）矫治期间保持良好的口腔卫生非常重要，因为正畸治疗时牙齿和牙周组织的抗病能力有所下降，口腔卫生不良会导致牙齿和牙周比平时更容易患龋齿、牙龈炎等。所以必须坚持早、晚和饭后认真刷牙。尤其是固定矫治器，本来就不容易清洁，每次刷牙时一定要干净、彻底，不能应付差事、草率了事。

（7）如果出现严重疼痛、牙齿松动、带环脱落及矫治器损坏时，应及时来医院检查，由医生根据情况妥善处理。

（唐艳萍）

药名	作用及用途	用法及用量	注意事项
一、洗眼剂			
1. 氯化钠	冲洗眼表异物、分泌物、酸或碱化学伤、急性结膜炎	洗眼：0.9% 溶液	
2. 硼酸	收敛及中和碱性化学药物作用，用于碱性烧伤、急性结膜炎等	洗眼：2% ~3% 溶液	
3. 碳酸氢钠	中和酸性化学药物，用于眼部酸性烧伤	洗眼：3% 溶液	
4. 升汞（氯化高汞）	用于手术前结膜囊消毒	洗眼：1∶（5000~10000）溶液	汞过敏者禁用溶液
二、收敛腐蚀剂			
1. 硫酸锌	有收敛、杀菌及止痒作用，用于眦部睑缘炎、慢性结膜炎	滴眼：0.25% ~0.5% 溶液 涂眼：1% 眼膏	
2. 硝酸银	有较强的局部杀菌作用，用于溃疡性睑缘炎、急性结膜炎	滴眼：0.5% ~1% 溶液	涂睑缘患处或睑结膜面后，用生理盐水冲洗
3. 弱蛋白银	有抑菌作用，用于急性结膜炎、睑缘炎	滴眼：10% ~20% 溶液	不宜久用，以免发生结膜银沉着症
4. 红汞	有抑菌作用，用于手术前及伤口消毒，亦可作为角膜损伤染色	滴眼：2% 溶液	
5. 硫柳汞	消毒防腐作用，杀灭铜绿假单胞菌和真菌，可用作消毒及清洁剂	冲洗：0.02% 溶液 器械消毒（接触镜、义眼）：0.001% 溶液	
三、散瞳剂			
1. 阿托品	散瞳及麻痹睫状肌，作用较强，用于虹膜炎、角膜炎、儿童散瞳验光	滴眼：0.5% ~1% 溶液 涂眼：1% 眼膏 结膜下注射：0.1ml	原发性青光眼禁用，40岁以上慎用，滴眼后指压泪囊区 3min
2. 后马托品	作用同阿托品，但较弱，用于散瞳检查眼底及散瞳验光	滴眼：1% ~2% 溶液	
3. 苯肾上腺素（新福林）	为合成肾上腺素能药，常用于散瞳检查眼底	滴眼：1% 溶液	
4. 托品酰胺	散瞳作用快，时间短，一般作用 4~6h	滴眼：0.25% ~0.5% 溶液	

续表

药名	作用及用途	用法及用量	注意事项
四、缩瞳剂			
1. 毛果芸香碱（匹罗卡品）	有缩小瞳孔作用，提高房水流畅系数，使眼压下降，用于原发性青光眼	滴眼：0.5%～2%溶液，每日4～6次 涂眼：1%～2%眼膏	
2. 毒扁豆碱（依色林）	缩瞳作用比毛果芸香碱强而持久、毒性作用大，可与毛果芸香碱交替使用，治疗原发性青光眼	滴眼：0.25%～0.5%溶液 涂眼：0.25%～0.5%眼膏	滴眼后指压泪囊区3min防止吸收中毒
五、降眼压药			
1. 噻吗洛尔（噻吗心安）	抑制房水产生而降低眼压，作用维持24h	0.25%～0.5%滴剂，每日1～2次	支气管哮喘者慎用
2. 乙酰唑胺（醋氮酰胺）	减少房水生成，用于各型青光眼	口服：250～1000mg/d，分3～4次口服	肝硬化及酸中毒者禁用，有口周、指尖麻木感
3. 甘露醇	产生高渗及利尿作用而降眼压	静脉滴注：20%溶液，1～2g/kg，1h内滴完	温度低时易结晶，应加温使其溶解
4. 甘油	脱水而降低眼压	用生理盐水配成50%溶液，按1.0～1.5g/kg口服	
六、磺胺类药			
1. 磺胺嘧啶（SD）	对溶血性链球菌、葡萄球菌有抑制作用，用于沙眼、结膜炎	涂眼：5%眼膏 结膜下注射：5%～10%溶液0.5ml	
2. 磺胺醋酰钠	对葡萄球菌有抑制作用，治疗沙眼、结膜炎	滴眼：15%～30%溶液 涂眼：5%～10%眼膏	
七、抗生素			
1. 头孢唑林钠（先锋霉素V）	用于耐青霉素的金黄色葡萄球菌和革兰阴性菌所致的局部感染	结膜下注射：每次25mg，每日1次	
2. 链霉素	用于结核杆菌、铜绿假单胞菌的眼部感染	滴眼：0.5%溶液 结膜下注射：每次0.1～0.2g	
3. 氯霉素	为广谱抗生素，用于结膜炎、角膜溃疡等	滴眼：0.25%～0.5%溶液	
4. 金霉素	为广谱抗生素，用于急、慢性结膜炎、沙眼	涂眼：0.5%眼膏	
5. 红霉素	用于对青霉素有耐药性的葡萄球菌、肺炎双球菌的感染	滴眼：0.5%～1%溶液	
6. 庆大霉素	用于铜绿假单胞菌、金黄色葡萄球菌所致的眼部感染	滴眼：0.5%～1%溶液， 结膜下注射：每次1万～2万U	

续表

药名	作用及用途	用法及用量	注意事项
七、抗生素			
7. 丁胺卡那霉素	有较强抑制铜绿假单胞菌等革兰阴性杆菌作用，用于铜绿假单胞菌感染	滴眼：0.5% 溶液 结膜下注射：每次 5mg，每日 1 次	
8. 多黏菌素 B	对铜绿假单胞菌、大肠杆菌等有杀灭作用，用于铜绿假单胞菌感染	滴眼：1 万 U/ml 结膜下注射：每次 5 万 U	
9. 利福平	用于沙眼、单疱病毒性角膜炎、结核、麻风等	滴眼：0.1% 溶液 涂眼：0.1% 眼膏	
10. 制霉菌素	对各种真菌有抑制和杀灭作用，用于真菌性角膜炎	滴眼：5 万～10 万 U/ml 涂眼：10 万 U/g 眼膏，每日 3～4 次	口服肠道难以吸收，仅用于真菌性肠炎
八、抗病毒药			
1. 碘苷（疱疹净）	抑制病毒 DNA 合成，使病毒失去活性，停止繁殖，用于单疱病毒性角膜炎	滴眼：0.1% 溶液 涂眼：0.4% 眼膏	
2. 阿糖胞苷	作用比碘苷大 100 倍，毒性大	滴眼：0.01%～0.1% 溶液	
3. 环胞苷	作用同阿糖胞苷，毒性小	滴眼：0.05%～0.1% 溶液	
4. 无环鸟苷	用于治疗单疱病毒性角膜炎，能抑制病毒繁殖，阻止 DNA 合成，用于病毒性结膜炎、单疱病毒性角膜炎	滴眼：0.05%～0.1% 溶液	
5. 吗啉胍	作用及用途同"无环鸟苷"	滴眼：4%～5% 深液 口服：0.1～0.2g，每日 3 次	
6. 干扰素	有干扰同种病毒复制的能力，用于各种病毒感染	滴眼：2000～4000U/ml 结膜下注射：每次 0.2ml	
九、皮质类固醇			
1. 可的松	有减轻炎症反应及抗过敏作用，用于眼睑、结膜及角膜的过敏性疾病，如巩膜炎、虹膜炎、手术后	滴眼：0.25%～0.5% 溶液 涂眼：0.5% 眼膏 结膜下注射：25mg/ml，每次 0.3～0.5ml	忌用于角膜溃疡进行期、单疱病毒性及真菌性角膜炎
2. 氢化可的松	作用同"可的松"，但较可的松强而快速	滴眼：0.5%～1.5% 溶液	
3. 地塞米松	抗炎作用强，作用较泼尼松大 20～40 倍，且副作用少	滴眼：0.1% 溶液 结膜下注射、球后注射：每次 0.3～0.5ml（25mg/ml）	
十、酶制剂			
1. 透明质酸酶	对透明质酸有水解和解聚作用，促使局部潴留液体或药物扩散，常用于眼内出血及外伤	结膜下注射：每次 150～300U， 浸润麻醉：1ml 普鲁卡因中加 5～10U	

续表

药名	作用及用途	用法及用量	注意事项
十、酶制剂			
2. 尿激酶	用于眼部各种炎症、出血和水肿	静脉滴注：每次 3000～5000U，每日 1 次	有出血倾向者忌用
十一、促吸收剂			
1. 普罗碘铵（安妥碘）	促进炎性渗出物吸收，软化消散肉芽组织，用于眼内出血、玻璃体混浊	结膜下注射：每次 0.5ml 肌内注射：20% 溶液 2ml，每日 1 次	碘过敏者禁用
2. 碘化钾	同"普罗碘铵"	滴眼：1%～3% 溶液 口服：10% 溶液 10ml，每日 3 次	
3. 乙基吗啡（狄奥宁）	促进炎症及混浊吸收，用于角膜炎恢复期	0.5%～2% 溶液，每日 3 次	局部刺激症状
十二、染色剂			
1. 荧光素钠	结膜、角膜上皮缺损的诊断	滴眼：2% 溶液，每次 1 滴	
2. 玫瑰红钠	结膜、角膜上皮缺损的诊断	滴眼：1% 溶液，每次 1 滴	
十三、防治白内障药			
1. 法可灵	防止晶状体氧化，用于各种白内障	滴眼：0.15% 溶液，每日 3～5 次	
2. 谷胱甘肽	延缓各种白内障的发展，用于各种白内障	滴眼：2% 溶液，每日 4～6 次 口服：50～100mg，每日 3 次	
十四、鼻部疾病常用药物			
1. 呋喃西林麻黄碱滴鼻液	呋喃西林为抗菌谱较为广泛的抗感染药；麻黄碱能收缩血管促进引流，减少鼻腔分泌物，改善鼻腔通气引流。用于急性鼻炎、慢性单纯性鼻炎，急、慢性鼻窦炎，变应性鼻炎等	滴鼻：每天 3 次	1% 用于成人，0.5% 用于小儿；萎缩性鼻炎及干燥性鼻炎禁用；连续用药不宜超过 2 周
2. 麻黄碱地塞米松滴鼻液	抗过敏，减轻鼻黏膜水肿，改善通气，用于变应性鼻炎	滴鼻：每天 3 次	
3. 盐酸羟甲唑啉鼻喷雾剂	收缩血管，改善鼻腔通气。用于急、慢性鼻炎，急、慢性鼻窦炎，变应性鼻炎等	鼻腔喷雾：每日 2 次	萎缩性鼻炎及干燥性鼻炎禁用
4. 色甘酸二钠滴鼻剂	抑制肥大细胞脱颗粒释放过敏介质。用于变应性鼻炎	滴鼻：每天 3 次	
5. 丙酸倍氯米松鼻喷雾剂	抑制免疫球蛋白 IgE 生成。用于变应性或血管舒缩性鼻炎	鼻腔喷雾：每天 3 次	

药名	作用及用途	用法及用量	注意事项
十四、鼻部疾病常用药物			
6. 复方薄荷樟脑滴鼻剂	润滑鼻腔黏膜，刺激神经末梢，促进黏膜分泌。用于干燥性鼻炎、萎缩性鼻炎及鼻出血等	滴鼻：每天3次	
7. 链霉素滴鼻液	消炎及抑制鼻内杆菌生长。用于萎缩性鼻炎、干燥性鼻炎及鼻硬结病等	滴鼻：每天3次	
8. 鼻软膏	消炎，消肿。用于鼻前庭炎、鼻前庭疖、鼻黏膜干燥	局部涂布：每天3次	
9. 鼻窦炎口服液	改善鼻腔通气，减少鼻分泌物。用于急、慢性鼻窦炎	口服：10ml/次，每天3次	
10. 鼻渊舒口服液	改善鼻腔通气，减少鼻分泌物。用于急、慢性鼻窦炎	口服：10ml/次，每天3次	
11. 藿胆丸	减少鼻分泌物，改善鼻腔通气。用于急、慢性鼻窦炎	口服：3g/次，每天3次	
十五、咽喉疾病常用药物			
1. 复方硼砂溶液（朵贝溶液）	为碱性溶液，有防腐、抗菌、消毒、收敛作用。用于急、慢性咽炎，扁桃体炎等作清洁口腔用	稀释后漱口：每日数次	
2. 复方碘甘油	消毒、润滑及温和刺激。用于慢性咽炎及萎缩性咽炎，也可用于萎缩性鼻炎	涂于患处：每日3次	
3. 杜米芬喉片	对葡萄球菌、链球菌有杀菌能力，可起局部消炎作用。用于急、慢性咽喉炎，扁桃体炎等	含化：每次1~2片，每日数次	
4. 含碘喉症片	消炎、抗菌，减轻局部炎症反应。用于急、慢性咽喉炎等	含化：1~2片/次，每日数次	
5. 复方安息香酊	收敛防腐剂，有消炎、消肿、祛痰的作用。用于急、慢性喉炎及急性喉、气管、支气管炎等	于一杯沸水中滴入药液约10余滴，对着杯口吸入蒸气，每天2~3次	
6. α-糜蛋白酶	稀释分泌物，祛痰，去痂，溶解纤维蛋白、脓液和坏死组织。用于气管切开术后，呼吸道分泌物量多而黏稠不易清除	每0.5~3h气管内滴入1次，每次4~5滴	
7. 清音丸	养阴清热，生津止渴。用于肺胃热盛，咽喉肿疼，声嘶，口干舌燥等	口服：每次1丸，每日2次	
8. 咽炎含化片	清热、滋阴、利咽喉。用于急、慢性咽炎	含化：每次2片，每日4次	孕妇忌用，有心脏病者禁用

续表

药名	作用及用途	用法及用量	注意事项
十五、咽喉疾病常用药物			
9. 六神丸	清热、解毒。用于急性咽炎、扁桃体炎	口服或含化：1 岁，1 粒/次；4 ~ 8 岁，5 ~ 6 粒/次；15 岁，8 粒/次；成人，10 粒/次	
十六、耳部疾病常用药物			
1. 过氧化氢液（双氧水）	其初生态氧与脓液等有机物结成泡沫，具有清洁、消毒作用。用于化脓性中耳炎	洗耳：每日 3 次	
2. 多黏菌素滴耳液	对革兰阴性杆菌有抗菌作用，对铜绿假单胞菌较为有效。用于急、慢性中耳炎	滴耳：每日 3 次	临时用前新鲜配制
3. 氯霉素滴耳液	对革兰阳性杆菌效果较好。用于急、慢性化脓性中耳炎	滴耳：每日 3 次	
4. 氧氟沙星滴耳液	对铜绿假单胞菌和金黄色葡萄球菌有杀菌、抑菌作用。用于急、慢性鼓膜炎、外耳道炎、化脓性中耳炎	滴耳：每日早、晚各 1 次	连续用药以 4 周为限
5. 复方甲硝唑（灭滴灵）溶液	对革兰阴性细菌效果较好。用于慢性化脓性中耳炎	滴耳：每日 3 次	
6. 酚甘油滴耳液	杀菌、止痛和消肿。用于急性中耳炎鼓膜未穿孔时及外耳道炎症等	滴耳：每日 3 次	
7. 硼酸酒精滴耳液	有消毒、杀菌作用。用于急、慢性化脓性中耳炎	滴耳：每日 3 次	滴耳时可有短时间刺痛感
8. 水杨酸酒精滴耳液	有弱的抑制细菌和真菌的作用，并能止痒。用于外耳道真菌病	滴耳：每日 3 次	
9. 制霉菌素冷霜	抑制、杀灭真菌。用于外耳道、口腔或咽喉的真菌感染	用棉签蘸本品涂覆于患处	
10. 碳酸氢钠滴耳液	碱性溶液，能溶解、软化耵聍。用于外耳道耵聍栓塞	滴耳：每日多次，每次数滴，2 ~ 3 天使耵聍变软后再取出耵聍或用水冲洗	
11. 耳聋左慈丸	滋阴平肝。用于慢性化脓性中耳炎、分泌性中耳炎引起的耳鸣、耳聋	口服：6 ~ 9g/次，每天 3 次	
十七、防治龋病药			
1. 氟化钠	有抗酸防龋及抑菌作用	局部涂擦：2% 溶液 含漱：0.2% 溶液	应放置于塑料容器内，应严格控制每日摄氟量
2. 氟化亚锡	有抗酸防龋及抑菌作用	局部涂擦：8% 溶液 含漱：0.1% 溶液	必须新鲜配制

续表

药名	作用及用途	用法及用量	注意事项
十七、防治龋病药			
3. 樟脑酚	有防腐和镇痛作用。用于消毒浅龋和根管及急性牙髓炎开髓后止痛	樟脑 6g、酚 3g、95% 乙醇 1ml 局部涂布或棉球封入髓腔或根管	对牙龈有时有刺激，局部涂布或棉球封入髓腔或根管
十八、抗牙本质过敏药			
1. 氟化钠甘油	用于牙颈部脱敏	75% 氟化钠和 25% 甘油	使用时患牙隔湿、擦干牙面，用小棉球蘸药反复涂擦
2. 草酸钾	用于治疗牙本质敏感症	30% 草酸钾溶液	使用时患牙隔湿、擦干牙面，用小棉球蘸药反复涂擦
十九、牙体、牙髓治疗药			
1. 牙髓失活剂	失活牙髓	As_2O_3（三氧化二砷）、羊毛脂、可卡因等	取粟粒大小置于露髓处，用氧化锌丁香油暂封，1~2 天取出
2. 丁香油或丁香油酚	深龋，牙髓炎止痛	丁香花的挥发油	蘸小棉球上塞置洞内、与氧化锌调成糊剂可用作安抚、暂封、垫底、根管充填
3. 牙痛水	牙髓镇痛	樟脑 7.5g、冰片 7.5g、三氯甲烷 10ml 和 50% 乙醇 90ml	蘸小棉球上塞置龋洞内
4. 干髓糊剂	用于干髓术	粉剂：多聚甲醛、麝香草酚、氧化锌等	取适量粉剂与液剂混合成糊剂，置于根管表面
5. 根管充填剂	用于根管充填	液：三甲酚、木馏油、甘油粉剂：麝香草酚 1g、氧化锌 2g 液：40% 甲醛 1ml、甲酚 3ml、甘油 1ml	取适量粉剂与液剂混合成糊剂，以螺旋充填器填入根管内

续表

药名	作用及用途	用法及用量	注意事项
6. 牙髓塑化液	用于根管不通畅的后牙牙髓塑化治疗	第一液：40%甲醛 10ml 第二液：间苯二酚 5.2g、氢氧化钠 1.2g、蒸馏水 5ml 粉：氢氧化钙 5g、次硝酸铋 0.5g	用时取第一液 1 滴，第二液 2 滴混合后注入根管

十九、牙体、牙髓治疗药

药名	作用及用途	用法及用量	注意事项
7. 氢氧化钙盖髓剂	用于直接盖髓、活髓切断术	液：丙二醇 4ml、蒸馏水 4ml	取适量粉剂与液剂混合成糊剂，置于穿髓孔处或根髓断面，外加氧化锌糊剂
8. 甲醛甲酚	用于感染根管的消毒	甲醛 10ml、甲酚 10ml、无水乙醇 5ml	用棉捻蘸少量药物放入根管内

二十、牙周、口腔黏膜病药

药名	作用及用途	用法及用量	注意事项
1. 碘甘油	有防腐、收敛作用。用于治疗龈炎、牙周炎、冠周炎	碘片 1～2g、碘化钾 1～2g、蒸馏水 15ml、甘油加至 100ml	用探针蘸药送入牙周袋内
2. 牙周塞治剂	消毒、收敛和止血作用，保护创面	粉：氧化锌 85g、松香 108g、鞣酸 5g、石棉纤维适量 液：丁香油酚	取适量粉剂与液剂混合成糊剂覆盖创面
3. 硝酸银	有凝固蛋白，抑菌作用，用于烧灼黏膜溃疡，祛除坏死组织及肉芽组织	10%硝酸银	局部涂擦
4. 三氯醋酸	对软组织有强烈腐蚀作用。用于烧灼复发性口腔溃疡	50%三氯醋酸	局部涂布，应置于棕色玻璃瓶中，避光，低温保存
5. 泼尼松油剂	消炎、止痛	泼尼松 0.015g、麻油 10ml10 万 U/g	涂布糜烂或溃疡面涂于患处
6. 制霉菌素软膏	抗真菌，用于口腔黏膜真菌感染		
7. 口腔溃疡膜	用于口腔溃疡、干槽症或拔牙后的创口愈合不良	庆大霉素 8 万 U，达克罗宁 0.3g，倍他米松 1mg，浓鱼肝油滴剂 5 滴，内服香精 2 滴，甘油 15 滴，糖精适量，羧甲基纤维素钠 3g，蒸馏水 50ml	贴于患处

续表

药名	作用及用途	用法及用量	注意事项
8. 冰硼散	止痛、消肿。用于口腔溃疡、小儿鹅口疮	撒涂患处	中药制剂
9. 锡类散	清热解毒，化腐生肌。用于口腔溃疡、牙龈炎等	将药粉吹敷患处	中药制剂

二十一、清洗口腔和含漱药物

药名	作用及用途	用法及用量	注意事项
1. 过氧化氢溶液	牙周炎、冠周炎、坏死性口炎	3% 过氧化氢溶液	擦洗坏死组织，冲洗龈袋、牙周袋
2. 碳酸氢钠	抑制念珠菌生长、繁殖和黏附。用于鹅口疮	含漱：2% ~4% 碳酸氢钠溶液	
3. 氯己定（洗必泰）液	膜性口炎、牙周炎	含漱：0.05% ~0.2% 洗必泰液	
4. 呋喃西林	对各种革兰阳性及阴性菌有效	含漱：0.02% 呋喃西林	
5. 复方替硝唑	对厌氧菌感染有效	含漱：0.04% 替硝唑、0.04% 盐酸氯己定	
6. 复方硼砂溶液	有清洁、消毒作用	含漱：硼砂、碳酸氢钠、液状酚、甘油	

二十二、表面麻醉剂

药名	作用及用途	用法及用量	注意事项
1. 丁卡因	为常用的黏膜表面麻醉剂，穿透力强、作用迅速，麻醉时间长，麻醉效力强，约为普鲁卡因的10~15 倍。用后 1~2min 即可发生作用，可维持 2~3h。用于测量眼压、耳鼻咽喉手术及气管、食管镜检查前黏膜表面麻醉用	以喷雾器将麻药喷布于麻醉局部；鼻腔手术前用棉片或纱条浸渍丁卡因，内加少量1∶1000的肾上腺素置于鼻腔黏膜表面，15min 后取出，即可达到麻醉效果滴眼：0.5% ~ 1% 溶液，每2~3min 1 次（2~3次）	毒性较大，禁止作浸润麻醉剂使用。用药期间应注意观察患者是否有眩晕、面色苍白、精神状态或呼吸情况异常等。一经发现，应立即停药，并给予紧急处理或者抢救治疗
2. 利多卡因	表面麻醉作用持续时间较短，也可作浸润麻醉	滴眼：2% ~4% 溶液 浸润麻醉：1% ~2% 溶液	

参考文献

［1］陈燕燕. 眼耳鼻喉口腔科护理学. 北京：人民卫生出版社，2007.

［2］吴慧云. 眼耳鼻喉和口腔科护理学. 北京：人民卫生出版社，2004.

［3］惠延年. 眼科学. 第6版. 北京：人民卫生出版社，2004.

［4］任基浩. 眼耳鼻喉和口腔科护理学. 长沙：湖南科学技术出版社，2003.

［5］王斌全. 眼耳鼻咽喉口腔科学. 北京：人民卫生出版社，2006.

［6］席淑新. 眼耳鼻咽喉口腔科护理学. 北京：人民卫生出版社，2009.

［7］任重. 眼耳鼻咽喉口腔科护理学. 北京：人民卫生出版社，2002.

［8］田勇泉. 耳鼻咽喉头颈外科学. 北京：人民卫生出版社，2008.

［9］任基浩. 眼耳鼻咽喉口腔科护理学. 长沙：湖南科学技术出版社，2008.

［10］孔维佳. 耳鼻咽喉头颈外科学. 北京：人民卫生出版社，2005.

［11］张连山. 耳鼻咽喉科诊疗常规. 北京：人民卫生出版社，2004.

［12］Rosalind Stollery. Ophthalmic Nursing. 2nd ed. US. MA SRN SCM FETC DipN（Lond） OND Cer Ed. Blackwell Science，1997.

［13］Zandik. The Ocular Examination. US W B Saunders Company，1997.